老年人食养与健康

主　　编　张爱珍
副 主 编　吴　妍　赵水梁
编　　者（按姓氏笔画排序）
尹　丽　李　峰　李晓林　杨　杰　吴　妍
吴定亭　张爱珍　卓　雷　赵水梁　胡晓英
傅晔柳　谢钢峃
插　　图　郑凯军
视频拍摄　张　娜

人民卫生出版社
·北　京·

图书在版编目（CIP）数据

老年人食养与健康 / 张爱珍主编. -- 北京：人民卫生出版社，2025. 12. -- ISBN 978-7-117-39027-9

Ⅰ. R153. 3；R161.7

中国国家版本馆 CIP 数据核字第 2025BA6172 号

人卫智网	www.ipmph.com	医学教育、学术、考试、健康，购书智慧智能综合服务平台
人卫官网	www.pmph.com	人卫官方资讯发布平台

老年人食养与健康

Laonianren Shiyang yu Jiankang

主　　编：张爱珍
出版发行：人民卫生出版社（中继线 010-59780011）
地　　址：北京市朝阳区潘家园南里 19 号
邮　　编：100021
E - mail：pmph @ pmph.com
购书热线：010-59787592　010-59787584　010-65264830
印　　刷：天津市光明印务有限公司
经　　销：新华书店
开　　本：710 × 1000　1/16　　印张：20
字　　数：260 千字
版　　次：2025 年 12 月第 1 版
印　　次：2026 年 1 月第 1 次印刷
标准书号：ISBN 978-7-117-39027-9
定　　价：75.00 元
打击盗版举报电话：010-59787491　E-mail：WQ @ pmph.com
质量问题联系电话：010-59787234　E-mail：zhiliang @ pmph.com
数字融合服务电话：4001118166　E-mail：zengzhi @ pmph.com

前　言

随着中国的经济发展与人们生活水平的提高，社会老龄化的趋势已逐年推进。根据民政部和权威统计数据显示，截至2024年，我国60岁及以上的老年人口数量已接近3亿，约占总人口的20%，表明中国已全面进入老龄化社会。

衰老是人类发展的自然现象，延缓衰老是生命领域研究中的大课题，其中涉及医学营养学、预防医学、临床医学、老年医学与康复医学等。百姓要学习营养学知识，做好一日三餐的科学搭配，每天要保证有12种不同的食物摄入，每周要力争合理摄入25种的不同食物合理搭配，力争食物的颜色有红的、绿的、黄的、白的、紫的与黑的多种颜色搭配。努力养成良好的习惯，逐步力求每日配有植物类的多颜色、动物肉类的多品种、豆制品类的多花样，以确保人体每日健康需要的各种营养素能及时获得补充，养好身体做好防病治病。

老年人要重视中国居民膳食指南的学习与个性化的科学应用。老年人要对自己的健康与生命负责，逐渐学会懂得自己应该多吃的食物与少吃或不该吃的食物。老年人多伴有常见的慢性非传染性疾病，如高血压、高血糖、高体重或低体重、高尿酸等临床问题。部分老年人患有慢性肾病、慢性肝病、慢性胃肠道疾病，冠心病及肿瘤等。高龄老年人患老年痴呆症、脑卒中后遗症，甚至植物人等。

老年人要保持一个健康的身体，一定要学习营养学的知识且掌握好“吃”的学问，正确理解食养、食育与健康的关系。然而，社会上、社区内及家庭中的老年人对营养知识较缺乏，平时对食材选择随意，喜欢吃的食物就买，反之就不买。老年人因食物的营养摄入不均衡、每天活动量不足、睡眠时间不够等现状，使其生活品质与生命质量受到直接影响。

中国居民膳食指南的学习和全民营养周的营养与健康教育，让我国老年人在学习营养学知识的同时，结合自己对营养学知识的认知欠缺的问题，可以通过对本书的学习，不断提高个人营养与健康的意识与行为，使自己真正地乐享老年生活，既能享受美食又能健康长寿。

本书旨在帮助老年人提高对饮食与营养的认知，提升健康素养，保持健康体态，预防与减少常见的老年病及其并发症。让老年人在学习中“吃”出健康，保持适宜体重，享受幸福生活，力争实现百岁老人的美好梦想。

本书是我从 1998 年开始主编 20 多种医学和营养学教材及医学科普读本以来的第二次在书中附有二维码，让广大读者在看书的同时可以观看视频，有助于提高读者的学习效果。

本书由浙江大学医学院附属第四医院的临床医生和临床营养科的医生与营养师及我的研究生共同编写。因编写时间有限，本书可能有不当之处，敬请读者谅解并予以指正。

张爱珍

2025 年 12 月

目　录

第一章 营养学基础知识与食养

第一节　营养素的分类与食养

一、营养素基本概念

营养素是人体为维持机体繁殖、生长发育和生存等一切生命活动和过程而需要从外界环境中摄取的物质。来自食物的营养素种类繁多，根据其化学性质和生理作用可将营养素分为蛋白质、脂类、碳水化合物、矿物质、膳食纤维、维生素和水。根据人体对各种营养素的需要量或体内含量多少，可将营养素分为宏量营养素和微量营养素。

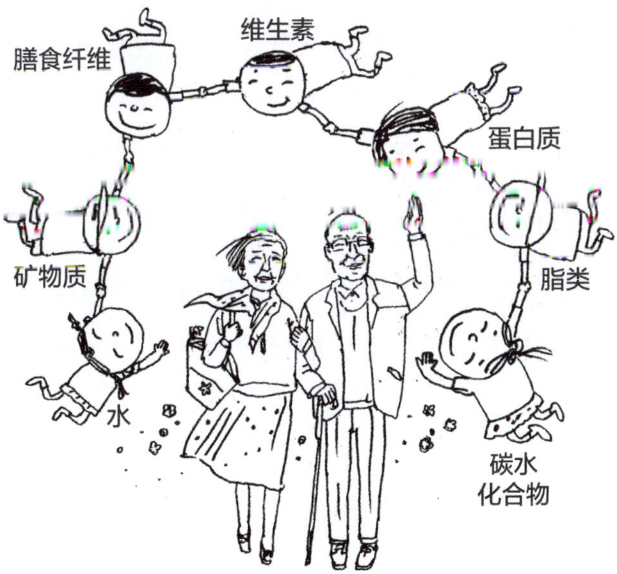

人的生命和人体的健康依赖于食物，更是与食物中的各种营养素息息相关。不同年龄的人群、不同性别的个体对营养素的要求及其数量存在一定程度的差异。一个人在不同的年龄阶段，不同的生理时期，不同的工作状况及各生命周期对营养素需求量都存在一定的差异。

食物的种类不同其含有的各种营养素也是不尽相同。同一个种类的食物在不同地区种植，因土壤与栽培条件与技术的差异，食物含有的营养素种类与含量也是有差异性。不同年龄的人群对各种食物的营养素需求量也都不相同。男女性别差异导致其成长过程中对营养素的需求也是有差异的。

每个人在不断学习和积累食物的营养知识、营养素种类，逐渐全面了解自己在不同年龄段和不同生理周期的营养需求量。逐步学会管理自己在不同阶段的营养素摄入量是否科学、存在营养失衡或营养不良等现象。只有对自己的营养状况有一定了解，才能够及时科学地调整饮食，进而促进健康。

二、营养素的分类

人类维持生命与健康，老年人要享受健康与长寿，平时要不断学习和积累营养学知识应用于日常生活，保持正常体重，保持良好的记忆力，做到家事自理，能够自由行动，享受品质生活。

（一）碳水化合物

碳水化合物由碳、氢和氧三种元素构成的化合物。它参与人体全生命周期的全过程，是人类获取能量的最经济和最主要的来源。每克葡萄糖在体内氧化可以产生 16.7kJ（4kcal）的能量。在我国维持人体健康所需要的能量中，55% ～ 65% 由碳水化合物提供。碳水化合物的主要来源是全谷类和薯类。百姓熟悉的有大米、小米、糯米、黑米、地瓜、马铃薯等。常见加工食品有面条、米粉干、年糕、馒头等。当一个人每天能量摄入过多，同时活动量不足，体内的过多能量会转化为脂肪，将会引起体重增加，导致超重或肥胖症；相反，当每天摄入的食物能量偏低或过少，而相反活动消耗的能量过多，将会导致低体重或消瘦。

（二）脂类

脂类是脂肪和类脂的统称，包括甘油酯、磷脂和类固醇。其溶于有机溶剂而不溶于水。其结构由碳、氢、氧三种元素组成。脂肪的代谢过程将产生较多的能量，每克脂肪在体内氧化可产生 9kcal 能量，是食物中能量密度最高的营养素。

食物中以动物脂肪为主提供人体的主要能量，可以增加人的饱腹感还可耐饥饿。脂类还可以促进脂溶性维生素 A、维生素 D、维生素 E 与维生素 K 在肠道的吸收。脂类也是人体必需脂肪酸的重要来源，它还是人体合成前列腺素的原料。脂肪是人体不可缺少的重要营养素，有保护人体重要器官及固定器官以防止创伤等。

脂肪在体内代谢的产物可促进碳水化合物的能量代谢。成人每日从膳食中的摄入脂肪的量应占总能量的 20% ～ 30%，可以确保人体对必需脂肪酸的需求。

食物中的脂类来自动物的肉类脂肪和植物油的脂类等。人们常选猪肉、牛肉、羊肉及其内脏和禽、鱼类等动物脂肪和肉类。人们喜欢选用植物油中的花生油、芝麻油、菜籽油、豆油与橄榄油等为烹调用油。常见的坚果类有大核桃、小核桃、花生、葵花子、西瓜子等。

（三）蛋白质

蛋白质是人体与生命的重要物质。蛋白质是构成人体中的重要成分，占人体重量的 16% ～ 20%，且处于不断地更新与代谢。蛋白质是由 20 多种的氨基酸组成。蛋白质分为两大类，一类是简单蛋白质，如清蛋白，又称白蛋白；血清中的球蛋白，如豆类球蛋白，肌肉球蛋白等。另一类是结合蛋白质，是由蛋白质和其他物质结合而成，如核蛋白由蛋白质与核酸结合，色蛋白由蛋白质和色素结合，同类还有脂蛋白、磷蛋白等。

人体因年龄、性别、生理状态不同，对蛋白质的需求量也不尽相同。动物蛋白质和植物蛋白质的营养不同。动物蛋白质含量为10%～30%；蛋类蛋白质为11%～14%；奶类蛋白质为1.5%～3.8%；干豆类蛋白质为20%～49%。坚果类中如花生、核桃的蛋白质含量为15%～26%。

（四）维生素

维生素是人体维持正常生理功能必不可缺的营养素，其分为脂溶性维生素和水溶性维生素。脂溶性维生素是指维生素A、维生素D、维生素E和维生素K共四类。水溶性维生素溶于水，具体有B族维生素和维生素C。B族维生素包括维生素B_1、维生素B_2、维生素B_5、维生素B_6和维生素B_{12}等。

人体需求的每种维生素一旦缺乏均会出现相应的临床症状。不同的年龄段对各种维生素的需求量也不同。人体摄取食物的多样化可以补充人体对不同的维生素的需求量。

人体处于不同的生理周期或老年期，对各种维生素的需求也不尽相同。老年人处于老年期与高龄老年期及老年人处于患有不同疾病阶段，其对维生素的需求量也存在一定的区别。

（五）矿物质

人体要保持健康，老年人要健康长寿，平时需合理补充矿物质十分重要。矿物质分宏量元素和微量元素。宏量元素包括钙、磷、钠、氯、钾、镁等。微量元素指日需求量在100mg以下的元素，如铁、锌、铜、锰、硒和铬等。人体对上述的各种元素均有特定的需要量。老年人主要以每天的食物营养元素摄入中获取为主。不能依赖随意额外的药字号矿物质补充。

（六）水

水是伴随着人生的全生命周期健康，也是促进人体健康且每天需补充的营养素之一，维持人体的水平衡十分重要。每天水的摄入量因人的年龄、性别、季节、活动强度、工作性质、日常气温、膳食品种、患病状态等都不相同。养成良好的饮水习惯对每个人都十分重要。

水是六大营养素之一，老年人喝水更要引起重视。由于老年人口腔黏膜对口干的反应能力有限，不能及时补水已成常态。临床上遇到老年人常表现有口干、口渴、尿少、皮肤干燥，甚至出现大便干结或便秘等。时有少数老年人因没及时喝水，严重者出现血压偏低或血容量不足的现象。老年人平时常喝开水的次数少，喝开水的量不够，吃饭时不喝汤水，容易出现皮肤干燥，每天的尿次偏少，有的人甚至低于 5 次，且尿量也较少将会出现早衰或患病。家人应鼓励老年人每隔两个小时喝 100 ～ 150ml 的温开水，也可以选择茶水、菊花水。提醒老年人尽量避免饮用冷开水、冰水、各种甜的饮料及奶茶等。

老年人每日喝水量参考成人推荐量，每人每日保持摄入水量为 1500 ～ 1700ml。要避免口干了才喝水或口不干不喝水的不良现象。

建议老年人喝水尝试定时定量，即每隔两个小时喝一次水。根据自己口干的程度，排出尿量的多少及出汗的状态，尽量及时喝水以补充约 150ml 的温开水。

（七）膳食纤维

膳食纤维是一种不易被人体消化的糖类。对胃肠道的结构和功能有显著影响，包括：①增加粪便量，使粪便在肠道的平均通过时间缩短；②被肠道细菌降解而产生短链脂肪酸，从而增强钠的吸收，促进结肠上皮增殖，作为能量代谢的产物，增加结肠血流，刺激自主神经系统及增加胃肠激素产量等。

膳食纤维不能被人体小肠消化吸收，但在大肠中，部分或全部发酵的可食用的植物性成分、碳水化合物及其相类似物质的总和，包括多糖、寡糖、木质素及相关的植物物质。可分为可溶性膳食纤维和不可溶性膳食纤维两类。可溶性膳食纤维能降低血液胆固醇，调节血糖，降低心血管病的危险；不可溶性膳食纤维可调节肠的功能，防止便秘。

三、老年人食养的基本知识

食养，从字面上看很容易理解，食为食物指吃的食品，也可理解是“吃”的意思。广义可理解“饮食为养”的教育理念。养的理解有多种，如养命、养体、养生等。

（一）食养与生存

人类的生存离不开食物营养素摄入，更需要有科学的食养理念。这是十分重要的认知。婴儿的长大与健康更要父母亲给予科学的个性化的食养。婴儿的生长发育，儿童的成长与健康，青少年的智力发育与增强体质，都需要科学的食养。成年人的食养要学习平衡膳食、合理营养，保持健康的体重，预防慢性疾病。中年人的食养更需要精心且个性化设计，做好健康促进工作。食物应在确保营养基础上，使中年人的消化吸收得更好。力求每日的食物营养丰富，品种多样，颜色多彩，力求做到防病、防衰老。食养对老年人的健康长寿，更是要提倡个性化、人性化的食物科学配置与预防疾病。

高龄老年人常患有慢性老年病，如高血压病、糖尿病、骨质疏松症、痛风、慢性胃炎、慢性胆囊炎、慢性肝炎、慢性肾炎等。部分老年人因牙龈病变，牙齿脱落、吞咽不畅，味蕾减少，食欲减退，没有及时个性化增强与调整食物营养的全面支持，最终出现体重减轻，甚至消瘦或肌营养不良等。临床上遇到少数患有肿瘤及其术后的康复欠佳或体重不达标的老年人，这些老年人最终出现营养失衡，表现低体重或者消瘦为常态，直接影响了生活质量与生命质量。

（二）食养教育

食养与生命及生存质量息息相关。“民以食为天”是经典的一句话，也说明食养对健康生命的重要性。人有一张嘴，一旦饥饿自然会选吃食物。当补充食物后人体大脑的饱食中枢会出现条件反射而停食。食养是人的本能，也是养命养生的基本行为。人们做好食养是一种科学的营养促进方式。

随着社会的发展，人们生活水平的提高，面对食物的多样化与食物的加工、烹饪技术的迅速发展，各种各类食物多彩多味，诱人且丰富可及，让人的大脑记忆增强，提高了视觉敏锐性，嗅觉变得更加灵敏。人们尝试新的食物愿望也随之增多。

面对老年人的食养、营养与抗衰老是一项新的健康促进工作。也是老年人食养促进健康长寿与抗衰老的长期研究课题。应在全社会开展老年人的抗衰老与健康长寿理念与方法教育活动，逐步推及家庭与家人。

在社区开展老年人食养与抗衰老的普及教育。尤其是60岁以上老年人食养分段式教育与促进工作十分重要。老年协会和老年俱乐部可以组织60～70岁的老年人聆听食育教育与健康课程；可以组织70～80岁高龄老年人参加个性化的食养与营养促长寿的健康课程。最终，促使社区更多的老年人快乐生活、健康享受，奔向100岁。

第二节　食物营养素的特性与食养

一、食物营养素特性与分类

（一）动物性食物

人类的生存离不开食物，一日三餐的食物合理营养搭配，应该均含有不同的动物性食物。常见的动物性食物有猪肉、牛肉、羊肉为代表的畜类；有鸡肉、鸭肉、鹅肉等禽类；还有水产类食物，如鱼虾类，有黄鱼、带鱼、草鱼、鲈鱼、鳗鱼及基围虾与河虾等。动物食物含有丰富的优质蛋白质、脂肪、维生素、矿物质与微量元素。因其在不同的地域生存和生活，故每人每日摄取的动物食物的种类及其含的营养素均不相同。另外，动物性食物的烹调方法在不同地区的不同家庭及单位食堂与餐馆，用餐人的个体嗜好存在很大的差异性。每个人对维生素和微量元素的种类摄入与吸收也有很大区别。

（二）植物性食物

现代社会随着人们对植物性食物的营养认知度不断提高，每个家庭都会选择植物性食物且会多种类多颜色的科学搭配。植物性食物的烹饪方法在不同地区与不同人群之间均存在着差异。不同的家庭烹调方法也有许多不同之处。大部分家庭常选红烧、水煮、清炒与清蒸等方法，不仅保持味鲜、味正与色美，还可以保证食物营养的储留。

我国居民每日三餐的主食和副食因地区、习惯及家庭的传承存在不同的烹调模式。老年人群选用植物性食物为多。多数家庭的日常食谱中也是以多种颜色植物性食物为主。部分老年人长期坚持素食更是以植物性食物为主。

我国地大物博，气候相差甚远。北方天气寒冷且时间较长，南方相对气温略高雨水较多，从而形成北方以种植小麦、高粱等农作物为主，居民的一日三餐习惯以面食为主。南方雨水充足，气温略高以种植水稻为主，有些区域一年可以种植双季稻。从而长期形成南方人群一日三餐以米饭为主食的习惯。近几年随着人们营养意识的不断增强，像地瓜、玉米、马铃薯及南瓜等也是人们喜欢选用的主食。

老年人喜爱的蔬菜类与豆类十分丰富。多种类不同颜色的叶菜类、根茎类蔬菜，均含有丰富的营养素，即蔬菜的营养素含量。

我国各地的豆类品种丰富，颜色多样，富含植物蛋白和多种的天然营养素。常见如四季豆、毛豆、赤豆、绿豆、蚕豆、黑豆、扁豆等，深受人们的喜爱。豆类经加工后可制成豆浆、豆奶、香干、豆腐皮和千叶豆腐等。百姓喜爱的蔬菜更是一年四季不断，每天餐桌上有展现不同地区、不同颜色及不同烹调方法的叶菜类、根茎类，如青菜、白菜、花菜、芹菜、丝瓜、冬瓜、黄瓜、芥蓝，茄子及西蓝花等新鲜蔬菜，可为人体提供丰富的维生素C、胡萝卜素、B族维生素及叶酸等。家庭常选的蔬菜类五颜六色且烹调方便，每天可选多样，每周可享受多种的蔬菜合理科学搭配，如多颜色配菜混炒，也可加动物肉类小炒，还可选不同色、不同味的瓜果做拼盘等。

水果类的品种多而全，颜色多而鲜，且水分充足。新鲜水果的果肉含有70%～90%的水分。每个家庭每天选用1～2种的水果，可以洗净后食用，可以选择榨水果汁，也可以做水果羹等。水果含有丰富的维生素C、B族维生素、膳食纤维、微量元素钾和钠等。同时，水果中含有葡萄糖、果糖与蔗糖，还有淀粉、膳食纤维、果胶和低聚糖与多聚糖等。水果属碱性的食品，患有糖尿病的老年人应选择含糖量低的水果，每次品尝水果应限量，吃完水果半小时后用血糖仪测量血糖，2小时后再测一次，记录两次血糖值以备用。

二、《黄帝内经》中的食养原则

食养指选用天然食物补充人体的生理营养需求，维持健康身体与健康生命。食养可以维持人体的生存和生活，也是预防与治疗疾病的一种基础养生养命的方法。食养通俗可以理解为选用普通天然的各种食材，经过科学、合理的搭配，采用合适的烹调方法，进行科学的调味制作，保留了食材的主要营养素含量，为人体提供健康需求，确保人体的营养吸收与生命的维持。

《黄帝内经·素问》篇指出："五谷为养，五谷为助，五畜为益，五菜为充。"简单的十六个字，辩证地提出了人类食养基本的原则。

（一）五谷为养

人的养命养生必须要科学地选择食用全谷类。全谷类包括大米、小米、麦类、薯类（地瓜、马铃薯等）。人们选用全谷类作为一日三餐的主食，可通过科学加工使其变成饺子皮、面条、面片与米粉干等，易于保存且方便选用。人们可以采用科学的烹调方式，进行个性化选择，合理地搭配，如青菜肉丝煮面条；排骨菠菜面；素菜饺子或肉饺子、蒸饺子或油煎饺子等；榨菜肉丝煮米粉干或蛋丝青菜炒米粉等。全谷类可以为人体提供充足的能量，使人保持脑力和体力，提升与保持精气神，从而胜任脑力劳动或体力劳动。

（二）五果为助

五果其意是多种营养，果品相助之意，但不以其为主，而是为辅。其五果之意，可理解是泛指鲜果，即新鲜的五彩多色的水果，如苹果、梨、香蕉等。干果指加工后便于存放，如红枣、黑枣、桂圆肉等；泛指坚果之类如花生、葵花子、南瓜子等。五果可以补充人体必需的维生素、矿物质和膳食纤维等。

（三）五畜为益

五畜其意是指畜类动物食品就是百姓熟悉的家畜禽类。烹调以新鲜的肉类为主，如红烧肉、牛肉烧土豆、白切羊肉、清炖鸡等。不同季节和各家庭或个人可选做酱肉类，火腿、咸肉、酱鸡、牛肉干、肉脯等，便于存放适时选用。精加工后的食品还可作为人们喜爱的休闲食品。

人们要知晓五畜的肉类富含丰富的多种营养素，能补充人体的元气、能量等。尤其对促进儿童的生长发育和人体的防病治病及老年人的长寿等，被视为五畜为益的“益”字，其意是让人选用后可获取人体所需的优质蛋白质、脂肪、磷、钙、钾、钠、镁、铁、锌等矿物质和微量元素。

（四）五菜为充

五菜为充，其义有补充和补足之意，成人每天需摄入500g蔬菜。

人们平时在用餐时记住上述的16个字，包含4个“五”的原则推荐意见，可以有效促进自己的身体健康，保持大脑的聪明度与记忆力、判断能力及预防慢性疾病等都十分重要。

五菜还可理解为五种及以上的不同颜色蔬菜，包括有红色、绿色、黄色、白色、紫色与黑色等不同颜色品种的蔬菜。蔬菜类根据其形状分为叶菜类、根茎类、春季菜、夏季菜、秋季菜和冬季菜不同季节的菜。为顺天时、地利与气温高低及人的体质而异，因地制宜，力求做好个性化选择与配制。

第三节 我国常用烹调与食养的方法

一、常用传统烹调分类

（一）炒

炒是广泛应用的烹调方法。有生炒、爆炒、嫩炒和酱炒等多种方法。炒的特点之一是小型原料放入已有少量热油的锅旺火翻炒，加料调味时可放勺荧所选的原料，翻炒数次可嫩香可口。

（二）拌

把食材加工成丝状、条状、丁状或片状，用调料冷拌。拌是冷菜的一种常用烹调方法。冷菜洗净片刻后加工成所需的形状加上各种调料，稍均匀拌好即可食用。

（三）卤

卤是先把加工理想的块状或完整食材，加入调好的卤汁加热至熟，让卤汁的香味透入食材，这是常用烹调加工方法。卤汁可以多次使用。

（四）烧

烧是把主料经初步加工后加汤或水，再放适量调料，然后经旺火加热沸腾后，换成中小火加热至主料烧透入味，然后再用旺火收汁的烹饪方法。因食材、口味、主料颜色及汤汁量都不尽相同，可有红烧、干烧、白烧等不同方法，可个性化选择。

（五）蒸

蒸是把经调味好的食材放入器皿中后，放入隔水蒸，让蒸气蒸熟蒸透食材。蒸的优点是更容易让营养锁住减少流失。且清淡少油，容易消化吸收。蒸是家庭常选的烹调方法。

（六）煎

煎是先把锅烧热后，取少量油润好锅底，再把准备好的食材放入锅中，将原料的正反面煎至金黄色且保持其里边食材嫩软的状态，是一种常用的烹调方法。

（七）炸

炸是常用的一种多油无水的烹调方法。原料表面尽量吸干水。入锅后原料表面迅速变脆。具体把原料先腌一下，稍后挂上面糊再炸。故分有干炸、清炸、脆炸等种类。

（八）煮

煮是把准备好的食材放锅内水中，经明火煮至熟。可根据食材的形状、数量、煮的时间与食材本身的不同放入不同的调味品。煮是一种常用的烹调方法，对食材的质量和鲜度要求较高，因为这些直接影响食物的口感。

（九）炖

食材用炖的烹调方法很普遍。先把食材放入碗和器皿中，随后加盐或料酒或药食同源的原料。用慢火隔水慢炖，水量要多，中途不加水。炖的时间可根据食材的特性和量而定，通常为 2 ～ 3 小时。开始先大火后改中火或小火，根据食材及其数量不同而时长不尽相同。

（十）腌

腌是常见的食物制作方法之一。动物性食物或植物性食物都可选用。腌的方法因地区、习惯与食材选择的不同可以有地方性的差异。

对腌制的食物品质挑选十分重要，既要新鲜又要洗干净，需符合食品卫生要求。通常用适量的盐按一定的比例用于食物的表面均匀擦抹，之后加少量酱油及花椒等以增味增色。食物腌制时间也存在一定的差别。

（张爱珍）

第二章 中国居民膳食指南的学习与应用

第一节 中国全民营养周的主题回顾

2015年我国首次设立全民营养周，将每年5月份的第3周列为全民营养周活动。通过营养周活动将能全面推进中国居民开展食养与营养的教育，促进全民健康，减少疾病和提高生命质量。随着人们生活水平逐步提高，物资逐渐丰富，慢性疾病的发病率也随之增加。全国持续开展中国居民健康意识与健康素养的主题活动，促使人们生活方式更加科学化，同时对慢性疾病也起到了有效预防的作用。

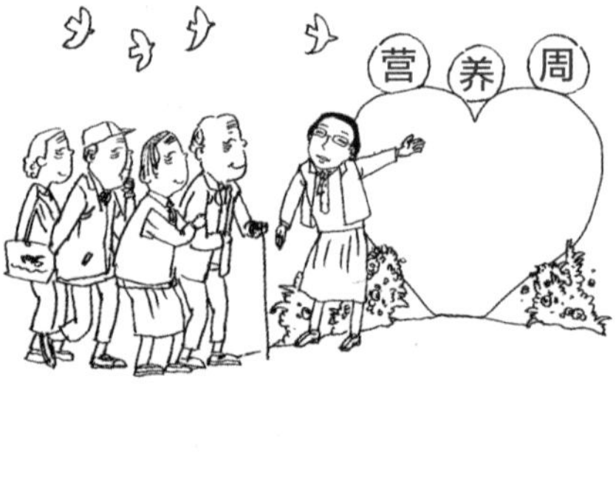

一、老年营养周学习的意义

每年营养周均有不同的营养与健康主题与形式，已经列入《国民营养计划（2017—2030年）》，提升为国家倡导的全民科普运动。已经成为当今时代我国建设健康中国的重要内容之一。

老年人群对健康长寿更加关注。认真学习营养周主题教育内容,将有利于老年人的生活与饮食习惯的进一步科学化,有利于促进老年人的身心健康与享受高质量的生活品质。

老年人全面了解全民营养周及其系列的主题互补与系统内容,并学习、掌握与应用。强化营养意识,掌握老年人的健康、亚健康与营养失衡的相关因素。坚持学习,学之于用。

二、营养周的主题与应用

每年 5 月份的第三周被定为全民营养周。这一周的新闻媒体、各省市的营养学会与各省市三级甲等和乙等医院的临床营养科,都会举办全民营养周的主题宣传活动,如临床营养科的科普教育沙龙、营养咨询门诊的义诊、媒体的营养周电视报道和报纸新闻报道等。历年全民营养周主题介绍如下。

2015 年:天天好营养,一生享健康。

2016 年:平衡膳食,营养健康。

2017 年:食物多样,谷类为主。

2018 年:吃动平衡,健康体重。

2019 年:合理膳食,天天蔬果,健康你我。

2020 年:合理膳食,免疫基石。

2021 年:合理膳食,营养惠万家。

2022 年:会烹会选,会看标签。

2023 年:合理膳食,食养是良医。

2024 年:奶豆添营养,少油更健康。

2025 年:吃动平衡,健康体重,全民行动。

三、关注全民营养周主题学习与应用技巧

(一)关注全民营养周活动与主题

全民营养周已经成为每年 5 月份的全国医院临床营养科组织

面向社会、社区与医院内患者的营养教育的平台，已经是我国医院临床营养科医生和营养师对患者的宣传教育营养理念与疾病预防及营养治疗的重要科普教育工作。

目前，老年人群比较重视自己慢性病的服药治疗，但大多数老年人不知晓也不重视慢性病的食养与营养的知识。常规服药期间出现漏服药或忘记服药，甚至服错药。

目前，国人因营养知识传播面不够广，真正从事医学营养学和营养治疗的临床医师、营养师及营养护士的人数有限。三级甲等和乙等医院，临床营养科的科研工作起步迟，科室的临床营养咨询工作有待于提高与加快发展。老年人患病接受药物治疗的同时，应该加强临床营养治疗，在此基础上将会使病情有所减轻或疾病得以好转。随后口服药减少都会同步减少药物的不良反应，或减少药物的使用剂量和医院经费的缩减。

老年人常患有高血压、糖尿病、高脂血症、脂代谢异常、高尿酸血症或痛风等。部分老年人因患消化系统疾病，如慢性胃炎、胃溃疡、胃肿瘤、慢性肠炎等，以及每日摄入的食物不足或食物种类不够，导致人体的消化能力减退，部分老年人甚至出现消瘦或低体重。其中，少数人接受人体成分分析评估结果发现重度营养不良，表现为低体重，体重指数低于 18.5kg/m^2、摄入水量不足，四肢肌肉量明显不足、体内脂肪量不达标等问题。

（二）个性化营养支持与应用

中国进入老龄化社会，65 岁以上的老年人群退休后有稳定的收入，家庭环境较好。老年人有结伴外出活动或喜爱运动，如行走、骑车、爬山、跳舞、旅游等。同时，一日三餐的主食和副食均可以保证有较好的质量与数量，享受生活质量较好，幸福指数较高。有部分人体重超重或肥胖症。相反，部分人吃喝随意。因病痛而少活动，少外出，情绪低落，心理自卑等。多见是低体重、消瘦、大脑功能减退，少数老年人可能是老年痴呆的早期阶段。家人应关注与关心自己的父母，及时去医院老年科就诊，做相应的智力检查，脑功能的评估。必要时住院观察，期间可以及时对症处理。必要时到临床营养科做营养评估。根据老年人存在的临床营养问题尽快及时补充缺失的营养素。同时，家人要给予无微不至的关心，从生理、心理、生活、行为上对其进行全面科学的管理。

第二节　2025 年全民营养周的主题与应用

2025 年 5 月 17—23 日定为第 11 届全民营养周。2025 年全民营养周的主题是“吃动平衡，健康体重，全民行动”。倡导中国居民要坚持食养，每日摄入人体需要的多种营养素。由于营养素来自各种食物，所以，健康的人体需要多种类、多颜色、多营养的食物合理搭配，没有哪一种食物是含有人体所需要的全部营养素的。

目前，全民营养周宣传家庭成员要学习与传播“减油、增豆、加奶”和“增加蔬菜水果、粗粮和水产”。五个格子分别代表蛋白质、脂类、碳水化合物、维生素与矿物质五大类营养素。

（一）宣传“健康中国，营养先行”的主题

全民营养周的主题简单易懂，能让全国人民理解且方便应用。大家坚持认真学习营养知识，深刻理解食养与营养的应用方法，可以有效提高健康素养与健康水平。然而，中国人口众多，生活环境也具有较大的差异性，百姓对健康与营养的认知水平也有差异，因

此，需要引导人们不断努力学习营养知识与实际应用，才能使他们享受健康的生活。

在医院营养咨询门诊室，笔者接诊过一位50多岁的男性患者。他一进诊室就急忙询问："我平时不吃饭，行不行？"问他为什么不吃饭，他讲到因为家里有爷爷和爸爸，两个人都有糖尿病，他们现在都已经开始使用胰岛素了。患者的父亲告诉他："你不要吃饭，如果吃饭就会像我们一样每天打胰岛素。"问他现在一日三餐怎么吃，这位患者很干脆地回答："我每天喝'液体面包'，就是啤酒。"问他一天喝几瓶，患者笑着说："每天10多瓶。"

在医院的营养咨询门诊，类似对营养与健康低认知的人不是少数。当前，应该加强加快营养与健康教育工作，强化百姓的营养知识，建立科学的营养知识教育体系，促进人体健康减少疾病，全面推进健康老龄化的长寿时代。

（二）学习"吃动平衡，健康体重，全民行动"的主题应用

1. 老年人提升对"吃动平衡"的理解与应用 老年人要加强学习，提高对"吃动平衡"四个字的正确认识。老年人的年龄跨度较大，处于60～70岁的老年人基本生活可以自理。一日三餐主食能吃可以确保正常摄入，副食的合理搭配要重视色彩搭配且要多样化保持健康体重。70～80岁的老年人主食基本都能吃，但因牙齿的缺损，对偏硬的食物和膳食纤维丰富的食物，因牙齿咬合能力或食物的坚硬原因，无法选择或次数减少，每天摄入的能量不足，部分老年人致低体重。高龄老年人需要家人的助力，多选松软易消化的食物，烹调的方法宜水煮，切小块或细加工或选肉末、菜末、鱼末等。

建议家人关爱老年人，助力他们一日三餐的食养，必要时可在上午9:00和下午3:00增加一份小点心，如糕点类、饼干类、水果类等，或选米糊、稀饭或小米糕等。

老年人要重视健康体重的保持与监测，每月测一次体重，做好记录，重视体重测定数据的前后对照。家人可及时发现老年人体重

减轻，如有明显变化或异常症状，需要去医院临床营养科做健康评估。对单纯性的消瘦，适度合理选用营养米粉类，蛋白质类，如水蒸蛋、豆腐羹、肉末及蔬菜汁等合理搭配，及时科学安排一日三餐加两次适量点心，可逐渐促进康复。同时纠正老年人的低钾、低钠、低体重与低血糖的临床症状与血生化的指标。

2. 老年人要提高“食养”的认知水平 随着我国居民的健康意识逐年增强，老年人渴望长寿的期望值提升，需要学习与正确“认识健康靠食养，坚持食养能健康”的理念。食养是指运用营养学知识科学指导摄食的行为。通常做好一日三餐的主食合理选择与副食合理搭配。每天的早餐、中餐与晚餐要科学营养，结合老年人的身体健康或患病的病种进行合理的设置与科学的搭配。建议老年人每天可以选择12种食材，应搭配由红、绿、黄、白、黑、紫等的多彩颜色，因为颜色不同，食物的营养素存在一定的差异。其次烹调方法尽量选清炒、水煮或清蒸等。食材可以两种以上的组合，如红烧肉加豆腐干，青菜炒肉丝，清蒸鱼加葱、生姜与大蒜等。如吃面条可选青菜、韭芽、菠菜等任一种再加一个鸡蛋或鸡块、肉末等任选，也可以煮三鲜面、炒三丁等，学习选用多种食材混搭，多种颜色搭配。一年四季选用当季食材，结合老年人的饮食习惯，遵从营养为先人性化的科学用餐。

老年人因消化功能减退，口腔内舌味蕾减少，对入口食物的咸度体会欠缺，将会选用过多的盐或酱油，平时应加强营养知识的普及教育。老年人要系统学习营养学知识与学会实际应用。中国居民要主动学习营养学知识，了解自身的营养现状。知晓自己目前的体重处于正常、超重还是消瘦。老年人不仅要关注体重，还要注意全身的肌肉量。可以到医院临床营养科门诊就诊，做人体成份检测。体重指数计算方法：体重指数（BMI）= 体重（kg）/ 身高（m）^{2}。应该对自身的健康与寿命有一定的追求。学习抗衰老的生活方式和科学方法，边学习边应用。坚持吃动双平衡与做好平衡膳食合理营养原则，力求保持标准体重及正常的肌肉量，减少疾病与预防疾病。

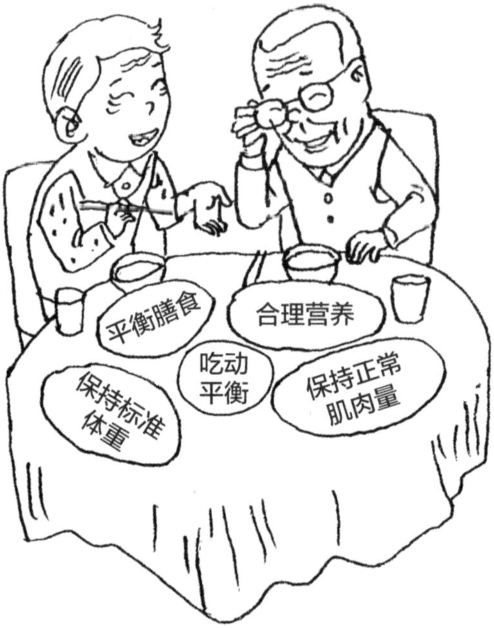
平衡膳食
合理营养
吃动平衡
保持标准体重
保持正常肌肉量

老年人群要努力学习医学营养学知识，预防疾病，减少慢性疾病的发生率及其并发症。做到心情舒畅、快乐生活，争取带病长寿。希望老年人每天学习一行记住文字。逐步学会科学营养知识，做好自己的一日三餐。选对食物，科学烹调，努力学习喝水的技巧与日进水量 1500ml 左右。克服营养盲，学习食养科学养人养生与养命。争取做一个快乐的百岁老人。

（张爱珍）

第三章 老年人的膳食指南与应用

第一节　老年人的生理特点与特殊膳食需求

一、老年人的生理特点变化

老年人消化系统功能下降，唾液分泌减少，牙齿磨损或脱落，导致咀嚼功能下降；胃酸分泌减少，消化酶活性降低，影响食物的消化吸收；肠道蠕动减慢，容易发生便秘。随着年龄增长，血管壁弹性降低，血压调节能力下降，容易出现高血压；心脏肌肉可能发生纤维化，心脏功能减退。老年人肌肉量减少，肌肉力量和耐力下降，易发生肌肉衰减症；骨密度降低，骨质疏松症的风险增加，容易发生骨折。老年人的基础代谢率下降，能量需求减少，但营养需求并没有相应减少，因此应多关注营养密度高的食物。视觉、听觉、嗅觉、味觉等感官功能逐渐下降，影响食物的选择和摄入。老年人的免疫系统功能下降，对疾病的抵抗能力减弱，更容易感染疾病。老年人对水分的调节能力减弱，容易出现脱水或水肿。部分老年人可能出现记忆力减退、注意力不集中、反应迟钝等认知功能下降的情况。这些生理变化会影响老年人的营养需求和健康状况，因此在制订膳食配餐方案时应充分考虑这些特点，以保障老年人的营养摄入。

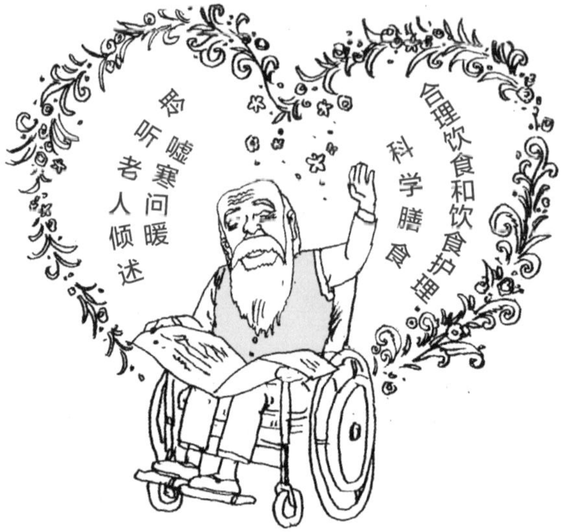

随着年龄的增长,老年人的器官功能逐渐衰退,抵抗力下降,容易导致多种疾病。在老年人群中,多病共存非常普遍,患有慢性疾病如高血压、糖尿病、心脏病等,随着时间的推移,可能发展为多种疾病共存的状态。不健康的饮食习惯、缺乏运动、吸烟、饮酒等不良生活方式可能导致多种疾病的发生。老年人可能需要长期服用多种药物,药物之间的相互作用也可能导致新的健康问题。多病共存的老年人可能同时患有心血管疾病、代谢性疾病(如糖尿病)、呼吸系统疾病、消化系统疾病、骨骼肌肉疾病等。多种疾病可能导致症状重叠,使得病情表现更加复杂,诊断和治疗难度增加。不同疾病的治疗方案可能存在冲突,如某些药物可能对一种疾病有效,但可能会加重另一种疾病。多病共存严重影响老年人的生活质量,可能导致活动能力下降、日常生活受限。对老年人的健康状况进行全面评估,包括疾病种类、严重程度、治疗情况等。根据老年人的具体情况,制订个体化的治疗计划,平衡不同疾病的治疗需求。合理选择药物,避免药物相互作用和不良反应,定期评估药物疗效和副作用。加强对老年人的健康教育,提高其对疾病的认识和自我管理能力。医生、护士、营养师、康复师等多学科专业人员共同参与老年人的健康管理。指导老年人改善生活方式,如合理饮食、适量运动、戒烟限酒等。

多病共存的老年人需要更多的医疗资源，包括药物、医疗设备、专业人员等。

家庭和社会负担：多病共存的老年人可能需要家庭成员或社会服务提供更多的照顾和支持。随着人口老龄化，多病共存现象日益普遍，对公共卫生系统构成了挑战。总之，老年人多病共存是一个复杂的健康问题，需要通过多方面的努力，包括医疗、护理、康复、健康教育等，来共同提高老年人的生活质量。

二、老年人群特殊膳食需求

老年人是营养不良的高发群体，据文献报道，80%以上的老年人存在不同程度的营养问题。由于老年人细胞、组织及器官功能不同程度地发生退行性变化，使老年群体疾病的发生、发展和转归都明显有别于非老年群体，其中营养问题是一个重要影响因素，营养问题已成为影响老年人健康的主要因素之一。我国是世界老年人口最多且越来越多、人口老龄化速度最快的国家之一，老年人的营养和疾病的防御工作极其繁重、复杂而艰巨，极有意义极富挑战性。

营养来源于饮食，是维持生命的物质基础，为人体生长发育、组织修复和维持生理功能提供必需的营养素和热能，营养状况的优劣直接影响人的健康和寿命。但不同年龄阶段对营养的质和量的需求不同，进入老年期身体各器官发生一系列解剖学和生理学改变，机体代谢率降低，生理功能减退，消化系统的调节能力下降。这一系列的生理性变化，使老年人的营养需求也发生相应的变化，进而表现出一定的特殊性。就拿消化系统器官来说，它们对食物的消化、营养的吸收功能均减退，从食物中摄入的营养会相应减少。

所以，老年人保持身体健康，延年益寿，必须根据老年人的生理和病理特点，给予合理的饮食和饮食护理。老年营养亦可以从心理慰藉入手，健康的一半是心理情绪健康，拥有健康快乐的心理精神状态是老人的长寿之宝。家家有老人，人人会变老，“老吾老以及人之老”是中华民族五千多年来敬老的传统美德，全社会都要为提高老年人的生活质量给予更多的关心。

老人们常感孤独寂寞、郁郁寡欢、失落伤感。这些消极心境、不良感觉和情绪体验使大脑逐渐萎缩，新陈代谢缓慢，免疫力变得消极，身体抵抗力降低，对老年人的健康极为不利。常和他们聊天，聆听他们倾诉，进行情感沟通，起到心理慰藉的作用。心理慰藉是一种精神营养，是老人们比物质需求更强烈的心理需要。可以在闲聊中给他们讲述一些防治老年人常见疾病的营养知识，引导其养成科学的饮食习惯。

三、老年人膳食指南解读

中国老年人平衡膳食宝塔是根据《中国居民膳食指南(2022)》中的一般老年人和高龄老年人膳食指南的核心推荐，结合中国老年人的实际情况，把平衡膳食的原则转化为各类食物的数量和所占比例的示意图(图 3-1)。

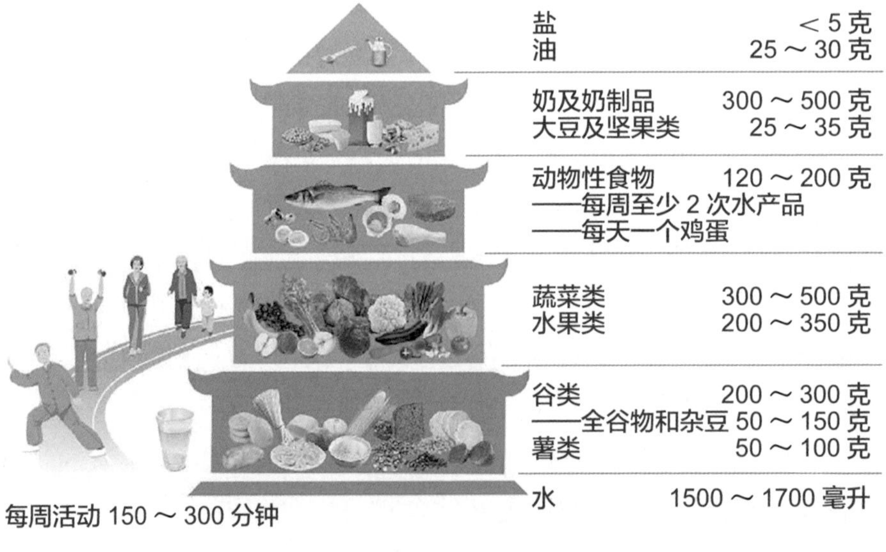

图 3-1　中国老年人平衡膳食宝塔

第一层，谷薯类。强调多样化，每天的杂粮要占到谷类的 1/3。薯类、土豆也可作为主食。

第二层，蔬菜水果类。努力做到餐餐有蔬菜，多摄入叶菜类、十字花科及菌藻类蔬菜，其中深色蔬菜占 1/2。天天有水果，每种吃的量少一些，品种多一些。

第三层，鱼禽蛋瘦肉类。为了满足老年人蛋白质的需求，鼓励摄入充足的动物性食物，多选择肉质细软、易咀嚼消化的肉制品，少刺或无刺的水产品。每天保证 1 个鸡蛋，每周至少两次水产品，总量达到 300 ～ 500g；每周禽畜肉 300 ～ 500g。

第四层，奶类大豆坚果类。不同奶类及奶制品如条件允许可以换着吃，每天宜摄入相当于 300 ～ 500g 液体奶的量。大豆类发酵或非发酵制品老年人可做多样选择。坚果每周 70g 左右。

第五层，烹调用油和盐。推荐老年人每天烹调油不超过 25 ～ 30g，盐＜ 5g。

老年人尤其高龄老人对能量需求降低，但对大多数营养素的需求并没有减少，如蛋白质、钙等需求反而增加。高龄、衰弱老年人往往存在进食受限，味觉、嗅觉、消化吸收能力降低，营养摄入不足，因此建议老年人选择营养素密度高的食物。可以在营养师的指导下，合理使用营养补充食品，如营养强化的中老年奶粉、优质蛋白粉、特殊医学用途配方食品等，以改善营养状况，维护身体功能，提高生活质量。

饮水：在温和气候条件下，老年人每天饮水适宜摄入量为 1500 ～ 1700ml。在高温或高强度身体活动的情况下，应适当增加饮水量。

身体活动：鼓励老年人积极身体活动，保持 BMI 在 20.0 ～ 26.9kg/m^2 的适宜范围。推荐 65 ～ 79 岁老年人每周进行 150 ～ 300 分钟中等强度身体活动，如达不到应尽可能地增加各种力所能及的身体活动，并在有氧运动基础上重视肌肉力量练习和平衡运动。

四、老年人学习膳食指南对健康老龄化有促进意义

随着年龄的增长，老年人的生理功能发生显著变化，对营养的需求也相应改变。膳食指南针对老年人的特殊营养需求，提供科学的饮食建议，帮助他们获得足够的营养素，以维持身体健康和预防疾病。老年人由于食欲减退、消化吸收能力下降等原因，容易出现营养不良。膳食指南通过指导老年人合理膳食，有助于预防营养不良和相关疾病，如贫血、骨质疏松症、肌肉衰减症等，从而提高生活质量。老年人维持适宜的体重对于健康至关重要。膳食指南有助于老年人平衡能量摄入和消耗，避免肥胖或体重过轻，减少慢性疾病的风险。膳食指南建议老年人选择易于消化吸收的食物，如细软食物，以及适量的膳食纤维，有助于改善消化系统的功能，预防便秘等消化系统疾病。合理的膳食可以提供充足的维生素和矿物质，这些营养素对于维持免疫系统的正常功能至关重要。

膳食指南有助于老年人增强免疫力，抵抗疾病。营养不仅影响身体健康，也与心理健康密切相关。膳食指南鼓励老年人保持良好的饮食习惯，这有助于改善情绪，预防抑郁等心理问题。共同进餐是老年人社会交往的重要方式。膳食指南提倡老年人与他人共同进餐，这不仅有助于提高食欲，还能增进与家人、朋友的情感交流，减少孤独感。

随着社会经济的发展和生活水平的提高，老年人的生活方式也在变化。学习膳食指南帮助老年人适应这些变化，保持健康的生活方式。健康老龄化是指老年人在晚年生活中保持良好的身体和心理健康状态。膳食指南通过提供科学的饮食指导，帮助老年人实现健康老龄化，减少医疗负担，提高晚年生活的幸福感。老年人膳食指南的重要性在于它为老年人提供了针对性的饮食建议，有助于解决老年期的营养问题，预防疾病，提高生活质量，从而推动健康老龄化进程。

五、老年人食养推荐

老年人在饮食上需要特别注意营养的均衡和食物的易消化性。以下是一些针对老年人的食养推荐，蛋白质摄入建议选择低脂的肉类，如鸡胸肉、鱼虾等。鸡蛋和牛奶也是良好的蛋白质来源。每天可以适量食用豆制品，如豆腐、豆浆，以获取植物蛋白。膳食纤维摄入建议每天食用足够的水果、蔬菜、全谷物，如燕麦、糙米、全麦面包等，获取膳食纤维帮助消化和预防便秘。选择健康脂肪，例如：食用橄榄油、花生油，控制动物脂肪摄入。适量食用坚果和种子，如核桃、杏仁、亚麻籽等。钙和维生素 D，为了维持骨骼健康，应确保足够的钙摄入，可以通过牛奶、酸奶、奶酪等乳制品来获取。通过日晒或食物补充维生素 D，以促进钙的吸收（表 3-1）。

表 3-1 食养食谱举例

	食材	营养解析
早餐	燕麦粥（燕麦 50g，水 300ml） 煮鸡蛋 1 个（约 50g） 蒸地瓜 100g	地瓜富含复合碳水化合物，提供能量同时缓慢释放，有助于维持血糖稳定
加餐	牛奶 200ml 水果（如苹果或梨）100g	水果富含维生素和膳食纤维，有助于消化、预防便秘，并降低某些慢性疾病的风险
午餐	清蒸鱼 100g 炒青菜（如菠菜）100g 冬瓜汤（冬瓜 100g，瘦肉 50g）	优质蛋白质有助于维持肌肉量和身体功能
加餐	坚果（如核桃、杏仁）10g 豆浆 200ml	不饱和脂肪酸对心脏健康有益
晚餐	花菜炒肉片（花菜 100g，瘦肉 50g） 番茄炖豆腐（番茄 100g，软豆腐 100g） 紫菜蛋花汤（紫菜 10g，鸡蛋 1 个）	番茄富含维生素 C 和钾，有助于提高免疫力；蛋花汤富含水分，有助于老年人保持良好的水分状态，预防脱水

六、注意事项

老年人的膳食营养需求需要根据个人的健康状况、生活习惯和营养状况来具体调整，以确保营养均衡，维持身体健康。老年人特殊膳食营养的需求如下。

1. 蛋白质。可选择优质蛋白质，如鱼、鸡、瘦肉、蛋、奶制品和豆制品。保持适量的蛋白质摄入，以维持肌肉量和正常生理功能。

2. 碳水化合物和纤维。宜选择全谷物、糙米、全麦面包等富含纤维的碳水化合物来源。

3. 增加蔬菜、水果和豆类的摄入，以保持肠道健康。限制饱和脂肪酸和反式脂肪酸的摄入，减少心血管疾病风险。增加不饱和脂肪酸的摄入，如橄榄油、鱼油等。

4. 确保充足的维生素 D 和钙摄入，以预防骨质疏松。确保摄入足够的维生素 B_{12}，尤其是素食者，因为老年人可能存在吸收障碍。

5. 注意铁、锌、钾等矿物质的摄入，以满足身体需求。老年人可能对口渴的感觉不敏感，应定期饮水，避免脱水。

6. 保持规律的饮食习惯，少量多餐有助于消化吸收。注意食物的烹饪方法，尽量采用蒸、煮、炖等方式，减少油炸。

对于患有慢性疾病的老年人，如糖尿病、高血压、心脏病等，需要根据病情调整饮食。对于食欲减退的老年人，可以通过增加食物的色香味来提高食欲。

第二节　老年人学习膳食指南的方法

一、老年人群体学习膳食指南的方式

老年人学习膳食指南的方法可以多样化，社区和医院经常举办关于营养和健康的讲座，老年人可以积极参加这些活动，直接从专家那里获取信息。政府或卫生组织发布的膳食指南手册通常简明易懂，适合老年人自学。通过电视节目、网络视频或自媒体网络平台等观看关于膳食指南的健康科普视频，视听结合更容易理解和记忆。参加专为老年人设计的烹饪课程，可以在实践中学习如何制作健康美味的食物。定期咨询营养师，根据个人健康状况获得个性化的膳食建议。如果老年人熟悉互联网，可以浏览健康网站、阅读营养博客或参加在线论坛，与他人交流饮食经验。使用智能手机中的健康应用程序，这些应用通常提供营养建议、食谱和健康跟踪功能。与其他老年人一起组建学习小组，共同学习膳食指南，互相支持和鼓励。家人可以帮助老年人学习膳食指南，一起制订饮食计划，共同准备饭菜。由于记忆力的下降，老年人可能需要多次重复学习同一内容，可以通过定期复习来加强记忆。将膳食指南中的信息简化成易于理解的要点，使用大字体印刷材料，方便老年人阅读。将膳食指南中的建议与个人的饮食习惯和健康状况相结合，使其更具实践意义。通过这些方法，老年人可以更好地理解和应用膳食指南，从而改善饮食习惯，促进健康。

二、老年人群体学习授课方式特点

老年群体学习膳食指南解读时，应考虑到他们的学习特点，如可能存在记忆力减退、理解力下降、学习动力不足等问题。以下是一些建议，帮助老年人更好地解读和应用膳食指南。

尽量简化学习信息，使用简单语言，避免使用专业术语，用日常用语解释膳食指南中的内容。关键信息要突出，将最重要的信息用大字体、颜色标注等方式突出显示。

重视分步骤教学，将膳食指南分解成若干小部分，每次学习一个知识点。从最基本的概念开始，逐渐深入到更复杂的饮食建议。理论与实践结合，通过具体的食物例子来解释膳食指南中的应用。

组织烹饪课程，让老年人在实践中学习如何制作健康食物。多感官学习，使用图表、图片等视觉辅助工具帮助老年人理解信息。通过讲座、讨论会等形式，让老年人通过听讲来学习。鼓励老年人提出问题，并给予及时解答。

组织小组讨论，让老年人在交流中学习。制订复习计划，帮助老年人巩固学习内容。通过重复练习，如填空题、选择题等，加强记忆。根据老年人的健康状况、饮食习惯等提供个性化指导。在解读膳食指南时，考虑老年人的文化背景和饮食偏好。指导老年人如何根据膳食指南制订自己的饮食计划。教会老年人如何监测自己的饮食，并进行评估。鼓励家人参与老年人的学习过程，提供支持和鼓励。对老年人的照顾者进行培训，让他们帮助老年人更好地应用膳食指南。

通过上述方法，可以帮助老年群体更好地解读和应用膳食指南，从而改善他们的饮食习惯，促进健康老龄化。老年膳食营养指南个体化的实践与应用是指根据老年人的具体健康状况、生活习惯、营养需求等因素，为其制订个性化的膳食计划和营养指导。以下是一些实践与应用的步骤和策略。

三、老年人群体学习膳食指南的流程

提升老年人群膳食指南学习效率，可参考标准化流程备课，首先对授课人群的评估与授课规划十分必要。对老年人进行全面系统的健康评估，了解老年人的健康状况，包括疾病史、药物使用情况、营养状况、身体活动水平等。根据老年人的年龄、性别、体重、身高、活动量等计算其每日营养素需求，并随个性化营养需求进行分析；了解老年人的饮食习惯、食物偏好、作息时间等生活习惯调查。

注重个性化营养干预方案，根据不同老年人个体化营养需求，选择适合老年人的食物种类，制订个性化膳食计划确定食物种类，如富含蛋白质、钙、维生素 D 等的食物。设计符合老年人饮食习惯的食谱，注意食物的口感、质地和烹饪方法。考虑老年人消化能力，采取少量多餐的方式，确保营养均衡。

场景化教学重视理论学习与实践应用，指导老年人或照顾者如何准备和烹饪食物，如使用切细、煮烂的方法。在养老机构或家中提供符合个性化膳食计划的食物。通过讲座、手册、视频等方式，引导老年人及其照顾者关于个性化膳食的重要性。

定期对学习效果进行监测，及时调整营养指导方向。定期评估老年人的营养状况，如体重、血红蛋白水平等。鼓励老年人记录饮食日志，监测食物摄入情况。根据监测结果和老年人的反馈，及时调整膳食计划。

老年人需要的支持是多维度的，包括社会支持，鼓励家庭成员和朋友支持老年人的饮食改变。同伴互助支持，组织老年人互助小组，分享饮食经验和营养知识。社区激励机制，通过奖励、表彰等方式，激励老年人坚持个性化的膳食计划。

【案例分析】

假设我们正在为一位 70 岁的老年人制订食谱，该老年人无特殊疾病，但存在轻微的牙齿问题，需要易咀嚼和消化的食物。

1. 营养需求分析

（1）能量需求：由于老年人的活动量减少，基础代谢率下降，因此总能量需求相对较低。

（2）蛋白质：老年人需要充足的蛋白质来维持肌肉量，预防肌肉衰减。

（3）钙和维生素 D：有助于维持骨骼健康，预防骨质疏松。

（4）膳食纤维：有助于维持肠道健康，预防便秘。

（5）水分：确保适当的水分摄入，防止脱水。

2. 食谱举例(表 3-2)

表 3-2 食谱举例

	食材选择	营养素功效分析
早餐	燕麦粥 70g	提供膳食纤维和能量,易于消化
	鸡蛋 50g	提供优质蛋白质
	牛奶 200ml	提供钙和蛋白质,同时帮助补充维生素 D
	新鲜水果 100g	如香蕉,提供维生素和矿物质,有助于肠道肠蠕动
午餐	清蒸鲈鱼 100g	提供优质蛋白质和不饱和脂肪酸
	软煮蔬菜 200g	番茄、胡萝卜,易于咀嚼,提供维生素和矿物质
	小米饭 100g	比白米饭含更多的膳食纤维和营养素
	豆腐汤 80g	提供植物蛋白和钙
加餐	坚果 50g	如核桃,提供健康的脂肪和蛋白质
	酸奶 100g	提供益生菌,有助于消化
晚餐	萝卜炖肉 150g	选择肉质较嫩的部位,如鸡肉,炖至软烂,提供蛋白质
	糙米粥 50g	提供复杂的碳水化合物和膳食纤维
	炒绿叶蔬菜 200g	如菠菜,提供铁和维生素

注意事项:所有食物都应烹饪至软烂,易于咀嚼和消化,根据老年人的口味调整食物的调味,避免过咸或过甜;考虑到老年人的能量需求较低,应适当地控制食物的分量。确保食物安全,预防食物中毒。考虑老年人的口味和偏好,确保膳食计划的可接受性。保持膳食计划的连续性,避免频繁变动。

第三节 高龄老年人学习膳食指南的方法

一、高龄老年人群定义与营养状况特点

高龄老年人通常指的是年龄在某一特定阈值以上的老年人群,

这个阈值在不同国家和地区可能有所不同。一般而言，高龄老年人可以定义为以下年龄段：根据世界卫生组织的标准，65 岁及以上的成年人被视为老年人。但是，对于高龄老年人的具体定义，不同国家可能有不同的标准。在中国，一般将 80 岁及以上的老年人划分为高龄老年人。这一年龄段的老年人通常享受一些特殊的社会福利和政策关怀，如高龄补贴、免费乘坐公共交通等。

高龄老年人的营养状况有自身特点，随着年龄的增长，老年人的基础代谢率下降，体力活动减少，因此对能量的需求相对减少。然而，这并不意味着他们的身体对营养需求量减少，相反，他们对某些营养素的需求可能更加迫切。高龄老年人由于肌肉量减少，对蛋白质的需求量相对增加，以维持肌肉质量和功能。但是，老年人的蛋白质消化吸收能力可能下降，因此需要选择易于消化吸收的高质量蛋白质。高龄老年人会面临食欲减退、牙齿松动、消化功能下降等问题，进而导致维生素和矿物质摄入不足。特别是维生素 D、维生素 B_{12}、钙、铁等营养素的缺乏较为常见。

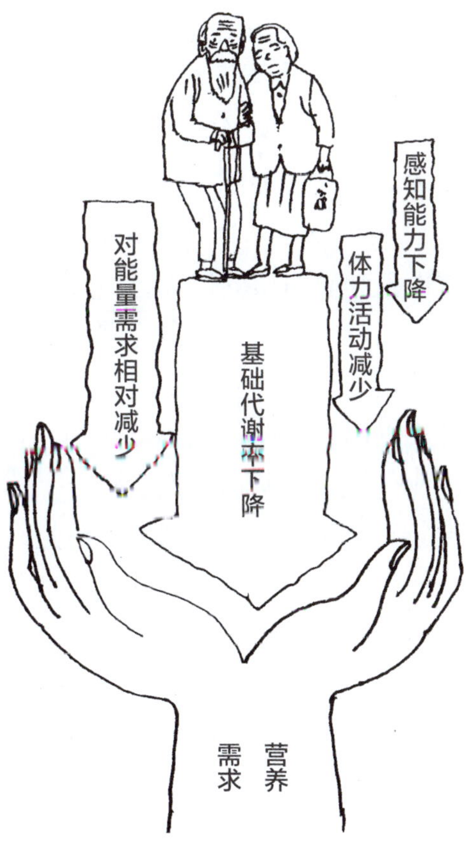

老年人对水分的感知能力下降，容易忽视水分摄入，导致脱水现象，这在高温或疾病状态下尤为危险。高龄老年人应适量摄入健康脂肪，如 ω-3 脂肪酸，有助于维持心血管健康。同时，应选择复杂碳水化合物，如全谷物、蔬菜和水果，避免过多摄入糖分。

随着年龄增长，老年人容

易出现肌肉减少症（肌肉量减少和功能下降），这会影响他们的活动能力和生活质量。足够的蛋白质摄入和适量的体力活动对于预防和治疗肌肉减少症至关重要。高龄老年人往往患有多种慢性疾病，如心血管疾病、糖尿病、慢性阻塞性肺疾病等，这些疾病会影响营养状况和营养需求。老年人的胃肠道黏膜可能萎缩，消化酶活性降低，导致消化吸收功能下降，影响营养素的摄入和利用。多种原因（如味觉减退、嗅觉减退、牙齿问题、孤独感等）可能导致老年人食欲减退，进而影响营养摄入。由于上述种种原因，高龄老年人更容易出现营养不良，从而增加其疾病风险和死亡风险。

二、高龄老年人的群体学习

随着年龄的增长，高龄老年人更可能患有多种慢性疾病，如心血管疾病、糖尿病、关节炎、认知障碍等。这一年龄段的老年人可能在日常生活自理方面存在一定困难，需要不同程度的照顾和帮助。高龄老年人可能因为健康或行动不便而减少社会活动，容易感到孤独和社会隔离。高龄老年人营养需求特殊，需要更多关注蛋白质、维生素和矿物质的摄入，以及食物的消化吸收问题。

高龄老年人身体各个系统功能显著衰退，生活自理能力和心理调节能力明显下降，营养不良发生率高。因此，针对这些问题为老年人提出膳食指导很有必要，旨在帮助老年人更好地适应身体功能的改变，努力做到合理膳食、均衡营养，预防和延缓疾病的发生和发展，延长健康寿命，提高生命质量，促进实现成功老龄化。

研究表明，高龄人群对“健康”主题的学习需求较高，但因性别、年龄、退休与否、居住地以及受教育程度等因素在不同程度上影响学习需求与偏好。且高龄老年教育体系存在明显的问题，如教育资源的匮乏、经费支持的不足、信息渠道的不畅、教育场所开放力度不足等。此外，不同老年群体在学习意愿和支持方面存在差异。

通过群体学习可以提升老年群体膳食营养的技能和知识水平，促进老年人自我发现和自我完善，有助于老年人在交流和合作中发现自己的优势和不足，进而实现互助促进提升。群体学习还能增进对老年人对群体发展的理解，更深入地理解老年群体的困境与应对策略。同时群体学习能够促进老年人交流和合作，为交友沟通和合作提供了平台，有助于实现互助式养老目标。

三、高龄老年人家庭个性化学习与传播

家庭个性化学习与传播在当前教育环境中扮演着重要角色，尤其在人工智能时代背景下，这一领域经历了显著的发展和变化。首先，家庭学习环境正在朝向智能化发展。家庭不仅是孩子接受教育的场所，也是老年人重新吸收知识和技能的重要组成部分。家庭个性化学习受到国家层面的重视，并且在技术应用方面取得了显著进步。例如，网络上有各种学习课程，包括人文历史、科学进展、卫生健康等，这反映了技术在家庭教育中的重要作用。

在人工智能时代，家庭教育面临着变化和挑战。技术的应用既带来了便利，提升了家庭教育的质量，同时也带来了挑战。例如，智能设备和社交媒体的运用增强了家人之间远程的沟通和互动，有助于个性化教育和亲情关怀的实施。借助人工智能技术，家人可以为老年人居家养老提供学习工具和教育资源，同时促进家人代际之间共同学习成长。家庭个性化学习与传播在人工智能时代呈现出新的发展趋势，老年群体和照护工作者需要充分利用技术优势，促进高龄老年人健康衰老。

四、老年人食养的重点推荐原则

老年人的重点食养内容主要依据《中国老年人膳食指南（2022）》的建议，以下是一些核心推荐。

(一)老年人注重食物质地选择

挑选质地细软、能量和营养素密度高的食物。选择营养丰富的食物,多吃鱼、禽、肉、蛋、奶和豆类,适量蔬菜配水果。主动关注体重变化,定期接受营养筛查评估,预防营养不良。依据专业营养师建议合理补充营养,适时补充宏量和微量营养素,提高生活质量。坚持健身与益智活动,促进身心健康。此外,高龄老年人应摄入足够量的动物性食物和大豆类食品。例如,动物性食物摄入总量应争取达到平均每日 120 ~ 150g,其中包括鱼 40 ~ 50g,畜禽肉 40 ~ 50g,蛋类 40 ~ 50g。推荐每日饮用 300 ~ 400ml 牛奶或蛋白质含量相当的奶制品,并保证摄入充足的大豆类制品。

(二)老年人特殊食养的选择

老年人食养根据他们的生理特点和营养需求。随着年龄的增长,老年人的代谢能力下降,对能量的需求减少,但对多种营养素的需求并未减少,特别是蛋白质、钙、矿物质和维生素。老年人的饮食应包含丰富多样的食物,强调食物种类的多样化。美味的食物搭配可以提高老年人的食欲,增进食欲,提高生活质量。建议餐餐有蔬菜,特别注意多选深色叶菜,如油菜、青菜、菠菜、紫甘蓝等。同时,水果和蔬菜不应相互替代,因为它们含有不同的维生素和微量元素。高龄老年人由于消化吸收能力减弱,容易导致营养不均衡。通过食物多样化,可以保证摄入充足的蛋白质、脂肪、碳水化合物、维生素和矿物质等营养素。搭配合理的膳食有助于提高营养吸收率。例如,钙与维生素 D 搭配可以促进钙的吸收;铁与维生素 C 搭配可以提高铁的吸收率。研究表明,合理的膳食搭配可以降低心血管疾病、糖尿病、高血压等慢性病的发病风险。充足的膳食纤维有助于维护肠道健康。高龄老年人易出现便秘问题,通过摄入富含膳食纤维的食物,如蔬菜、水果、全谷类等,可以改善肠道功能。

根据以上原则,食物多样性和搭配有助于增强免疫力。特别是高龄老年人免疫力较低，容易感染疾病。合理膳食可以提高机体免疫力，降低患病风险。抗氧化物质有助于延缓衰老。富含抗氧化物质的食物，如新鲜蔬菜、水果、坚果等，可以清除体内自由基，延缓细胞衰老。营养充足的膳食有助于改善高龄老年人的心理状态。食物中的营养素如B族维生素、镁等，对神经系统有保健作用，有助于缓解焦虑、抑郁等情绪。

动物性食物对老年人维持营养健康十分重要，高龄老年人由于消化吸收能力下降，对蛋白质的利用率降低，因此需要更多的优质蛋白质来满足身体需求。每餐应有动物性食物，如畜肉、禽肉、鱼虾类，以及蛋类食物，以保证足够的蛋白质和其他营养素的摄入。蛋白质是人体细胞、组织和器官的重要组成部分，对于维持和修复身体组织至关重要。适量的动物性蛋白质摄入有助于预防肌肉衰减症，这是一种常见的老年性疾病，会导致肌肉量减少、力量下降和功能减退。

（三）动物性食物是老年人长寿不可或缺的营养

1. 动物性食物中含有所有人体必需的氨基酸，这些氨基酸是人体无法自行合成，必须通过食物摄入。适量的动物性食物摄入可以确保高龄老年人获得足够的必需氨基酸，从而维持正常的生理功能。动物性食物中含有多种维生素和矿物质，如维生素 B_{12}、铁、锌、硒等，这些营养素在植物性食物中含量较低或不被人体有效吸收。铁是造血的必要元素，动物性食物中的铁（血红素铁）比植物性食物中的铁更易被人体吸收。维生素 B_{12} 主要存在于动物性食物中，对于维持神经系统和血液健康至关重要。高龄老年人由于消化功能下降，容易缺乏维生素 B_{12}。

2. 动物性食物中的营养素如蛋白质、维生素A、维生素D等，对于维持和增强免疫系统功能具有重要作用。高龄老年人免疫力下降，适量摄入动物性食物有助于提高抵抗力，减少感染性疾病的风险。动物性食物中的脂肪和蛋白质具有较高的能量密度，有助于满足高龄老年人的能量需求。

保持适当的体重对于高龄老年人来说至关重要,过轻的体重会增加疾病风险,而体重过重则会增加关节负担。动物性食物的口感和风味往往更能刺激高龄老年人的食欲,有助于改善他们的饮食质量。

3. 老年人食用动物性食物的建议。选择瘦肉、鱼类、禽类、蛋类和奶制品等低脂肪、高蛋白质的动物性食物。老年人尽量不要食用腌制、油炸、生食的动物性食物。如:酱肉、咸鱼、烧烤等。在烹饪过程中尽量减少油炸和过多的油脂添加,以降低饱和脂肪酸和胆固醇的摄入。并结合植物性食物,实现营养均衡。

(四)食物的质地和营养密度

老年人由于口腔咀嚼能力、消化吸收能力以及味觉敏感度的下降,对食物的质地和营养密度有特殊的要求,应选择质地细软、能量和营养素密度高的食物。质地适宜的食物有助于咀嚼和吞咽。高龄老年人的牙齿可能脱落或磨损,咀嚼能力减弱,因此需要食物软烂、易于咀嚼和吞咽。

软食和糊状食物可以减少食管和胃的负担。高龄老年人的消化系统功能减退,软食和糊状食物更容易被消化吸收。食物质地的改变可以提高食欲。食物的口感和外观对食欲有直接影响,适宜的质地可以提高老年人的饮食满意度。适宜的食物质地有助于预防误吸。高龄老年人吞咽功能可能受到影响,细软的食物可以降低误吸风险,防止肺部感染。

营养密度高的食物含有更多的营养素。高龄老年人由于摄入量减少,需要营养密度高的食物来满足营养需求。营养密度高的食物有助于预防营养不良,老年人容易出现营养不良,特别是蛋白质-能量营养不良会影响身体健康。高龄老年人保持适当的体重对于健康至关重要,营养密度高的食物可以在较少的摄入量中提供足够的能量和营养有助于维持体重。营养密度高的食物有助于疾病治疗和康复。老年人常患有多种慢性疾病,充足的营养支持有助于疾病的治疗和康复过程。

中医食养理论强调“药食同源”，认为食物具有寒热温凉四性、酸苦甘辛咸五味，以及升降沉浮的作用。高龄老年人由于体质虚弱、脾胃功能减退，因此在膳食营养搭配上应遵循中医的食养原则，以调和阴阳、补益气血、养护脾胃为主。老年人的饮食应平衡五味（酸、苦、甘、辛、咸），以适应各脏腑功能的衰退。例如，辛味食物能散肺气之郁，甘味食物能补脾气之虚，苦味食物能泻心火，酸味食物能敛肝阴。

老年人应选择易于消化吸收的食物，如小米、粳米、面食等，以减轻脾胃负担。食物宜温不宜冷，避免生冷食物损伤脾胃阳气，影响消化功能。适量食用山药、薏米、茯苓等健脾利湿的食物，以增强脾胃功能。避免不必要的食物限制，老年人不必担心某些慢性疾病的风险因素而对食物产生恐惧心理，预防营养缺乏。

根据老年人的体质辨证特点，选择寒热适宜的食物。如体质偏寒者，宜食温性食物，如羊肉、鸡肉；体质偏热者，宜食凉性食物，如鸭肉、冬瓜。避免过食寒凉或过于温热的食物，以免破坏体内阴阳平衡。高龄老年人宜适量食用具有补益气血作用的食物，如红枣、桂圆、枸杞、黑芝麻等。高龄老年人应适当地增加富含蛋白质的食物，如瘦肉、鱼类、蛋类、奶制品等，以滋养身体。

附：多病共存高龄老年人食养食谱案例分析

假设我们正在为一位 90 岁的 2 型糖尿病女性老年患者制订食谱（表 3-3）。

表 3-3 食谱举例

食材选择		营养素功效分析
早餐	无糖燕麦片 45g （用低脂牛奶或豆浆冲泡）	
	水煮蛋 50g	提供优质蛋白质
	全麦面包 30g	提供钙和蛋白质，同时帮助补充维生素 D
	苹果 100g	提供维生素和矿物质，同时有助于肠道蠕动

续表

	食材选择	营养素功效分析
加餐	坚果 10g（核桃仁或杏仁）	提供优质蛋白质和不饱和脂肪酸
午餐	清蒸鱼或鸡胸肉 50g	清蒸可保留食物营养成分，补充充足蛋白质
	炒绿叶蔬菜（如菠菜）100g	绿叶蔬菜含有更多的膳食纤维和植物营养素
	糙米饭或杂粮饭 100g	全谷物富含 B 族维生素
加餐	低脂无糖酸奶	益生菌发酵有助于提升高龄老年人消化功能
	低糖水果如苹果 100g	补充维生素 C
晚餐	凉拌水煮豆腐 50g	提供优质植物蛋白质
	炒非淀粉性蔬菜（如西葫芦、或四季豆）100g	提供膳食纤维和维生素
	全麦面条或小米粥 100g	提供复杂的碳水化合物和膳食纤维

注意事项：所有食物的分量都应根据老年人的实际情况进行调整，以确保营养充足且不过量。食物的烹饪方法应尽量简单，减少油脂和盐的使用。定期监测血糖水平，并根据血糖控制情况调整食谱。注意食物的质地，确保适合老年人的咀嚼和消化能力。确保充足的水分摄入，每天至少 1500ml。请记住，每个人的情况都是独特的，上述食谱仅供参考。在实施任何饮食计划之前，应咨询医生或营养师，以确保饮食计划适合 90 岁患糖尿病女性的具体情况。

总之，高龄老年人的特殊食养应注重营养均衡，食物多样化，适当摄入动物性食物，并根据个人健康状况和生理特点进行适当的调整。

（李晓林）

第四章
老年人常见多病共存的食养

第一节　高血压与体重异常的食养方法

一、高血压的食养方法

高血压以血压升高为特点，是全球范围内最常见的慢性疾病之一，也是导致心血管疾病的主要风险因素。饮食在高血压的预防和管理中起着关键作用，高钠饮食、过量饮酒以及与不合理饮食相关的超重肥胖等是高血压的危险因素。科学合理的饮食习惯可以显著降低血压，减少药物的依赖，提高生活质量。以下是一些有效的高血压食养方法。

（一）减少钠摄入

钠摄入过多是高血压的重要诱因之一。我国居民饮食中的钠摄入的主要来源是食盐，建议成人每日食盐摄入量应低于5g。

减少钠摄入量的具体方法如下。

1. 少盐烹饪　在烹饪过程中尽量少放盐和含钠调味品（如生抽、蚝油、各类酱等），可以使用柠檬汁、醋、香草等调味品来增加食物的风味。

2. 避免高盐食品　减少食用腌制食品、罐头食品、加工食品和快餐，这些食品通常含有大量的隐形盐。

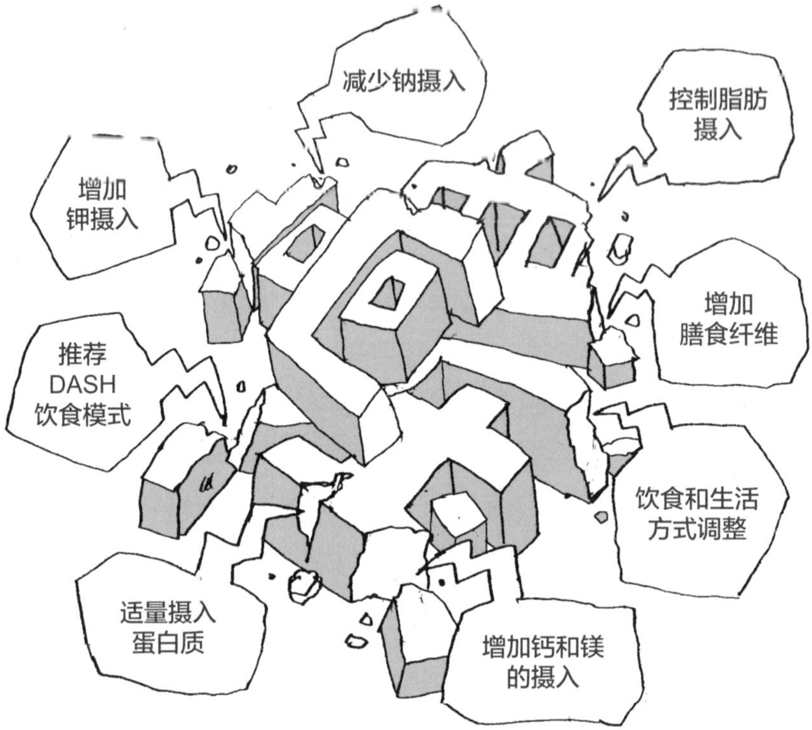

3. 看标签选购食品 购买食品时注意查看营养标签，选择低钠产品。比如说有些挂面钠的含量非常高，应注意甄别。

（二）增加钾摄入

钾有助于平衡体内的钠水平，从而降低血压。饮食中可以增加富钾食物的摄入，多吃水果和蔬菜如香蕉、橙子、菠菜、土豆、番茄等，都是钾含量较高的食物。

（三）控制脂肪摄入

高脂饮食会提高血液中的血脂水平，从而导致血管硬化和高血压。控制脂肪摄入的方法如下。

1. 选择健康脂肪 优先选择不饱和脂肪酸，如橄榄油、鱼油、坚果油等，减少饱和脂肪酸和反式脂肪酸的摄入，如起酥油、人造黄油、人造奶油等。

2. 选择健康的烹饪方式,避免油炸食品 油炸食品含有大量的饱和脂肪酸和反式脂肪酸,应尽量避免食用。

(四)增加膳食纤维

膳食纤维有助于降低血压和改善心血管健康。富含膳食纤维的食物有全谷物:如燕麦、糙米、全麦面包等;蔬菜和水果:如胡萝卜、苹果、梨、菠菜、甘蓝等;豆类和坚果:如黑豆、鹰嘴豆、杏仁、核桃等。

(五)适量摄入蛋白质

蛋白质是身体必需的营养素,高血压患者可以选择低脂高蛋白的食物,如瘦肉和家禽,如去皮的鸡肉、鸭肉或者里脊肉等;鱼类尤其是富含 ω-3 不饱和脂肪酸的深海鱼,如鲑鱼、鲭鱼等;植物蛋白:如豆腐、豆浆、豆类等。

(六)增加钙和镁的摄入

钙和镁对维持正常的血压有重要作用。富含钙和镁的食物包括:乳制品,如牛奶、酸奶、奶酪等;深绿色蔬菜,如西蓝花、菠菜、羽衣甘蓝等;坚果和种子,如杏仁、葵花子、南瓜子等。

(七)饮食模式推荐——DASH 饮食

DASH(dietary approaches to stop hypertension)饮食是专门为控制高血压而设计的一种饮食模式,研究表明它能有效降低血压。DASH 饮食的主要特点包括:多吃全谷类食物和蔬菜、水果;肉类选择以禽肉、鱼肉为主,减少红肉、加工肉类(如培根、午餐肉)和甜食的摄入;限制钠盐摄入量,使用低钠调味品;适量摄入脱脂或低脂乳制品;适量摄入坚果、种子、干豆类。

(八)饮食和生活方式的调整

选择健康的食物,高血压患者还应注意饮食习惯和生活方式的调整：定时定量进餐：避免暴饮暴食，保持规律的饮食习惯；细嚼慢咽：进餐时细嚼慢咽，有助于消化和吸收，避免进食过快导致过量摄入；适量饮水：每天饮用足够的水，保持身体水分平衡；保持适量运动：每天至少进行30分钟的中等强度运动，如步行、游泳、骑自行车等；控制体重：通过饮食和运动保持健康体重，避免肥胖；戒烟限酒：吸烟和饮酒均是心血管疾病的危险因素，即使少量饮酒也会对身体造成伤害，应尽早戒烟戒酒。

二、体重异常的食养方法

体重异常包括肥胖和低体重，这两种情况对健康都有不同程度的影响。合理的饮食调整是管理体重异常的重要手段，通过科学的食养方法，可以帮助个体达到和维持健康的体重，改善整体健康状况。

（一）肥胖的食养方法

肥胖是指体内脂肪积聚过多，超过了正常生理需要。肥胖不仅影响美观，更重要的是，它是多种慢性疾病的危险因素，如心血管疾病、糖尿病、脂肪肝等。肥胖管理的关键在于控制能量摄入和增加能量消耗。

1. 控制总能量摄入　控制能量摄入是减肥的基础。每日摄入的能量应小于消耗的能量，以达到能量负平衡，从而减少体脂。具体做法如下。

选择低能量食物：多食用低能量、高营养的食物，如蔬菜、水果和全谷物，减少高能量食物的摄入，如油炸食品、甜点、深加工零食和高脂肪肉类如内脏。

合理安排餐次：保持规律的饮食习惯，每天三餐定时定量，避免暴饮暴食。

2. 增加蛋白质摄入　蛋白质有助于增加饱腹感，减少总能量摄入，同时还能减少减重过程肌肉流失，提高基础代谢率。建议选择低脂高蛋白食物来源，如：瘦肉优先选择去皮禽肉和鱼虾。可采用部分植物蛋白替代动物蛋白：如大豆及其制品。

3. 减少脂肪摄入 虽然脂肪是身体必需的营养素，但过量摄入会导致肥胖。

选择健康的脂肪：橄榄油、坚果油、鱼油等富含不饱和脂肪酸的脂肪。

避免不健康的脂肪：减少饱和脂肪酸和反式脂肪酸的摄入，如黄油、奶油、加工食品和油炸食品。

4. 增加膳食纤维 膳食纤维有助于增加饱腹感，减少进食量，还能促进消化和排便。富含膳食纤维的食物如下。

全谷物类：如燕麦、糙米、全麦面包等；

蔬菜和水果类：如胡萝卜、苹果、梨、菠菜、甘蓝等；

豆类和坚果：如黑豆、鹰嘴豆、杏仁、核桃等。

5. 减少精制糖摄入 精制糖摄入过多是超重和肥胖的重要危险因素，应尽量减少摄入，包括含糖饮料、甜品、面包等，可以选择水、茶和不加糖的饮品作为主要的液体摄入。

6. 饮食与运动结合 保持规律的运动习惯，增加能量消耗，促进脂肪燃烧。建议每天进行至少 30 分钟的中等强度运动，如步行、游泳、骑自行车等。

（二）低体重的食养方法

低体重是指体重低于正常范围，可能导致营养不良、免疫力下降等健康问题。低体重的食养方法侧重于增加总能量和营养摄入，促进健康体重增长。

1. 增加能量摄入 增加每日能量摄入是增重的关键。选择高能量、高营养的健康食物。

坚果：如杏仁、核桃、葵花子、南瓜子等。

奶制品：如奶酪、酸奶等。

2. 均衡饮食保证蛋白质、脂肪和碳水化合物的均衡摄入。适量的精制米面；保证每日摄入足够的蛋白质，包括瘦肉、鱼类、鸡蛋、豆类和乳制品等；适量的脂肪摄入。

3. 增加餐次 在三餐基础上增加餐次，如上午、下午和睡前各增加一次加餐。每次加餐可选择营养的食物，如坚果、干果、奶酪、全麦饼干等。

4. 避免空腹 经常空腹会导致食欲减退，应尽量避免长时间空腹，每隔 3 ～ 4 小时进食一次，保持稳定的血糖水平和持续的营养供应。

5. 个性化营养教育 低体重的个体应根据自身情况制订个性化的营养计划，并在专业营养师的指导下进行饮食调理，定期监测体重和健康状况。

（三）饮食习惯和生活方式的调整

体重异常的管理不仅需要调整饮食结构，还需要综合考虑生活方式的改善。

1. 保持规律作息 规律的作息有助于维持正常的新陈代谢，促进体重管理。建议每天保持 7 ～ 8 小时的充足睡眠。

2. 适量运动 运动不仅能帮助减肥，也有助于增重。对于肥胖者，建议进行有氧运动，如步行、跑步、游泳等。对于低体重者，建议进行力量训练，如举重、瑜伽等，以增加肌肉质量。

3. 心理健康管理 心理因素对体重管理有重要影响。保持积极乐观的心态，避免压力过大，必要时寻求心理医生的帮助。

4. 定期体检 定期体检有助于了解身体健康状况，及时发现和处理潜在问题。根据体检结果调整饮食和生活方式，确保体重管理的有效性。

第二节　脂代谢异常与脂肪肝的食养细则

脂代谢异常与脂肪肝的食养细则

脂代谢异常和脂肪肝是现代社会中常见的健康问题，尤其在中老年人群中更为普遍。脂代谢异常主要表现为血脂异常，包括高胆固醇血症、高甘油三酯血症等，是心脑血管疾病的高危因素。脂肪肝则是脂肪在肝脏中过度积聚的一种病理状态，会引起肝功能异常，进一步发展有可能演变为肝硬化甚至肝癌。通过科学合理的食养方法，可以有效改善这些问题，提高生活质量，预防进一步的健康风险。以下是关于脂代谢异常与脂肪肝的食养细则。

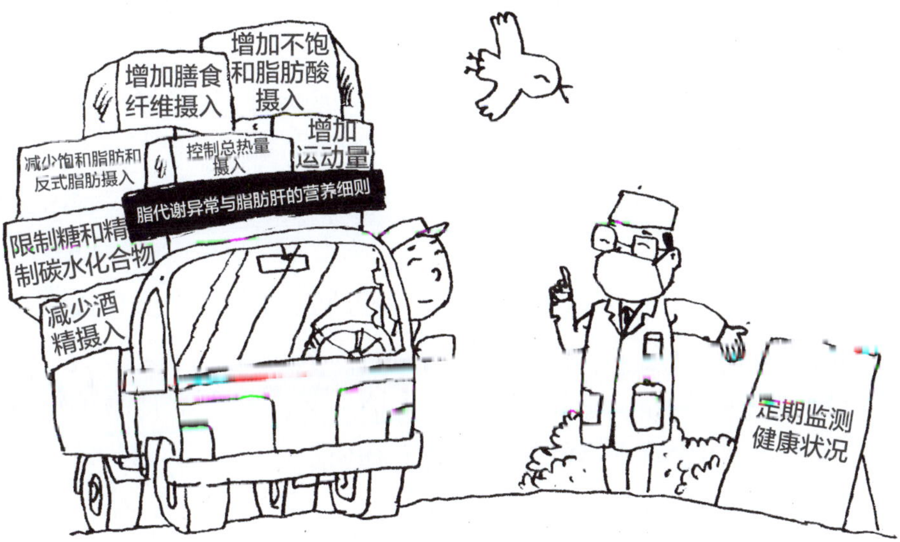
增加不饱和脂肪酸摄入
增加膳食纤维摄入
增加运动量
控制总热量摄入
减少饱和脂肪和反式脂肪摄入
脂代谢异常与脂肪肝的营养细则
限制糖和精制碳水化合物
减少酒精摄入
定期监测健康状况

（一）减少饱和脂肪酸和反式脂肪酸摄入

饱和脂肪酸和反式脂肪酸是导致脂代谢异常和脂肪肝的重要因素。控制这两类脂肪的摄入量是管理高血脂和脂肪肝的重要方面。

1. 选择健康脂肪 优先选择不饱和脂肪酸，如橄榄油、亚麻籽油、鱼油等。这些脂肪有助于降低低密度脂蛋白胆固醇，增加高密度脂蛋白胆固醇。

2. 避免高脂肪食品 减少食用含有高饱和脂肪酸的食物，如动物脂肪（猪油、牛油等）、黄油、奶油和高脂乳制品。尽量避免食用反式脂肪，常见于加工食品、烘焙食品和油炸食品中。

（二）增加不饱和脂肪酸摄入

不饱和脂肪酸对脂代谢和肝脏健康有积极作用。增加这类脂肪的摄入有助于改善血脂水平，减少肝脏脂肪堆积。

1. 多吃鱼类 尤其是富含ω-3脂肪酸的深海鱼，如鲑鱼、鲭鱼、沙丁鱼等。建议每周至少食用两次。

2. 适量食用坚果和种子 如杏仁、核桃、亚麻籽、葵花子等，富含不饱和脂肪酸，有助于改善血脂水平。

3. 使用植物油 烹饪时使用橄榄油、亚麻籽油、菜籽油等健康的植物油，替代动物油脂。

（三）增加膳食纤维摄入

膳食纤维有助于降低血脂水平，促进肠道健康，改善脂代谢异常和脂肪肝。

1. 全谷物食品 燕麦、糙米、全麦面包等。全谷物食品不仅富含膳食纤维，还含有丰富的维生素和矿物质。

2. 多食用蔬菜和水果 菠菜、胡萝卜、苹果、梨等。蔬菜和水果不仅是膳食纤维的重要来源，还提供了丰富的抗氧化剂和植物营养素，有助于肝脏的健康。

3. 增加豆类摄入 黑豆、鹰嘴豆、扁豆等，豆类食品不仅富含膳食纤维，还含有丰富的植物蛋白，有助于降低血脂水平。

（四）控制总能量摄入

总能量摄入过多是导致脂肪肝和脂代谢异常的主要原因之一。控制能量摄入有助于减轻体重，减少肝脏脂肪积聚。

1. 合理安排饮食 保持三餐规律，不暴饮暴食，控制每餐的能量摄入。

2. 避免高能量零食 减少食用高糖、高脂肪的零食，如薯片、巧克力、甜饮料等。

3. 选择低能量高营养食品 蔬菜、水果、全谷物等，既能提供必要的营养，又能控制能量摄入，而且富含抗氧化剂有助于肝脏健康。

（五）限制糖和精制碳水化合物

过量的糖和精制碳水化合物摄入会导致血糖波动，增加脂肪肝和脂代谢异常的风险。

1. 减少糖摄入 避免食用含糖饮料、甜点和糖果，选择低糖食品。

2. 选择复杂碳水化合物 全谷物、糙米、全麦面包等，替代精制碳水化合物，如白米、白面包和精制面条。

3. 控制果糖摄入 果糖是肝脏脂肪合成的一个重要诱因，减少含有高果糖玉米糖浆的食品，如软饮料和加工食品。

（六）增加运动量

除了饮食调理，适量的运动对于改善脂代谢异常和脂肪肝也至关重要。建议每天进行至少30分钟的中等强度运动，如步行、游泳、骑自行车等。运动不仅能帮助控制体重，还能改善胰岛素敏感性，促进脂肪代谢。

（七）减少酒精摄入

酒精在肝脏中进行代谢，是肝脏的主要毒物之一，过量饮酒会导致酒精性脂肪肝，并进一步发展为酒精性肝炎和肝硬化，即使少量饮食也会对肝脏和身体造成伤害，应尽量减少酒精摄入。

（八）定期监测健康状况

定期检测血脂水平和肝功能了解肝脏健康状况，可以及时发现和管理高脂血症和脂肪肝以及其他肝脏疾病。

第三节　糖尿病伴异常体重的食养细则

一、糖尿病伴肥胖的食养调理与康复

糖尿病与肥胖常常相伴而生，两者之间有着复杂的关联。肥胖是2型糖尿病的重要风险因素之一，而糖尿病患者的胰岛素抵抗和代谢紊乱又会加剧肥胖。因此，糖尿病伴肥胖的患者需要特别注意饮食调理和生活方式的管理，以实现血糖控制和体重减轻的双重目标。以下是糖尿病伴肥胖的详细食养调理与康复的饮食建议。

（一）控制总能量摄入

控制总能量摄入是糖尿病伴肥胖患者管理体重和血糖的基础。合理的能量摄入可以帮助患者达到或维持健康体重，改善胰岛素敏感性，从而更好地控制血糖。

1. 计算每日能量需求　根据年龄、性别、体重、身高和活动水平计算每日所需的总能量。

2. 合理分配能量　将每日总能量合理分配到三餐和两次加餐，避免暴饮暴食，保持血糖的平稳。

3. 选择低能量高营养的食物　蔬菜、水果、全谷物、低脂乳制品和瘦肉，既能提供必要的营养，又能控制能量的摄入。

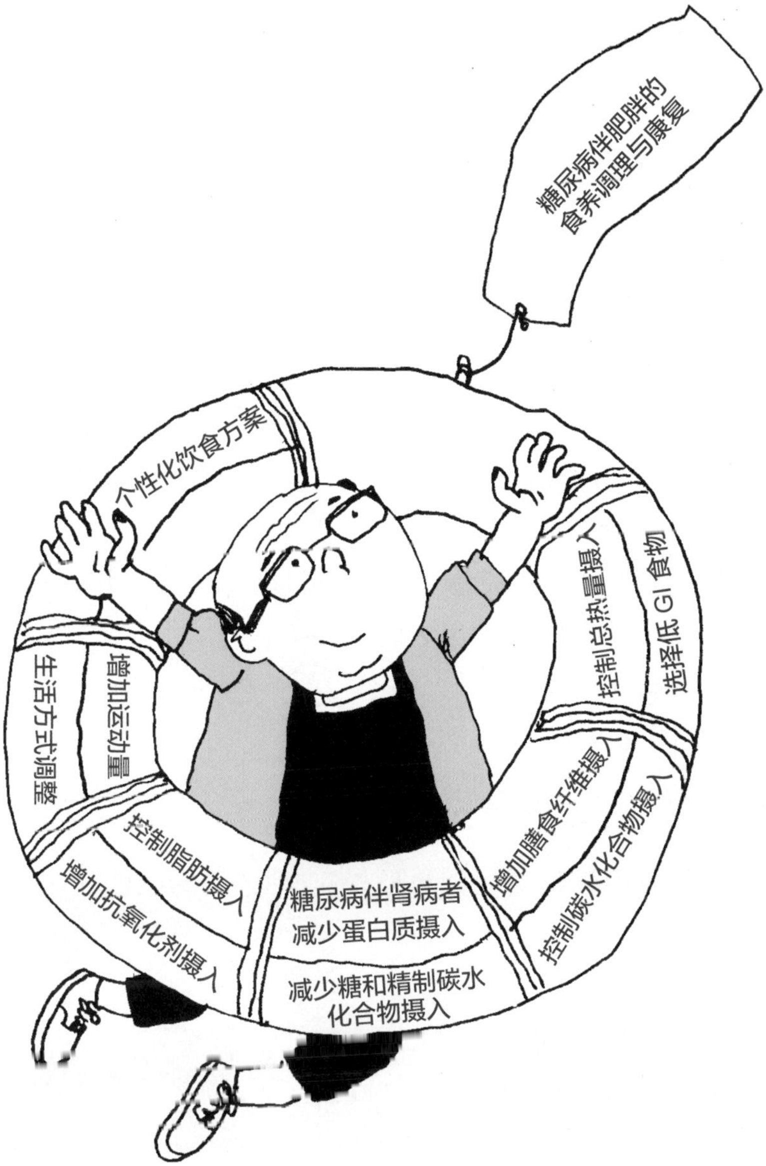
糖尿病伴肥胖的食养调理与康复
个性化饮食方案
控制总热量摄入
选择低 GI 食物
增加运动量
生活方式调整
增加膳食纤维摄入
控制碳水化合物摄入
控制脂肪摄入
增加抗氧化剂摄入
糖尿病伴肾病者减少蛋白质摄入
减少糖和精制碳水化合物摄入

（二）选择低血糖指数（glycemic index，GI）的食物

低 GI 食物可以缓慢释放糖分，避免餐后血糖的急剧升高，有助于糖尿病患者稳定血糖。

1. 多吃全谷物 糙米、全麦面包、燕麦等，全谷物食品的 GI 值较低，且富含膳食纤维，相对于精米面，对餐后血糖更友好。

2. 选择高纤维蔬菜 菠菜、花椰菜、胡萝卜、豆类等，这些蔬菜不仅GI值低，还富含膳食纤维，有助于延缓糖分的吸收。

3. 适量食用低GI水果 苹果、梨、樱桃、柑橘类水果，避免高糖水果，如葡萄、香蕉、菠萝、榴莲、菠萝蜜等。

（三）控制碳水化合物摄入

碳水化合物是影响血糖水平的主要营养素。糖尿病伴肥胖患者应控制碳水化合物的总摄入量，并选择优质的碳水化合物来源。

1. 计算每日碳水化合物需求 根据个体的总能量需求和健康目标，计算每日需要摄入的碳水化合物总量。

2. 合理分配碳水化合物摄入 将每日的碳水化合物摄入量分配到三餐和两次加餐中，避免单次摄入过多。

3. 选择复合碳水化合物 全谷物、豆类、蔬菜等，这些食物中的碳水化合物消化吸收较慢，有助于稳定血糖。

（四）增加膳食纤维摄入

膳食纤维有助于延缓糖分的吸收，改善胰岛素敏感性，控制体重，并预防心血管疾病。

1. 全谷物食品 糙米、小米、全麦面包、燕麦等，全谷物食品富含膳食纤维和多种营养素。

2. 多食用蔬菜和水果 菠菜、胡萝卜、苹果、梨等，蔬菜和水果不仅是膳食纤维的重要来源，还提供丰富的维生素和矿物质。

3. 增加豆类摄入 大豆、黑豆、扁豆等，豆类食品不仅富含膳食纤维，还含有丰富的植物蛋白，有助于控制血糖和体重。

（五）控制脂肪摄入

糖尿病伴肥胖患者需要注意脂肪的摄入量和脂肪的种类，避免摄入过多的不健康脂肪。

1. 减少饱和脂肪酸和反式脂肪酸 红肉、黄油、奶油、油炸食品等，这些脂肪会增加心血管疾病的风险。

2. 选择不饱和脂肪酸 橄榄油、亚麻籽油、鱼油、坚果等，不饱和脂肪酸有助于降低低密度脂蛋白胆固醇，增加高密度脂蛋白胆固醇。

3. 适量食用健康脂肪 如牛油果、鳄梨、坚果、种子等，控制脂肪的总摄入量，避免过量。

（六）增加蛋白质摄入

蛋白质对维持肌肉质量、促进饱腹感、控制血糖有重要作用。糖尿病伴肥胖患者应选择优质的蛋白质来源。

1. 选择瘦肉和家禽 去皮的禽肉、猪里脊、牛里脊等，这些肉类蛋白质含量高，脂肪含量低。

2. 多食鱼类和海鲜 鲑鱼、鳕鱼、虾等，富含优质蛋白和 ω-3 脂肪酸，有助于心血管健康。

3. 增加植物蛋白 如豆腐、豆浆、豆类和坚果，这些食物提供丰富的植物蛋白和膳食纤维，有助于控制血糖和体重。

（七）减少糖和精制碳水化合物摄入

糖和精制碳水化合物会导致血糖迅速升高，增加胰岛素抵抗，促进脂肪积聚。糖尿病伴肥胖患者应尽量避免这类食物。

1. 减少糖摄入 避免食用含糖饮料、甜点和糖果，选择无糖或低糖食品。

2. 选择复杂碳水化合物 全谷物、糙米、全麦面包等，替代精制碳水化合物，如白米、白面包和精制面条。

3. 控制果糖摄入 果糖是肝脏脂肪合成的一个重要诱因，减少含有高果糖玉米糖浆的食品，如软饮料和加工食品。

（八）增加抗氧化剂摄入

抗氧化剂有助于减少胰岛素抵抗，保护胰岛细胞，改善代谢功能。

1. 多食用富含维生素 E 的食物 坚果、种子、植物油、绿叶蔬菜等。

2. 增加维生素 C 摄入 柑橘类水果、草莓、猕猴桃、甜椒等。

3. 摄取多酚类抗氧化剂 绿茶、葡萄、蓝莓等,这些食物富含多酚,有助于改善胰岛素敏感性。

(九)增加运动量

运动是糖尿病伴肥胖患者控制体重和改善血糖的重要手段。通过运动可以增加能量消耗,改善胰岛素敏感性,促进脂肪代谢。

1. 有氧运动 步行、跑步、游泳、骑自行车等,每天至少进行 30 分钟中等强度的有氧运动。

2. 力量训练 举重、瑜伽、阻力训练等,每周进行 2 ～ 3 次,有助于增加肌肉质量,提高基础代谢率。

3. 保持活动量 避免久坐,每隔 1 小时起来活动一下,有助于改善代谢功能。

(十)生活方式调整

1. 三餐定时定量 切勿过饥过饱或者三餐不定时从而引起血糖波动过大。

2. 戒烟限酒 尤其是正在接受药物治疗的糖尿病患者,饮酒有可能引起降糖药物代谢减慢从而导致低血糖发生。

3. 保持心情平静 情绪波动会刺激升糖激素的分泌从而引起血糖波动。

4. 监测血糖水平和体重 包括空腹血糖、餐后血糖、糖化血红蛋白(HbA1c)和糖化白蛋白等。

(十一)个性化饮食方案

每个人的体质、健康状况以及饮食喜好不同,建议在营养师或医生的指导下制订个性化的饮食方案,确保摄入的营养均衡,同时满足个体的健康需求。

二、糖尿病伴低体重的食养原则与个性教育

糖尿病属于慢性代谢性疾病，因此糖尿病患者不仅有肥胖问题，还有部分患者存在低体重的情况。糖尿病伴低体重的患者面临免疫力下降、易感染等风险。科学合理的饮食调理对于这类患者尤为重要。以下是糖尿病伴低体重的食养原则与个性教育的详细内容。

（一）营养均衡与总能量摄入

糖尿病伴低体重患者需要保证每日摄入足够的能量和营养，以维持健康体重和身体功能。

1. 计算每日能量需求 根据患者的年龄、性别、体重、身高和活动水平计算每日所需的总能量，目标是达到和维持理想体重。

2. 增加能量摄入 在现有饮食基础上，每天增加 300 ～ 500kcal 的能量，主要通过增加健康食物的摄入来实现。

3. 少食多餐 采用少食多餐的饮食方式，每天 5 ～ 6 餐，有助于控制总能量的摄入，同时避免血糖波动过大。

（二）选择高营养密度的食物

高营养密度的食物能在较小的食物量中提供丰富的营养素，适合食欲不佳或胃容量小的低体重患者。

1. 优质蛋白质 瘦肉、鸡蛋、鱼类、豆类和低脂乳制品。蛋白质有助于维持肌肉质量，增强免疫力。

2. 健康脂肪 坚果、种子、鳄梨、橄榄油和鱼油。这些脂肪不仅提供高能量，还富含不饱和脂肪酸，对心血管健康有益。

3. 复杂碳水化合物 全谷物、糙米、燕麦和豆类。复杂碳水化合物消化吸收缓慢，有助于稳定血糖水平。

（三）控制血糖的同时增加体重

糖尿病患者需要在增加体重的过程中保持血糖的稳定，避免高血糖或低血糖的风险。

1. 低 GI 食物 选择低 GI 食物，如全谷物、豆类、非淀粉类蔬菜和某些水果（如苹果、梨、浆果）。

2. 适当增加脂肪摄入 增加健康脂肪的摄入，如坚果、种子、鳄梨、橄榄油和鱼油，既能增加能量，又不会对血糖产生过大影响。

3. 均衡膳食 每餐都应包含适量的蛋白质、脂肪和碳水化合物，以稳定血糖水平。

（四）膳食纤维的摄入

膳食纤维对糖尿病患者的血糖控制有重要作用，但过量的膳食纤维可能影响低体重患者的食欲和营养吸收。

1. 适量膳食纤维 每日膳食纤维摄入量应在 20 ～ 25g，避免过量摄入导致饱腹感过强，影响能量摄入。

2. 高纤维低能量食物的选择 选择高纤维但不过量的食物，可适量摄入非淀粉类蔬菜、全谷物和水果，确保其他营养素的摄入。

（五）饮食中增加能量的方法

在不增加食物体积的前提下，通过增加能量密度的方法，帮助低体重患者完成能量需求。

1. 使用健康油脂 在烹饪和调味时使用橄榄油、椰子油、亚麻籽油等健康油脂。

2. 添加坚果和种子 杏仁、核桃、葵花子和芝麻，可以加入沙拉、燕麦粥、酸奶和烘焙食品中。

3. 使用高能量饮品 全脂牛奶、坚果奶、奶昔、酸奶饮品等，可以作为餐间小吃或餐后甜点。

（六）个性化饮食计划

每个糖尿病伴低体重患者的情况各不相同，需要根据个体情况制订个性化的饮食计划。

1. 营养师指导 在营养师的指导下，根据个体的健康状况、饮食偏好和生活习惯制订个性化的饮食方案。

2. 定期评估和调整 根据患者的体重变化、血糖控制和整体健康状况，定期评估饮食方案的效果，必要时进行调整。

3. 患者教育 通过营养教育，让患者了解不同食物的营养价值和对血糖的影响，培养健康的饮食习惯。

（七）增加食欲的策略

低体重患者常常食欲不佳，可以采用一些策略来增加食欲，促进进食。

1. 美食的视觉和味觉吸引 食物的色香味对食欲有重要影响，可以通过改进食物的烹饪方式或摆盘，来增加患者对食物的吸引力。

2. 增加食物多样性 提供多种不同的食物选择，避免单一饮食带来的厌食感。

3. 使用香料和调味品 生姜、蒜、香菜、柠檬汁等，可以增加食物的风味，促进食欲。

（八）增加运动量

适度的运动可以增加食欲，促进新陈代谢，帮助糖尿病伴低体重患者增加体重。

1. 有氧运动 步行、慢跑、游泳等，每天进行30分钟左右的中等强度运动。

2. 力量训练 举重、阻力训练等，每周进行2～3次，有助于提高肌肉质量，提高基础代谢率。

3. 保持活跃 避免久坐，每隔1小时起来活动一下，增加日常活动量。

（九）心理支持与健康管理

糖尿病伴低体重患者常常面临心理压力和焦虑，需要综合的心理支持和健康管理。

1. 心理咨询 通过专业的心理咨询，帮助患者缓解焦虑和压力，提升心理健康。

2. 患者支持小组 参加糖尿病患者支持小组，与其他患者交流经验和心得，互相鼓励和支持。

3. 家庭和社交支持 家庭成员和朋友的支持对患者的康复至关重要，可以帮助患者保持积极的态度，遵循健康的生活方式。

综上所述，糖尿病伴低体重患者需要通过科学的饮食调理和生活方式管理，确保营养均衡和体重的健康增长。同时，个性化的营养教育和心理支持对于患者的康复和生活质量的提升至关重要。

第四节 痛风与高尿酸血症的食养细则

一、痛风与高尿酸血症的预防食养技巧

痛风与高尿酸血症是体内尿酸水平过高而引起的代谢性疾病，尿酸盐结晶沉积在关节内外，导致关节疼痛、炎症等症状。通过科学的饮食调理和生活方式管理，可以有效预防和控制痛风和高尿酸血症。以下是详细的预防食养技巧。

（一）减少嘌呤摄入

嘌呤是引发高尿酸血症的主要物质，体内嘌呤代谢会生成尿酸。因此，痛风患者应尽量减少高嘌呤食物的摄入。

1. 避免高嘌呤食物 动物内脏（肝、肾、心）、海鲜（虾、蟹、贝

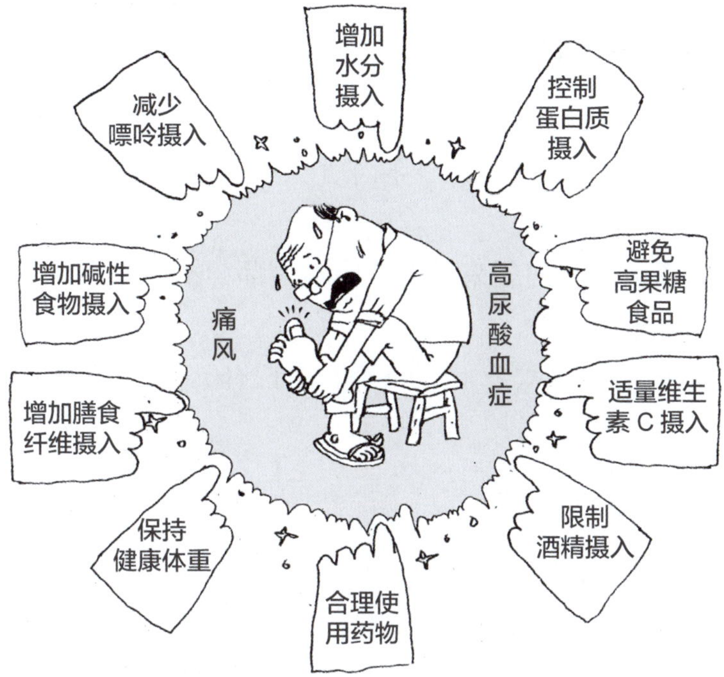

类）、红肉（牛肉、羊肉）和某些鱼类（沙丁鱼、凤尾鱼）。

2. 限制中等嘌呤食物 禽肉、某些鱼类（鲑鱼、金枪鱼）、豆类和蘑菇，适量摄入，避免过量。

3. 选择低嘌呤食物 乳制品、鸡蛋、蔬菜（除菠菜、蘑菇外）、水果、全谷物和坚果。

（二）增加水分摄入

充足的水分摄入有助于稀释尿酸，促进尿酸的排泄，降低血液中的尿酸浓度。

1. 每日饮水量 建议每日饮水量至少2000～3000ml，以保证体内水分充足，促进尿酸排泄。

2. 选择无糖饮品 白开水、矿泉水、淡茶、柠檬水，避免含糖饮料和含酒精饮品。

3. 定时饮水 养成定时饮水的习惯，避免长时间不喝水，特别是在运动和炎热天气时更要注意补充水分。

（三）控制蛋白质摄入

蛋白质摄入过多会增加体内嘌呤的产生，导致尿酸水平升高。

1. 适量摄入蛋白质 每日蛋白质摄入量应控制在0.8～1.0g/kg体重，避免过量。

2. 选择优质蛋白质来源 低脂乳制品、鸡蛋、豆腐、豆浆等，避免高嘌呤的动物蛋白。

3. 避免高蛋白饮食 高蛋白粉、蛋白补充剂等，避免因摄入过多蛋白质导致尿酸升高。

（四）限制酒精摄入

酒精特别是啤酒和烈性酒，会增加尿酸的产生和减少尿酸的排泄，是痛风和高尿酸血症的主要诱因之一。

1. 避免啤酒和烈性酒 啤酒含有较高的嘌呤成分，烈性酒会增加尿酸的生成，应尽量避免饮用。

2. 适量红酒 如果有饮酒习惯，可以适量饮用红酒，但每日不超过150ml，并在餐后饮用。

3. 戒酒 严重的高尿酸血症和痛风患者应尽量戒酒，避免因饮酒导致病情加重。

（五）增加碱性食物摄入

碱性食物有助于中和体内的酸性代谢产物，促进尿酸的溶解和排泄。

1. 多吃蔬菜水果 菠菜、胡萝卜、黄瓜、番茄、香蕉、苹果、葡萄等，这些食物富含碱性成分。

2. 选择碱性饮品 如柠檬水、苏打水等，有助于中和尿酸，促进排泄。

3. 平衡酸碱饮食 在饮食中合理搭配碱性和酸性食物，保持体内酸碱平衡。

（六）增加膳食纤维摄入

膳食纤维有助于降低血液中的尿酸水平，减少尿酸的生成。

1. 全谷物食品 糙米、全麦面包、燕麦等，全谷物食品富含膳食纤维。

2. 豆类和坚果 如黑豆、鹰嘴豆、扁豆、杏仁、核桃等，这些食物不仅提供膳食纤维，还含有丰富的营养素。

3. 蔬菜和水果 菠菜、胡萝卜、苹果、梨等，蔬菜和水果不仅是膳食纤维的重要来源，还提供丰富的维生素和矿物质。

（七）保持健康体重

肥胖是痛风和高尿酸血症的主要危险因素之一，保持健康体重有助于预防和控制病情。

1. 控制总能量摄入 根据个体的年龄、性别、体重、身高和活动水平，计算每日所需的总能量，避免过量饮食。

2. 增加身体活动 每天进行30分钟以上的中等强度有氧运动，如步行、慢跑、游泳等，有助于消耗能量，控制体重。

3. 制订减重计划 对于超重和肥胖的患者，在专业医生和营养师的指导下，制订合理的减重计划，逐步减重，避免快速减重导致的代谢紊乱。

（八）避免高果糖食品

果糖在体内代谢会增加尿酸的生成，导致血尿酸水平升高，应尽量避免高果糖食品的摄入。

1. 减少含果糖的饮料 果汁、含果糖的软饮料、甜点等，这些食品含有大量的果糖。

2. 限制高果糖水果 葡萄、芒果、苹果、梨等，适量食用，避免过量。

3. 阅读食品标签 购买加工食品时，注意阅读食品标签，避免选择含有高果糖玉米糖浆的食品。

（九）适量维生素C摄入

维生素C有助于降低血尿酸水平，可以适量补充。

1. 食物来源 柑橘类水果、草莓、猕猴桃、甜椒、番茄等，富含维生素C的食物。

2. 适量补充剂 如果通过饮食无法满足每日维生素C需求，可以在医生指导下适量补充维生素C补充剂。

3. 每日推荐量 成年人每日建议摄入维生素C为75～90mg，可以根据个人需求适当增加。

（十）合理使用药物

对于严重的痛风和高尿酸血症患者，合理使用药物治疗是控制病情的重要手段。

1. 遵医嘱用药 在医生的指导下，合理使用降尿酸药物，如别嘌醇、非布司他等，控制尿酸水平。

2. 避免自我用药 不要随意使用非处方药物或草药治疗痛风，避免因药物不当使用导致病情加重。

3. 定期复诊 定期到医院进行复诊，监测尿酸水平和其他健康指标，及时调整治疗方案。

二、痛风与高尿酸血症的营养治疗与食谱举例

痛风与高尿酸血症是由于体内尿酸水平升高引起的代谢性疾病。通过合理的营养治疗，可以有效地控制尿酸水平，减少痛风发作，提高生活质量。以下是痛风与高尿酸血症的营养治疗原则及具体的食谱举例。

营养治疗原则

1. 减少嘌呤摄入

（1）避免高嘌呤食物：动物内脏、海鲜、红肉和某些鱼类（如沙丁

鱼、凤尾鱼)。

(2)限制中等嘌呤食物:如禽肉、某些鱼类(如鲑鱼、金枪鱼)、豆类和蘑菇。

(3)选择低嘌呤食物:如乳制品、鸡蛋、蔬菜(除菠菜、蘑菇外)、水果、全谷物和坚果。

2. 增加水分摄入 每日饮水量应达到2000～3000ml,以帮助稀释尿酸,促进其排泄。

选择无糖饮品,如白开水、矿泉水、淡茶和柠檬水,避免含糖饮料和酒精饮品。

3. 控制蛋白质摄入 每日蛋白质摄入量应控制在0.8～1.0g/kg体重,避免过量。

选择优质蛋白质来源,如低脂乳制品、鸡蛋、豆腐和豆浆,避免高嘌呤的动物蛋白。

4. 限制酒精摄入 尽量避免啤酒和烈性酒,因为它们会增加尿酸生成和减少尿酸排泄。

5. 增加碱性食物摄入 多吃蔬菜水果,如菠菜、胡萝卜、黄瓜、番茄、香蕉、苹果和葡萄,这些食物富含碱性成分。

选择碱性饮品,如柠檬水和苏打水,有助于中和尿酸,促进排泄。

6. 增加膳食纤维摄入

(1)全谷物食品:糙米、全麦面包、燕麦等。

(2)豆类和坚果:黑豆、鹰嘴豆、扁豆、杏仁和核桃。

(3)蔬菜和水果:菠菜、胡萝卜、苹果和梨。

7. 保持健康体重 控制总能量摄入,避免过量饮食。

增加身体活动,每天进行30分钟以上的中等强度有氧运动,如步行、慢跑和游泳。

8. 避免高果糖食品 减少含果糖的饮料,如果汁、含果糖的软饮料和甜点。

限制高果糖水果,如葡萄、芒果、苹果和梨,适量食用。

购买加工食品时,注意阅读食品标签,避免选择含有高果糖玉米糖浆的食品。

9. 适量维生素 C 摄入 食物来源，如柑橘类水果、草莓、猕猴桃、胡椒和番茄。

如果通过饮食无法满足每日维生素 C 需求，可以在医生指导下适量补充维生素 C 补充剂。

成年人每日建议摄入维生素 C 为 75 ～ 90mg。

【食谱举例】

为了更好地理解和实施痛风与高尿酸血症的营养治疗，以下是一些具体的食谱示例。

1. 早餐

（1）燕麦水果粥

燕麦片 50g

牛奶 200ml

香蕉半根，草莓几颗

将燕麦片加入牛奶中煮熟，加入切片的香蕉和草莓。

（2）豆浆、全麦面包

自制豆浆 200ml

全麦面包 2 片

黄瓜片和番茄片各适量

将黄瓜片和番茄片夹在全麦面包中，配上豆浆。

2. 午餐

（1）鸡肉蔬菜沙拉

去皮鸡胸肉 100g

混合生菜、胡萝卜丝、番茄块适量

橄榄油和柠檬汁调味

鸡胸肉煮熟切片，与蔬菜混合，淋上橄榄油和柠檬汁。

（2）糙米饭配蒸鱼

糙米饭 100g

鳕鱼 150g
西蓝花、胡萝卜适量
糙米饭煮熟，鳕鱼和蔬菜蒸熟，搭配一起食用。
3. 晚餐
(1) 番茄鸡蛋汤
鸡蛋 2 个
番茄 2 个
葱花适量
番茄切块炒熟，加水煮开，打入鸡蛋，撒上葱花。
(2) 肉丝青菜炒饭
猪里脊 30g
青菜适量
剩米饭 100g
猪里脊切丝，青菜切段，与剩米饭一起炒熟。
4. 小吃
(1) 酸奶水果碗
低脂酸奶 200ml
苹果、蓝莓适量
将水果切块，加入酸奶中，混合均匀。
(2) 坚果混合
杏仁、核桃、腰果各适量
将坚果混合，每次少量食用。

第五节　急性肝病与慢性肝病的食养细则

一、危险因素

1. 年龄因素　随着年龄增长，老年人的身体功能逐渐下降，肝脏的代谢和解毒功能也会减弱，容易受到肝炎病毒的感染。

2. 基础疾病 老年人常患有高血压、糖尿病、冠心病等慢性疾病，这些基础疾病会影响肝脏的血液供应和代谢功能，增加感染肝炎的风险。

3. 不良生活方式 吸烟、饮酒、不合理饮食等不良生活方式是老年肝炎的重要危险因素。

吸烟和饮酒会对肝脏造成直接损害，而不合理饮食则可能导致肥胖、高血脂等代谢性疾病，进而影响肝脏健康。

4. 医源性因素 老年人由于身体原因，常需要接受各种医疗检查和治疗，如手术、输血、透析等。这些医疗行为可能会增加感染肝炎病毒的风险。

此外，在日常生活中，共用剃须刀、共用牙刷、修脚、文身和打耳洞等行为，可能因黏膜破损而出血，也会造成乙肝、丙肝病毒的传播，如果感染了乙肝、丙肝病毒，没有及时开展抗病毒治疗，就会有发生肝硬化、肝癌的风险。

二、传播途径

1. 血液传播 这是老年肝炎最主要的传播途径之一。一些老年人需要经常接受输血、透析等治疗，这些医疗行为如果操作不当，可能会导致血液传播感染肝炎病毒。此外，老年人如果使用未经严格消毒的注射器、针灸针等医疗器械，也容易感染肝炎病毒。

2. 性传播 虽然老年人的性活动相对较少，但仍有部分老年人存在性传播感染肝炎病毒的风险。

3. 垂直传播 在老年人群中，垂直传播感染肝炎病毒的情况较为少见，但如果老年女性在年轻时感染了乙肝病毒，并且没有进行有效的母婴阻断，那么在老年期仍然有可能将病毒传播给下一代。

三、老年肝炎的发病特点

老年人的肝脏和其他器官一样。它的形态、结构，特别是功能随着年龄的增长而发生退行性变化，导致肝脏的再生能力、储备能力、解毒能力、蛋白质合成能力，以及肝糖原、维生素、药物其他人的代谢功能下降了。因此，老年肝炎具有易发展为重型肝炎、药物治疗效果差、死亡率高的特点。另外，老年人肝脏血流量明显减少，且血液黏稠度高，有效循环量不足，微循环功能差，会影响疾病的病程和转归。随着年龄的增长，老年人的身体功能逐渐衰退，免疫系统也相应减弱，这使得他们更容易受到肝炎病毒的侵袭。因此，加强老年人群体的肝炎预防意识，构建起一道坚实的健康防线，显得尤为重要。

在老年人所患的传染病中，肝炎发病率较高，这与老年人免疫力低下有着不可分割的联系。因此，提高老年人的免疫力也引起了人们的广泛关注与重视。事实上，老年人患的肝炎与青壮年人没有太大的区别。然而，就人体免疫功能而言，无论是主动获得的还是被动获得的各种特异性免疫，还是机体自身的非特异性防御在老年人中随年龄增长而逐渐减弱，因此老年人更容易患急性肝炎。在我国乙型肝炎病毒携带者中，许多人可以长期处于免疫耐受期而不发生肝炎。但到了老年，由于免疫力下降或其他一些疾病的影响，发病率增高。

老年肝炎死亡率最高的是肝性脑病，其次是消化道出血、肾衰竭、脑水肿和各种感染。因此，预后与是否发生多器官损害有关，有肝炎并发症者需积极治疗。

老年人感染戊型肝炎病毒风险相对较高，其特点为发热少见，起病缓慢，谷丙转氨酶升高不明显，但血清胆红素显著升高，黄疸发生率高，持续时间长，病情较重，易发生胆汁淤积及多种并发症。一方面，老年人对戊型肝炎病毒感染缺乏特异性免疫力，易感性高。老年人急性病毒性肝炎中戊型肝炎所占比例明显高于非老年人。另一方面老年人通常合并较多的基础疾病（如乙型肝炎、脂肪肝和酒精性肝病等），心、肺、肾、脑功能普遍减退，同时，随着年龄的增大，肝体积缩小、肝血流量减少，肝组织结构老化、生理功能下降，导致感染后病情重。因此，老年人群感染戊型肝炎病毒危害较大，需要引起临床上的高度重视。老年戊型病毒性肝炎相对病情重、病程长和预后差，尤其是具有肿瘤、免疫功能低下及慢性肝病等基础疾病的老年戊型病毒性肝炎患者，易发展成为慢性肝炎、肝衰竭和肝硬化失代偿。临床上应重视老年戊型病毒性肝炎，密切观察病情变化。积极主动接种戊型肝炎疫苗，尤其是合并基础疾病的老年人，是预防老年戊型病毒性肝炎最有效的措施。

四、老年肝炎的临床表现

（一）老年人急性无黄疸型肝炎与急性黄疸型肝炎

老年人急性无黄疸型肝炎无明显症状或仅为轻度乏力、倦怠、尿色略黄或低热等不典型症状，肝酶轻度升高，为自限性。潜伏期为 2 ～ 10 周，平均为 5 ～ 6 周。

老年人急性黄疸型肝炎占 5% ～ 30%，前驱期 1 ～ 10 天。具体表现如下：

乏力：是老年肝炎患者常见的症状之一。老年人本身身体功能下降，活动耐力降低，患上肝炎后，乏力感会更加明显。可能表现为自觉肢体沉重、活动后容易疲劳、难以完成日常的体力活动等。

消瘦：肝脏功能受损，会影响营养物质的代谢和吸收，加上疾病本身可能导致食欲减退，老年肝炎患者常出现消瘦的情况。体重逐渐下降，身体逐渐变得虚弱。

部分老年肝炎患者可能出现低热，体温一般在 37.5 ～ 38℃之间。这是因为肝炎病毒感染引发了机体的免疫反应，导致体温调节中枢功能紊乱。但老年人体温调节能力相对较弱，低热可能不明显，容易被忽视。

另有部分老年人消化系统症状为食欲减退，这是老年肝炎患者较为突出的症状。肝脏是人体重要的消化器官，肝炎会影响胆汁的分泌和排泄，从而影响食物的消化和吸收。老年人本身胃肠功能就有所减退，患上肝炎后，食欲会进一步下降，表现为对食物缺乏兴趣、食量减少，甚至出现厌食的情况。

部分老年人有恶心、呕吐症状。肝炎患者的胃肠道黏膜可能出现水肿、充血等炎症反应，导致恶心、呕吐。老年人的胃肠道功能相对脆弱，对这些刺激更为敏感。恶心、呕吐可能在进食后加重，严重影响患者的营养摄入和生活质量。

有些老年人有腹胀症状肝脏功能受损，胆汁分泌减少，消化功能下降，容易引起胃肠道积气和消化不良，导致腹胀。老年肝炎患者的腹胀可能较为顽固，持续时间较长，还可能伴有腹部隐痛或不适。另外有老年人还有腹泻或便秘，部分老年肝炎患者可能出现大便习惯的改变，表现为腹泻或便秘。腹泻可能是由于肠道吸收功能障碍或肠道菌群失调引起；便秘则可能与老年人活动量减少、饮食结构不合理以及肝脏功能异常导致的胃肠动力减弱有关。

（二）黄疸症状

1. 皮肤和巩膜黄染 这是肝炎患者较为典型的症状之一。当肝脏功能受损，胆红素代谢出现障碍，血液中胆红素水平升高，就会导致皮肤和巩膜发黄。老年肝炎患者的黄疸可能出现得较晚，但一旦出现，往往提示病情较为严重。

2. 尿色加深 由于胆红素经肾脏排泄，血液中胆红素升高会使尿液颜色变深，如浓茶色。老年肝炎患者可能因为视力下降或对尿液颜色变化不敏感而忽视这一症状。

3. 大便颜色变浅 如果是梗阻性黄疸，胆汁排泄受阻，大便颜色会变浅，呈陶土色。老年肝炎患者出现这种情况时，应及时就医，以明确病因并进行相应的治疗。

（三）其他症状

1. 肝区疼痛 部分老年肝炎患者可能出现肝区隐痛或胀痛。疼痛的程度和性质因人而异，可能与肝脏炎症、肝细胞肿胀、肝包膜紧张等因素有关。老年人对疼痛的耐受性相对较低，肝区疼痛可能会对其心理和生活造成较大影响。

2. 皮肤瘙痒 当胆汁淤积时，胆盐沉积在皮肤，会刺激神经末梢，引起皮肤瘙痒。老年肝炎患者的皮肤瘙痒可能较为顽固，夜间加重，严重影响睡眠质量。患者可能会不自觉地搔抓皮肤，导致皮肤破损、感染等并发症。

3. 精神症状 严重的老年肝炎患者可能出现精神症状，如烦躁不安、嗜睡、昏迷等。这使得肝脏功能严重受损，导致血氨升高，影响了神经系统的正常功能。这些精神症状提示病情危重，需要及时进行抢救治疗。

五、老年非嗜肝病毒肝病介绍

1. 酒精性肝病 长期饮酒史是诊断酒精性肝病的基础。判断标准：饮酒超过 5 年，男性每天乙醇摄入量≥ 40g、女性≥ 20g，或近两周内大量饮酒，每天乙醇摄取量≥ 80g，乙醇计算量 = 饮酒量（ml）× 酒精度数 ×0.8。对于酒精性脂肪肝患者来说，无论哪种类型的酒都应禁止饮用。研究表明，戒酒 4 ～ 6 周后，肝内沉积的脂肪肝就会有很大程度缓解。

2. 代谢相关脂肪性肝病是危害肝脏健康的重要原因之一。合理的膳食结构以及积极体育锻炼是改善脂肪肝的关键。老年人要注意少吃动物内脏、油炸食品、碳酸饮料、高糖食物。烹饪方式推荐清蒸、煮、炖、拌等。增加纤维和优质蛋白质摄入量。

3. 药物性肝损害也是常见引起肝病的原因之一。由于其早期临床症状较轻微，常常被忽视，建议老年朋友们要避免长期应用有肝毒性的药物，在用药过程中注意定期监测肝功能。

六、老年肝病治疗

（一）急性甲型、戊型肝炎治疗

1. 一般治疗

（1）休息：急性戊型肝炎早期，应居家或住院隔离，并卧床休息。

恢复期逐渐增加活动，活动程度以不感到疲劳，避免过劳和熬夜，以利康复。

（2）营养：宜进食中等量蛋白质、低脂肪、高维生素类食物，通常碳水化合物摄入量不可过多。恢复期要避免过食和禁酒，不饮含有酒精的饮料。

2. 对症处理 患者有明显食欲缺乏、频繁呕吐并有黄疸时，除休息和营养外，可静脉滴注葡萄糖液、生理盐水和维生素 C 等。

3. 护肝药物治疗

（1）解毒保肝类药物：还原型谷胱甘肽，主要存在于细胞质中，在多种细胞生化功能中起作用，还可通过巯基与体内自由基结合，促进易代谢的低毒化合物形成，对部分外源性物质具有解毒作用。常用于各类肝脏疾病及解药物毒性。N- 乙酰半胱氨酸促进肝细胞修复。

（2）降酶保肝类药物：联苯双酯，注意对联苯双酯过敏者、失代偿性肝硬化患者、孕妇及哺乳期妇女禁用联苯双酯；少数患者用药过程中谷丙转氨酶可回升，加大剂量可使之降低。停药后部分患者谷丙转氨酶反跳，但继续服药仍有效；个别患者在服药过程中可出现黄疸及病情恶化，应停药。

（3）抗炎类：甘草酸制剂如异甘草酸镁、甘草酸二胺等。复方甘草酸苷片为复方制剂，其中甘草酸苷具有类似糖皮质激素的非特异性抗炎作用而无抑制免疫功能的不良反应，可调节免疫、抑制试验性肝细胞损伤、促进肝细胞增殖、抑制病毒增殖和灭活病毒等，从而发挥保肝作用，而成分中的甘氨酸和甲硫氨酸则可抑制甘草酸苷所致的尿量和钠排泄量减少。注意事项：饭后口服；醛固酮症患者、疾病患者、低血钾症患者、有血氨升高倾向的末期肝硬化患者禁用复方甘草酸苷片。

（4）抗氧化药物：双环醇和水飞蓟素类，水飞蓟素类保肝的作用包括：①水飞蓟素可通过抗脂质过氧化反应，维持细胞膜的流动性，从而保护肝细胞膜，也可以抑制中性粒细胞的超氧阴离子释放，来降低炎性细胞所致的肝细胞损伤；②水飞蓟素中的水飞蓟宾可降低多种前炎症细胞因子水平；③抗肝纤维化作用；④降脂作用；⑤水飞蓟宾以解毒作用为主，常用于毒蕈中毒所致肝衰竭等。新近研究显示，水飞蓟素同时具有抗病毒作用。

（5）肝细胞膜修复保护剂：多烯磷脂酰胆碱胶囊，辅助改善中毒性肝损伤（如药物、毒物、化学物质和酒精引起的肝损伤等）以及脂肪肝和肝炎患者的食欲缺乏、右上腹压迫感。

（二）胆汁淤积型戊型肝炎

可选用熊去氧胆酸、S-腺苷蛋氨酸。胆汁淤积严重者，可考虑应用糖皮质激素，必要时可考虑行血浆置换或胆红素吸附等人工肝支持治疗。

（三）重型戊型肝炎

重型戊型肝炎（肝衰竭）以综合疗法为主，主要措施是加强护理，密切观察病情。加强支持疗法，维持水、电解质和能量平衡。改善肝脏微循环，降低内毒素血症，预防和治疗各种并发症。必要时，考虑人工肝支持治疗或肝移植。

七、老年肝炎患者的运动方法

肝病患者需要规律的生活以有利于肝炎病症的改善和肝病患者身体的康复，规律的生活不仅包括合理的饮食、充足的睡眠，还包括适当的体育锻炼。老年肝炎患者的锻炼原则与普通肝炎患者相同，但应根据老年人的生理特点予以适当调整。老年肝炎患者全身生理功能逐渐低下，体质较差，肝脏合成蛋白质的能力降低，而老年人肝硬化并发症也较多，特别是并发感染的机会增多，故应积极预防和治疗，并以卧床休息为主。静卧可增加肝脏的血流量，减轻肝脏的功能损害，有助于肝细胞修复和再生。活动量越大，其肝脏的血流量越小，到达肝脏的营养成分就越少，肝炎的痊愈就会越慢。所以休息对于老年肝炎患者的预后起着非常重要的作用。

但是，并不是说应绝对卧床。中医认为，劳累能伤气，久卧亦能伤气。特别对于慢性肝炎患者，在症状相对稳定期，可适当增加活动量，如散步、打太极拳等，以不引起疲劳为原则。练气功应以静功为主，也可练书法、绘画，各种活动以不引起疲劳为原则。但要注意餐后仍需卧床1～2小时，这样有助于食物的消化吸收。适当活动可使心情愉快、食欲增加，还可预防肝炎后脂肪肝，增强机体的抵抗力，有利于肝脏功能的恢复。

八、老年急、慢性肝病营养建议

肝脏是人体中最大的消化器官，也是人体中一个重要的代谢、解毒器官。肝脏将葡萄糖以肝糖原形式储存、合成蛋白质进行脂肪氧化，糖类还可以将分解产物通过氨基酸转换作用形成氨基酸进一步合成蛋白质。肝脏不但是内在或外在蛋白质、碳水化合物、脂肪的生化转换场所，同时也是各种激素、维生素、微量元素的转换部位。人体的营养可影响器官完整性。相反，肝病也会冲击宿主的营养状态。

首先，预防肝病饮食要清淡，容易消化。少吃油腻，辛辣或高蛋白高脂肪的食物，特别是在肝脏急性炎症期间；其次是保持胃肠道的通畅，人体内的有毒物质多数来自肠道中细菌对食物残渣的分解，多食纤维素的食物如蔬菜，水果有利于排便通畅。

（一）急性肝病的预防食养调节

1. 新鲜的蔬菜、水果 如番茄、橙子、猕猴桃、香蕉、苹果、芹菜等，均富含维生素、膳食纤维。其中维生素有利于肝脏修复，而膳食纤维能有效促进消化、改善脂质代谢等。

2. 粗粮食品 如玉米、燕麦等，富含亚油酸，有利于降低胆固醇，能减轻肝脏负担。

3. 蛋白质 如鸡蛋、牛奶、鱼肉、牛肉等，富含蛋白质，能加强人体营养，提高免疫力。

4. 茶饮 可以用菊花、金银花、决明子等泡茶，能排毒、改善脂质代谢、养肝、护肝。

但是，对于食疗的补充，并不能用于治疗肝脏损害。如果明确有肝功能异常如转氨酶升高，需进一步给予相应治疗，包括病因治疗、保肝治疗等。

（二）老年急性肝病的营养支持

肝脏作为人体至关重要的代谢与解毒器官，做好肝脏的保护工作意义重大。由于急性和慢性肝炎的病情和病程，对食欲和食物消化吸收以及活动等的影响有所不同，营养干预或治疗亦略有差别。接下来，让我们一同了解急、慢性肝炎的营养治疗原则。

急性肝炎发作期 处于此阶段的患者通常伴有显著的消化道症状，应以高蛋白、低脂的半流质或流质饮食为主，选取易消化的食物，维持水电解质的平衡。食物中应富含大量生物价高的蛋白质，可多选用牛奶、鸡蛋、豆制品等，以保护肝脏功能，也可适量进食少量鸡肉、鱼、牛肉及瘦猪肉等。倘若无法经口进食或者进食量难以满足能量需求时，能够选用肝病型肠内营养剂来调节营养代谢，必要时辅以静脉营养。

如何合理把控总能量？

（1）能量的供给需避免过剩或不足。能量过剩不但会加重肝脏负担，还易引发肥胖、脂肪肝及糖尿病。应依据个人的身高体重，在营养医师的专业指导下，精确计算总能量。

成年患者以每天供给能量2000kcal（8.4MJ）左右为宜。应根据患者体重、病情，如有无发热等做适当调整。肥胖患者需适当控制进食量，否则可影响肝功能的恢复或发生脂肪肝。

（2）蛋白质：蛋白质供给量为1～1.2g/（kg·d），应选择牛奶、鸡蛋清等蛋白质生物价值高的食物。

（3）脂肪：脂肪供给量以占总能量的 20% ～ 25% 为宜，烹调油最好选用植物油。

（4）碳水化合物：碳水化合物应占总能量的 60% 左右，以米面为主。若患者食欲差，进食量少，可适当地摄入葡萄糖、白糖、蜂蜜等，但单糖、双糖总量以不超过总能量的 5% 为宜。

（5）维生素与矿物质：多摄入新鲜蔬菜和水果，保证足量的维生素和矿物质。

（6）水：多饮水和鲜果汁，促进代谢。

（7）增加新鲜蔬菜和水果的摄入：新鲜的蔬菜和水果富含大量的维生素 C 以及膳食纤维，能够促进肝糖原的合成，刺激胆汁分泌，保持大便通畅，利于代谢废物的排出。

（8）保障充足的液体供应：可选用鲜果汁、西瓜汁、米汤加蜂蜜、温开水加蜂蜜等，以稀释胆汁，促进有毒物质的排出。每日摄入量应适度，不应少于 1500 ～ 2000ml。

（9）遵循少量多餐原则：每天进餐 5 ～ 6 次，饮食清淡少盐，每日食盐控制在5g以下。严禁吸烟与饮酒。烹调方式宜采用蒸、炖、煮、烩、熬等，确保食物柔软易消化，忌食用油炸、煎和熏制等食品。

（三）慢性肝病康复食养与营养的治疗

慢性肝炎患者建议基本应遵循平衡膳食原则。由于代谢改变，身体分解加速，营养支持的目标是提供足够的能量与蛋白质避免肌肉的减少。

1. 能量 卧床患者按 20 ～ 25kcal/（kg・d）供给；可以从事轻度体力劳动和正常活动者按 30 ～ 35kcal/（kg・d）供给；酒精性肝病按 35 ～ 45kcal/（kg・d）供给。

2. 蛋白质 蛋白质供给量应在 1.5g/（kg・d）。

3. 脂肪 肝炎患者每天脂肪的供给量应以本人能够耐受又不影响其消化功能为度，一般以占总能量的 20% ～ 25% 为宜。淤胆型肝炎患者容易发生脂肪泻，减少脂肪摄取可以改善症状。发生严重脂肪泻时，可采用中链甘油三酯作为烹调油，以增加能量摄入。

4. 碳水化合物 以占总能量的55%～65%为宜，选用米面等细粮，不宜选用玉米、高粱等粗粮。

5. 维生素与矿物质 肝炎可影响许多维生素和矿物质的吸收与代谢，必要时可口服补充相应制剂。

6. 烹调方法 宜用蒸、煮、炖、烩、熬等烹饪方法。忌用油炸、煎、炒等方法及强烈调味品如胡椒、辣椒等。

（四）膳食注意事项

若患者有厌食、食欲减退、脂肪吸收障碍时，不宜强迫进食。食物供给宜量少、质精、易消化，尽可能照顾患者口味，并注意其吸收利用情况。若患者食欲差或膳食摄入不足，可通过口服营养补充予以补充，以满足患者营养需要。除非患者已存在营养不良，且肠内营养无法满足其需求，才考虑肠外营养。

1. 茵陈粥 茵陈，加水，取汁，入粳米，加水，煮至米烂汤稠，加白糖少许，稍煮一沸即可。每日2～3次，7～10天为1个疗程。治疗急性黄疸型肝炎。出现身目俱黄，尿黄如浓茶，恶心、乏力，舌红苔黄腻患者。

2. 田基黄煲鸡蛋 田基黄，鸡蛋，同煲，饮汤吃蛋。治疗急、慢性肝炎。

3. 黑木耳汤 黑木耳，煎汤代茶，加糖适量，可小量长期食用。用于恢复期无湿热者。

4. 泥鳅粉 泥鳅烘干，焙末，饭后服。用于慢性肝炎。

5. 玉米须茵陈汤 玉米须、茵陈、车前草，加水，浓煎去渣，加白糖适量，每次服200ml，每日3～5次。用于淤胆型肝炎。

6. 枸杞鸡蛋羹 鸡蛋，去壳，加枸杞，精盐少许，加水适量搅匀，隔水蒸熟后食用。用于：慢性肝炎。

7. 鸡骨草蜜枣烧猪肉 鸡骨草、蜜枣、瘦猪肉，加适量水及佐料煲烂熟，1～2天1次，可用于重症肝炎患者，具有解毒退黄扶正护肝作用。

8. 泥鳅炖豆腐 泥鳅洗净去肠煎熟炖豆腐，每周 1 ～ 2 次。用于慢性重型肝炎，有退黄利水的作用。

9. 薏仁绿豆粥 薏苡仁、绿豆、粳米，洗净，加水，文火煮 1 小时后食用。本方健脾益气，清热化湿，用于急、慢性肝炎脾虚兼湿热者。

10. 红烧青鱼 青鱼肉有益气化湿、养肝明目和中养胃的功效，且含有多种维生素和微量元素，富含核酸，能够起到延缓衰老、提高免疫力的作用。

11. 水煮扁豆 扁豆具有健脾化湿、消暑和中。含有丰富的维生素 C 和铁，能够对缺铁性贫血的患者症状进行缓解甚至治疗。

12. 韭菜炒猪肝（或韭菜猪肝汤） 韭菜辛温，能够挥发阳气，配猪肝即可补肝养血，辅助用于肝病、夜盲症、便秘等疾病的治疗。

（五）老年急性肝衰竭患者营养建议

随着肥胖人群越来越多，急性肝衰竭或慢加急性肝衰竭患者其实存在非酒精性脂肪性肝炎这一肝硬化的潜在病因，这类人群具有相对良好的营养状况。然而，肥胖是慢加急性肝衰竭的危险因素之一，当肥胖发生时，这些患者的营养储备不足以支持患者度过急性发作期和康复期。因此，鼓励早期肠内喂养，特别是给予专用营养配方。每千克体重 1.5 ～ 2.0g 蛋白质和每千克体重 39kcal 蛋白质的组合已被证明可以改善肝性脑病和总体生存率。对于可以口服的患者，晚上加餐已被证明对改善营养状况很有用。在肝硬化患者中使用肠外营养的经验有限，应谨慎使用。

（六）老年肝病患者要遵守饮食原则

1. 注意烹调方法，以增进患者食欲，食品应易于消化吸收，一般不食用油炸、油煎食品。

2. 补充微量元素，肝病患者体内往往缺乏锌、锰、硒等微量元素，部分患者还缺乏钙、磷、铁等矿物质。因此，宜补充含微量元素和矿物质的食物，如海藻、牡蛎、香菇、芝麻、大枣、枸杞子等。

3. 供给高碳水化合物、优质蛋白质、低脂肪、高维生素的清淡饮食。

4. 食物要富含优质蛋白质。蛋白质是维持人类生命活动最重要的营养素之一，慢性乙肝患者一旦病情好转，即应逐步增加蛋白质的摄入，并选用优质蛋白质和营养价值较高的食物，以利于肝细胞的再生和修复。这类食物有牛奶、鸡蛋、鱼、精瘦肉、豆制品等。

（七）其他

根据病情与患者饮食习惯适当调理，采用少量多餐的半流质饮食为主，食欲极差时用流质，可用米汤、豆浆、蛋汤、果汁、藕粉、面包、稀饭、面条等。急性肝炎一般在黄疸出现后，恶心、呕吐次数减少，食欲开始好转，可逐步进行饮食治疗。

九、总结

我国老年肝炎的发病率总体呈上升趋势，病毒类型以乙型肝炎、丙型肝炎和戊型肝炎为主，地区差异和性别差异较为明显。老年肝炎的危险因素主要包括年龄因素、基础疾病、不良生活方式和医源性因素等，传播途径主要有血液传播、性传播和垂直传播。为了有效预防和控制老年肝炎的发生，应加强健康教育、接种疫苗、加强医疗安全管理和定期体检等措施。同时，政府和社会各界也应加大对老年肝炎防治工作的投入，提高老年人的健康水平和生活质量。

肝炎虽严重，但可防可控。让我们共同关注老年人的肝脏健康，通过科学的预防策略和良好的生活习惯，为他们筑起一道坚实的健康防线。让我们携手努力，让每一位老年人都能享受到健康、幸福的金色年华！

（吴定亭　杨　杰）

第五章 老年人健康体重的食养

第一节 老年人保持正常体重的方法

一、老年人正常体重的评估方法

体重评估的方法

我国已全面进入老龄化，慢性非传染性疾病、失能和跌倒等都是老年人面临的重要健康问题。体重过重，会引起各类慢性非传染性疾病，如糖尿病、高血压、高脂血症、心脑血管疾病、呼吸系统疾病、关节疾病，甚至与多种肿瘤的发生相关等；而老年人体重过轻，常伴随着营养不良、肌肉减少、免疫力低下，死亡风险也会显著增加。所以，保持健康体重对老年人来说非常重要。首先我们要做的就是学会科学评估体重。

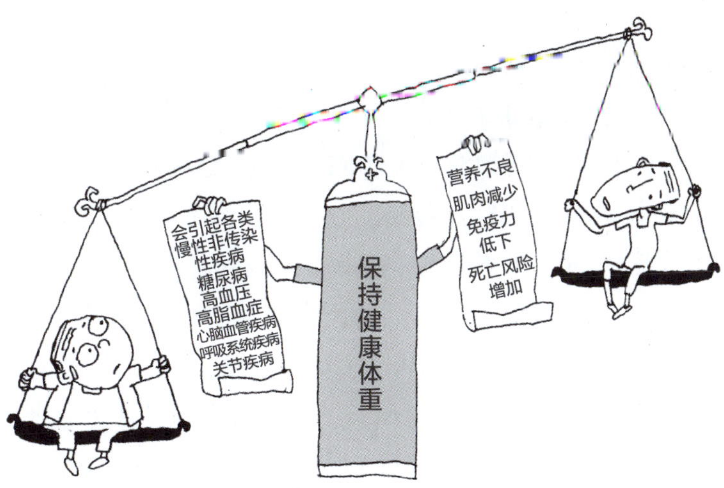

我们最常用体重指数(body mass index,BMI)来判断体重是否正常。BMI= 体重(kg) : 身高$(m)^2$。例如,身高 170cm,体重 70kg,BMI 为:$70 \div 1.70^2=24.2kg/m^2$。18 ~ 64 岁健康成人 BMI 正常范围为 18.5 ~ $23.9kg/m^2$,65 ~ 80 岁的老年人的体重指数正常范围为 20 ~ $26.9kg/m^2$,《中国高龄老年人体重指数适宜范围与体重管理指南》推荐,年龄大于或等于 80 岁的高龄老人 BMI 适宜范围为 22.0 ~ $26.9kg/m^2$。体重在 BMI 适宜范围内,发生不良健康结局的风险相对较低。为什么老年人和高龄老年人的适宜 BMI 与成人不同呢,原因有以下几点:一是身高变化,随着年龄的增加老年人的身高有所下降,体重不变时,身高下降会让老年人的 BMI 变大;二是健康影响,研究表明,BMI 水平越高,高龄老年人躯体功能损伤和死亡风险越低,这可能与吸收能力下降,需要营养储备,且 BMI 偏高更能有效防止跌倒等有关。虽然 BMI 是一个简单易行的指标,但对于肌肉量减少或骨质疏松的老年人来说,它可能不是最佳的衡量标准。例如,一个肌肉量较少但脂肪较多的老人可能会有“正常”的 BMI,但实际上仍处于不健康状态。

老年人宜每月测量体重两次以上,对近 3 个月体重波动超过 5% 者,宜增加体重测量频次。体重测量应综合考虑老年人进食、衣着、排便等生活习惯并相对固定每次测量时间。对无法测量体重的高龄老年人可通过间接方法评估。如测量上臂围、小腿围、腰围、观察衣物宽松程度等来反映体重波动情况。

BMI 仅仅通过体重和身高来评估,是一个简单易行的指标,仍存在一定局限性,它无法区分人体内在的成分差异,如脂肪组织、肌肉、骨骼、水分的重量,无法判断脂肪的分布情况,尤其对于肌肉量减少或骨质疏松的老年人来说,它不是最佳的衡量标准。

所以,我们还会通过腰围、上臂围、小腿围、体脂率等对体重进行评估。腰围是评估中心性肥胖的重要指标,与心血管疾病、2 型糖尿病等代谢综合征的风险密切相关。《中国成人超重和肥胖预防控制指南(2021)》提出,男性腰围 ≥ 90cm、女性 ≥ 85cm 可以判定为腹型肥胖。腰臀比（腰围/臀围）可以更好地反映腹部脂肪的分布情况，比单独使用腰围更能准确地预测健康风险。正常男性＜0.9，女性＜0.85。还需注意女性体脂率≥30%，男性体脂率≥25%，以及血脂、血糖、血压、血尿酸等指标的异常。老年人通过测量小腿围、上臂围，也可以反映肌肉情况和营养状况。

1. 身高测量　测量身高的量尺（最小刻度为1mm）与地面垂直固定或紧贴墙面。受检者免冠、脱鞋测量，取立正姿势，双膝并拢挺直、两脚后跟并拢靠近量尺，枕部、臀部、足跟三点紧靠量尺，两眼平视正前方，测量人员用一根直角尺放在受检者的头顶，使直角的两个边一边靠紧量尺，另一边接近受检者的头顶，同一水平读取量尺上的读数，以厘米（cm）为单位记录，精确到0.1cm。

如测量工具为身高计，受检者免冠、脱鞋测量，以立正姿势站于身高计平板上，双足跟并拢，脚跟、臀部、两肩胛角三点紧靠标尺，双眼平视前方，身高计水平尺紧贴头顶。测量足底至头顶的最大距离，以cm（cm）为单位记录，精确到0.1cm。

对于因特殊情况无法站立的高龄老年人，可采用横卧位，测量头顶到足跟的长度以估算其身高。若难以通过直接测量获得身高数据，可基于受检者自我报告身高，或利用膝高、臂长、腓骨长、尺骨长等指标进行估算。身高估算可参考下式：

$$H_1=2.01\times C_1+67.78$$

$$H_2=1.81\times C_2+74.08$$

式中：

H_1——男性的身高，单位为厘米（cm）；

C_1——男性的膝高，单位为厘米（cm）；

H_2——女性的身高，单位为厘米（cm）；

C_2——女性的膝高，单位为厘米（cm）。

2. 体重测量　检查前将体重计校正到零点。受检者宜穿单衣测量，自然平稳站立于体重计踏板中央，读数，以千克（kg）为单位记录，精确到0.1kg。

对于轮椅使用者、行动不便者，如条件允许，可通过体重测量装置测量受检者与载体（轮椅、病床或其他载体）的重量之和，或经他人辅助抱起一并测量，再减去载体或辅助者的重量，从而测得受检者重量。

3. 上臂围测量 每次测量时固定同一人，可保持测量习惯一致。测量时保持同一体位，一般推荐立位或坐位。受检者上肢自然下垂，用皮肤记号笔标记受检者左肩峰与尺骨鹰嘴连线的中点，每次测量点固定，用软尺绕一周，测量水平围长，从而测得上臂围。测量 3 次，取两次测量的平均值，最终精确到 0.1cm。

如受检者无法坐或站立，可采取卧位，平躺于床上，保持肌肉松弛，按上述方法测量。

4. 小腿围测量 受检者测量时保持同一体位，坐位时，膝关节弯曲，双腿自然下垂，保持肌肉松弛；卧位时平躺于床上，双腿弯曲，保持肌肉松弛。测量者使用软尺测量腓肠肌中点周径为小腿围。测量 3 次，取 2 次测量的平均值，最终精确到 0.1cm。

5. 腰围测量 受检者取站立位，两眼平视前方，自然均匀呼吸，腹部放松，双臂自然下垂，双腿负重均匀，双足并拢。充分暴露肋弓下缘与髂前上棘之间的测量部位，在双侧腋中线肋弓下缘与髂前上棘连线中点做标记。将软尺轻贴皮肤，经过双侧标记点，围绕身体一周，在平静呼气末读数。测量 3 次，取 2 次测量的平均值，最终精确到 0.1cm。

二、老年人正常体重维持的技巧

膳食应多样化，保证食物摄入的种类和数量

老年人每天应至少摄入 12 种及其他食物。采用多种方法增加食欲和进食量，吃好三餐。早餐宜有 1 ～ 2 种主食（粗细搭配）、1 个鸡蛋、1 杯奶，另有蔬菜或水果。中餐和晚餐宜有 2 种以上主食，1 ～ 2

个荤菜、1～2种蔬菜、1种豆制品。

1. 丰富主食种类 主食的选择除常吃的米饭、馒头、花卷、面条等之外，还可以选小米、燕麦、玉米、土豆、红薯、荞麦、芋头等各种杂粮谷物作为主食。

2. 尽量做到餐餐有蔬菜 不同种类的蔬菜所含有的营养成分相差很大，老年人应尽可能换着吃不同种类的蔬菜，特别注意多选深色叶菜，如油菜、青菜、紫甘蓝、菠菜等。不同蔬菜搭配食用，比如清炒荷兰豆搭配胡萝卜、木耳、莴笋等，这样一道菜就能吃到多种蔬菜，不仅丰富口感，提升食欲，还能摄入不同的营养成分。

3. 选择多彩水果 随着居民生活水平的不断提升，水果的品种日益丰富，易于购买。但水果季节性强，应尽量选应季新鲜水果，不同种类换着吃。每种水果中的维生素、矿物质及植物化学物都不同。目前水果品种如橘子、苹果、桃、梨、猕猴桃、柚子、橙子、草莓、蓝莓等，每次选的种类多一些，数量少一些，和家人分享着吃。水果中的微量元素含量与新鲜蔬菜不同，而且水果含有的果酸、果胶、果糖等物质，不能用蔬菜代替水果。

4. 动物性食物换着吃 动物性食物包括畜禽肉、蛋奶类、鱼虾等水产品，以及一些动物性食物。尽可能换着吃猪肉、羊肉、牛肉等畜肉，鸡、鸭等禽肉，鱼虾类以及鸡蛋、鹌鹑蛋、鸭蛋等蛋类食物。选择鱼肉时，建议老年人尽可能多食用鱼腩（鱼肚），这一部位肉质较软，便于老年人消化吸收，鱼刺较大，无小刺，易于剔除，降低被鱼刺卡住的风险，食用相对安全。此外，鱼腩含脂肪较少，鱼类优质的不饱和脂肪酸多，其中EPA和DHA含量较高，有利于控制老年人的血脂水平。在选择动物性食物时，应考虑与蔬菜一同搭配，比如鸡蛋可与番茄、丝瓜等一起炒，炖肉中可加入大豆、菌菇等。

5. 吃不同种类的奶类食物 常见的奶类有牛奶和羊奶等鲜奶及奶制品，其中以牛奶的消费量最大。奶制品包括奶粉、酸奶、奶酪等。奶制品含有优质蛋白质，为人体提供所有必需氨基酸，富含钙和维生素D，有助于骨骼健康，预防骨质疏松症。奶制品当中维生

素 B_{12} 含量高，对神经系统和能量代谢非常有益。

液态牛奶又分全脂奶、低脂奶、脱脂奶，血脂偏高的老年人可选低脂奶作为日常奶补充。部分老年人缺乏乳糖酶，食用奶制品后可能会出现腹泻、腹胀等不适。可选择低乳糖或无乳糖牛奶，或服用乳糖酶补充剂，或吃酸奶、奶酪等。

酸奶通过发酵牛奶制成，富含益生菌，有益于肠道健康。市面上还有希腊酸奶，是过滤去除了乳清，蛋白质含量更高，质地更浓稠。风味酸奶添加了水果、糖或其他调味料的酸奶。老年人尽量选配方干净，少糖少添加剂的酸奶。

奶酪是通过将牛奶（或羊奶、山羊奶等）进行凝固、切割、加热、排乳清、加盐和成熟等一系列复杂的工艺制成。在这个过程中，乳糖被转化为乳酸，蛋白质凝固形成固体部分，而乳清则被排出。奶酪的蛋白质、脂肪、钙、维生素 A、核黄素含量是鲜奶的 7 ～ 8 倍，例如每 100g 切达奶酪大约含有 33g 脂肪、25g 蛋白质和微量碳水化合物。比较适合食量小的老年人，但由于其较高的脂肪和钠含量，高血压患者或需要限制脂肪摄入的老年人应适量食用。

黄油是牛奶中的提取的油脂，以饱和脂肪酸为主，适合替代猪油做煎烤，提升食物香气，但老年人不宜多吃。

炼乳通过蒸发水分浓缩制成，甜炼乳还加入了糖，淡炼乳未加糖。炼乳常用于烘焙和甜点，老年人少吃。

6. 摄入足够量的大豆类食品 以大豆类食物作为原料制作的发酵或非发酵食品种类十分丰富，常见的豆制品，如豆浆、豆腐、豆腐干、腐竹、豆皮、素鸡等，老年人可以丰富食谱。豆腐又分南豆腐、北豆腐、内酯豆腐，北豆腐质地较硬，适合煎、炒、炖等烹饪方式，南豆腐质地较软，适合做汤、蒸菜或凉拌，内酯豆腐是用 β- 葡萄糖酸内酯作为凝固剂，非常嫩滑，适合做甜品或直接食用。

发酵豆制品包括纳豆、豆豉、天贝等。发酵豆制品更容易消化吸收，且含有丰富的益生菌。

纳豆是一种传统的日本发酵食品，由黄豆经过纳豆菌（枯草芽孢杆菌)发酵制成。它具有独特的口感和气味,同时也富含多种有益健康的成分。发酵产生丰富的维生素 K_2,有助于钙吸收和骨骼矿化,预防骨质疏松。纳豆中大量的益生菌,促进肠道健康、改善消化。此外还有纳豆激酶,能够溶解血栓、改善血液循环。纳豆具有特殊的黏性和强烈的气味,初次尝试的人可能需要一段时间适应。少数人可能对大豆或纳豆过敏,食用时应小心。纳豆激酶具有抗凝血作用,正在服用抗凝血药物(如华法林)的人应咨询医生后再食用。

豆豉是一种我国传统的发酵食品,主要由大豆或黑豆经过发酵制成。豆豉不仅味道独特,还具有多种健康益处,除发酵豆制品的共有特点外,还有丰富的维生素矿物质,特别是维生素 B_1(硫胺素)、维生素 B_2(核黄素)和维生素 B_6,对能量代谢和神经系统健康非常重要。豆豉中还含有钙、铁、镁、钾等多种矿物质,有助于骨骼健康、血液形成和其他生理功能。它独特的风味可以刺激味蕾,增进食欲,尤其适合食欲缺乏的人群。但豆豉通常含盐量较高,高血压患者或需要限制钠摄入的人应适量食用。

天贝是一种源自印度尼西亚的传统发酵食品,主要由大豆制成,有时也会加入其他豆类或谷物。天贝富含 B 族维生素,特别是维生素 B_{12},这对于素食者尤其重要,因为维生素 B_{12} 在植物性食物中较少见。天贝中还含有钙、铁、镁、钾等多种矿物质,有助于骨骼健康、血液形成和其他生理功能。虽然,它的脂肪含量较低,但它所含的主要是不饱和脂肪酸,包括 ω-3 脂肪酸和 ω-6 脂肪酸,这些对心脏健康有益。天贝的高蛋白和高纤维含量可以增加饱腹感,有助于控制食欲,从而支持健康的体重管理。此外它可以烤、煎、炒或作为沙拉配料等多种方式食用,非常适合各种饮食习惯。

豆制品的共性,含有所有必需氨基酸,是优质的植物蛋白来源,有助于老年人肌肉生长和修复。通常低脂肪且富含膳食纤维,有助于维持消化系统健康,并促进饱腹感。豆制品富含异黄酮等植物雌激素,具有抗氧化作用,可能有助于降低某些癌症的风险。豆制品中的大豆蛋白和异黄酮可以帮助降低胆固醇水平,从而减少心血管疾病的风险。豆制品的低升糖指数特性使其成为糖尿病患者的理想食物选择,有助于稳定血糖水平。其中含有的钙和维生素D有助于增强骨骼密度,预防骨质疏松症。植物雌激素可能帮助缓解更年期的一些不适症状,如潮热和情绪波动。

肾脏疾病患者在食用豆制品时也应谨慎,因为豆制品中的蛋白质含量较高,可能会加重肾脏负担。

总之,豆制品是一种营养丰富、健康多样的食物选择,适合大多数人群食用。通过合理搭配豆制品和其他食物,可以为身体提供全面的营养支持。

7. 增进食欲,享受美食 老年人出现食欲缺乏的原因很多,如味觉和嗅觉减退、慢性疾病、药物副作用、情绪问题等。老年人和照护人员应采取积极的措施预防营养不良的发生。第一,改善就餐环境,确保用餐环境舒适、整洁,并且有良好的照明;与家人或朋友一起用餐:社交互动可以增加用餐的乐趣,提高食欲;建立固定的进餐时间表,有助于调整身体的饥饿感和饱腹感。第二,尝试不同的食材和烹饪方法,提供多样化的食物选择,使用新鲜的食材和香料来增加食物的风味;利用不同颜色和质地的食物来吸引视觉和口感,使食物看起来更诱人。第三,鼓励老年人积极参加群体活动,保持乐观情绪;增加身体活动也可以提升进食欲望。

8. 合理营养延缓肌肉衰减 人体在40岁左右开始出现肌肉量的减少,在70岁以前每十年会丢失8%,之后肌肉丢失的速度明显增快,每十年丢失达15%。肌肉衰减可导致骨质疏松的风险增加,是老年人死亡的独立危险因素。虽然,肌肉衰减是一个自然的老化过程,但通过积极的生活方式干预和营养管理,可以显著延缓其进程,保持肌肉质量和力量,从而提高生活质量。

预防肌肉衰减的营养方法主要集中在确保足够的蛋白质摄入、维持适当的能量平衡,以及补充必要的维生素和矿物质,以下是一些具体的营养策略。

首先,增加蛋白质摄入。每日推荐量:老年人每天每千克体重应摄入 1.0 ～ 1.2g 蛋白质，对于有肌肉衰减风险的人群，甚至可以达到 1.2 ～ 1.5g/kg。优质蛋白来源：动物蛋白：瘦肉（如鸡肉、鸭肉、猪肉、牛肉）、鱼虾、蛋类、乳制品、豆制品等。优质蛋白质占总蛋白质比例超过一半，如每日畜肉类 50g，鱼虾、禽类 50 ～ 100g，每日饮奶 300 ～ 400g 或等量奶制品。将蛋白质摄入均匀分布在一天中的各餐中，而不是集中在某一餐。例如，早餐、午餐和晚餐各摄入 20 ～ 30g 蛋白质。睡前摄入一些蛋白质（如一杯牛奶或一份希腊酸奶）可以帮助肌肉在夜间修复和生长。这样能最大限度发挥蛋白质作用。

其次是保证总能量的充足。低能量饮食可能导致肌肉分解，特别是当蛋白质摄入不足时。适当增加健康的脂肪，如橄榄油、鳄梨、坚果和鱼类中的 ω-3 脂肪酸，以提供额外的能量和必需的脂肪酸。

再次，要补充必要的维生素和矿物质。维生素 D 对肌肉功能至关重要。可以通过日晒、食用富含维生素 D 的食物（如鱼类、强化乳制品）或补充剂来获取。钙对骨骼健康非常重要，也是肌肉收缩所必需的。通过乳制品、绿叶蔬菜、坚果和种子来摄取钙。维生素 B_{12} 对红细胞生成和神经系统功能至关重要，主要存在于动物性食品中。素食者可能需要通过补充剂来获取，摄入富含抗氧化剂的食物，如浆果、深绿色蔬菜、坚果和种子，有助于减少氧化应激，保护肌肉组织。

最后，可以在营养师指导下用一些特殊医学用途配方食品，如高蛋白营养制剂、乳清蛋白粉、支链氨基酸补充剂等（表 5-1）。

表 5-1 食谱举例

	食谱计划一（1600kcal）		食谱计划二（1800kcal）	
	菜肴名称	食物和用量	菜肴名称	食物和用量
早餐	燕麦粥	燕麦米 30g	包子	小麦粉 50g，青菜 50g，瘦肉 10g，香菇 5g
	水煮蛋	鸡蛋 60g	豆浆	豆浆 250ml
	酸奶	酸奶 150g	奶酪	奶酪 20g

续表

	食谱计划一（1600kcal）		食谱计划二（1800kcal）	
	菜肴名称	食物和用量	菜肴名称	食物和用量
加餐	香梨	香梨150g	松子	松子20g
中餐	杂粮饭	粳米30g红米20g黑米20g	荞麦面	荞麦面75g
	荷塘月色	藕片50g，荷兰豆50g，胡萝卜50g，木耳20g	清炒芦笋	芦笋100g
	苦瓜炒肉	苦瓜100g，瘦肉50g	黄瓜炒鸡蛋	黄瓜100g，鸡蛋60g
			虾仁豆腐	虾仁30g，豆腐80g
加餐	榛子	榛子20g	草莓	草莓200g
晚餐	小米饭	小米50g，大米50g	山药饭	山药30g，粳米80g，黑芝麻5g
	蛤蜊豆腐汤	蛤蜊100g；北豆腐80g，口蘑30g，西葫芦80g	香菇上海青	香菇50g，小油菜100g
	芹菜炒香干	芹菜80g，香干50g	木耳、青椒炒瘦肉	木耳50g，瘦肉50g，青椒50g
	青菜炒香菇	青菜100g，香菇30g		
烹调油	植物油	植物油25g	植物油	植物油25g

第二节　超重老年人的食养调理

一、体重评估的方法与应用

体重评估的方法上文提到的体重指数（BMI）、腰围、臀围、体脂率等。65岁以上的老年人的体重指数超过26.9kg/m^2,属于超重。男性腰围≥90cm、女性≥85cm为腹型肥胖。腰臀比(腰围/臀围)超重肥胖男性>0.9,女性>0.85。超重肥胖女性体脂率≥30%,男性体脂率≥25%,以及一些代谢及实验室指标,如血脂、血糖、血压、血尿酸等的异常。

二、超重的食养技巧与方法

不科学的减重方法,可能导致肌肉的丢失、骨密度下降,引起肌少症,代谢水平下降,我们经常能看见四肢纤细、肚子突出的老年人,这是肥胖与肌肉衰减综合征结合的肌少症肥胖。这是一种高风险的老年综合征,不仅易患糖尿病、高血压、脂代谢异常、高尿酸血症等各种慢性疾病,还特别影响老年人的运动能力,他们易跌倒导致骨折,生活质量下降,严重影响脏器功能,甚至威胁生命。超重肥胖的老年人通过调整生活方式改善饮食结构、增加适量活动,调整作息,减少从食物中摄入的能量,保证蛋白质、优质脂肪、优质碳水、膳食纤维、各种维生素和矿物质等营养素。老年人减脂千万不要采取极端的方式,不要在短期内让体重波动过大,应分析饮食、运动、作息等生活方式中可调整的部分,逐步解决,让体重慢慢达到正常范围。

(一)老年人减脂参考

1. 减少主食摄入,尤其是精米、精面的摄入量,用薯类和杂豆代替一定量的谷物。主食类包括全谷物、薯类和杂豆,主食是中国人的主要能量来源,占总能量的一半以上,故减肥的老年人要适当减少主食的摄入量。此外,玉米、全麦粉、糙米、高粱面、荞麦、燕麦、小米、小豆、绿豆等粗杂粮,在主食中至少应占50%的比例。对消化快、胃容量大的老年人来说,减少了主食的摄入量,饥饿感强,更要以饱腹感较强的薯类,如芋头、土豆、山药、紫薯、红薯等代替一部分谷物。依生重计,4份土豆或红薯的能量大致相当于1份谷物。

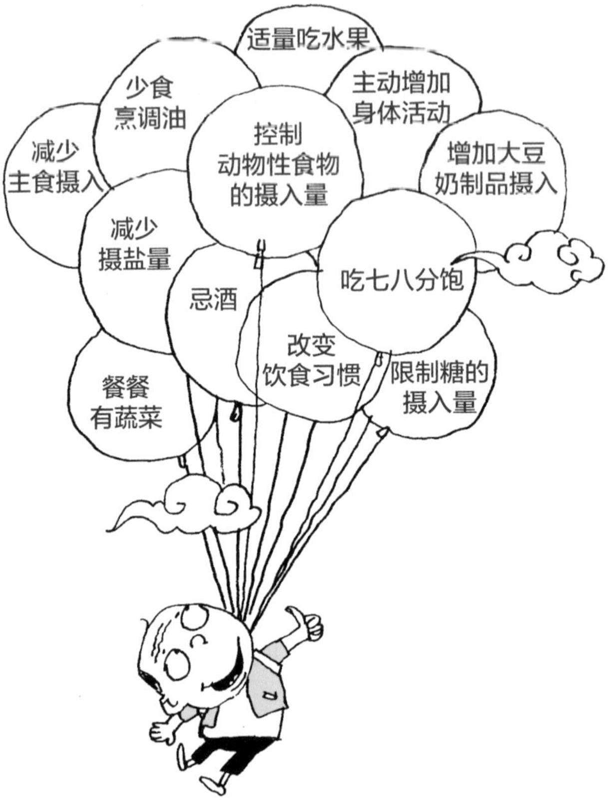

2. 餐餐有蔬菜 蔬菜的饱腹感很强，同时还能提供人体需要的多种矿物质和维生素。减肥的老年人应多吃蔬菜，一天可达 500g 以上。每餐有 100 ～ 200g 的蔬菜，三餐就能达到推荐量。不同的蔬菜所含的营养成分不同，老年人应尽可能换着吃不同种类的蔬菜，每餐 2 ～ 3 种以上，尤其多吃低能量高植物化学物的深色叶菜，如紫甘蓝、菠菜、青菜、莜麦菜、苋菜等。另外，瓜茄类（番茄、茄子、葫芦、冬瓜、苦瓜等）、菌菇类（金针菇、平菇、口蘑、竹荪等）等，都是很好的食物来源。

3. 控制动物性食物的摄入量 动物性食物富含优质蛋白质、微量元素，有利于减少老年人贫血、延缓肌肉衰减的发生。摄入总量应达到平均每日 120 ～ 150g，不同种类的动物性食物换着吃，其中鱼虾类 40 ～ 50g，畜禽肉 40 ～ 50g，蛋类 40 ～ 50g。肉类，特别是畜肉类，应多吃瘦肉少吃肥肉，控制总量。许多老年人喜吃猪肉，猪肉是高脂肪、高能量肉食，减肥者应尽量少吃，特别要避免吃红烧肉、粉蒸肉、酱猪肘等。减肥期间，老年人可以用去皮鸡肉、鸭肉、鱼虾类代替猪肉。

4. 增加大豆、奶制品摄入 减肥期间，减少了动物性食物的摄入量，为获得足够的优质蛋白质，老年人要增加大豆及豆制品、奶及奶制品的摄入。大豆及豆制品富含优质蛋白质，是我国人民自古以来最常吃的食物，豆制品的种类非常丰富，有豆浆、豆腐、豆腐干、豆豉等，且在加工后，不易消化的物质变得容易咀嚼消化，发酵的豆制品，如豆豉、天贝、毛豆腐等，富含益生菌、维生素，容易消化，更适合老年人食用。

奶类是一类营养成分丰富，富含钙、蛋白质，容易消化吸收的食物，但是很多老年人没有食用奶制品的习惯，易缺乏乳糖酶，突然食用牛奶时发生腹泻、腹胀等不良反应。可尝试食用发酵后的酸奶、奶酪、羊奶等，少量添加，观察耐受情况，再逐步加量。

5. 少食烹调油 肥胖老年人在减肥期间，每天的食用油量不应超过 15g，油的种类选择上，不选花生油、大豆油，选择特级初榨橄榄油、亚麻籽油、牛油果油、茶油、菜籽油等，不同品类的油多换着用。烹调食物的方法多采用蒸、煮、烩、炖、清炒的方式，少用油炸、煎烤的方式。很多人爱吃的油条、炸薯条、炸肉串、炸元宵、炸糕、炸茄盒、炸藕盒、炸春卷、炸豆皮等的含油量和能量可超过食物本身的数倍，肥胖老年人应少吃或不吃。此外，春卷、炒饭、酥饼、千层饼等含油量多的主食，肥胖老年人亦应尽可能少吃或不吃。

6. 减少摄盐量 老年人一天的摄盐量不应超过 5g，有心脑血管疾病，高血压、高血脂、脑卒中等人群更要注意控盐，味精、鸡精、酱油、各种调味酱类均含有大量盐分，需要控制量，而且要避免吃咸鸭蛋、酱牛肉、火腿、腊肉、霉干菜、咸菜等含盐量高的腌制食物。

7. 适量吃水果 水果含有丰富的维生素矿物质，也具有较强的饱腹感，减肥的老年人一天可吃 150 ～ 250g 水果，半个拳头到 1 个拳头以内。因为水果中的糖主要是果糖和葡萄糖，它们都是单糖，非常容易被吸收，所以肥胖的老年人应优先选择低糖的新鲜水果，如草莓、梨、桃、猕猴桃、橙子、柚子、蓝莓等；要慎选和少吃含糖量高和高 GI 的水果，如香蕉、榴莲、释迦、芒果等。

8. 忌酒 酒是纯能量食物，啤酒、白酒、葡萄酒都会增加能量摄入，如一杯啤酒通常含有约 150kcal 的能量，而一些混合酒的能量可能更高，接近 200kcal。另外，酒精对肠胃壁有较大的刺激作用，尤其是在喝酒时吃东西，肠胃的消化能力会处于较弱状态，容易发生消化不良。消化不良可能会影响营养的吸收和代谢，进而影响减肥效果。尤其对老年人，本身胃肠道功能就较年轻时差，酒精对其影响更大。并且肝脏是脂肪分解和代谢的关键器官，酒精的摄入会削弱肝脏分解脂肪的能力。当人体摄入酒精后，肝脏会优先处理酒精的分解，而不是脂肪，这会导致脂肪的分解和消耗速度减缓，从而不利于减肥。所以老年人减肥时应忌酒。

9. 吃七八分饱 吃得过饱意味着摄入了更多的食物和能量。通过控制每餐的食量，可以有效地减少总体的能量摄入，七分饱简单说是一种可吃可不吃的状态，胃里面还没觉得满，但对食物的渴望已经有所下降，主动进食的速度也明显变慢。此时，虽然还习惯性地想再吃一些，但如果撤走食物或转移注意力，很快就能忘记吃东西的欲望。八分饱指胃里面已经感觉到比较满，但再吃几口也不会觉得痛苦，反而还挺舒服。对于习惯吃得很饱的人来说，八分饱可能还未达到他们所谓的“彻底吃饱”状态。留有两三分的空余，对于减重来说是非常重要的。吃七八分饱有助于减轻肠胃负担，促进食物的消化吸收，避免消化不良等问题。当你的能量摄入低于你消耗的能量时，身体就开始燃烧储存的脂肪来补充能量差额，从而有助于减轻体重。每天饮食要有规律、三餐均衡、不暴饮暴食、不大吃大喝，要养成每餐饭都吃七八分饱、细嚼慢咽的习惯，专心吃饭，避免边吃饭边做其他事情分散注意力。

10. 限制糖的摄入量 这里指精制糖，如白砂糖、蜂蜜、蔗糖等，它们是纯能量食物，为我们提供甜味并增加食物能量，但对肥胖老年人来说，糖的摄入会导致肥胖老年人出现诸多健康风险，如胰岛素抵抗、2型糖尿病、心血管疾病、龋齿、脂肪肝、皮肤加速老化、影响伤口愈合速度，短期内大量简单碳水化合物会导致血糖迅速上升随后快速下降，这可能会引发疲劳感或情绪变化。糖摄入多，也会导致肥胖老年人体重更难以下降，所以应尽量不吃甜食，包括含糖较多的饮料、饼干、蛋糕、面包、糕点、果汁等。

11. 改变饮食习惯 调整饮食习惯有助于减肥。比如，不吃早餐的老年人，规律吃早餐；饭后有喝汤或吃水果习惯的老年人，应改为饭前喝汤或吃水果；进食的顺序调整，先吃蔬菜，再吃肉类，最后吃主食。

12. 主动增加身体活动 老年人应采取适合自己的运动形式，循序渐进，主动、积极地锻炼身体。老年人肌肉质量、数量均有所降低，支撑能力、平衡能力、稳定性下降。所以需要根据自己的健康状况来增加抗阻运动，如小哑铃训练、靠墙蹲、深蹲、平板支撑等。还可以多选些相对缓慢轻柔的运动形式，如太极拳、散步、快走、游泳等。

（二）老年人减脂食谱与案例

表5-2 食谱举例

	食谱计划一（1200kcal）		食谱计划二（1400kcal）	
	菜肴名称	食物和用量	菜肴名称	食物和用量
早餐	红豆薏米粥	红豆20g，薏米20g	玉米	玉米150g
	水煮蛋	鸡蛋60g	牛奶	纯牛奶250ml
	炒时蔬	青菜100g，香菇20g	番茄炒蛋	番茄100g，鸡蛋60g
加餐	猕猴桃	猕猴桃100g	豆浆	豆浆250ml
中餐	红薯饭	大米30g，红薯50g	紫薯	紫薯80g
	番茄炖豆腐	番茄80g，北豆腐80g，蘑菇20g	土豆炖牛肉	土豆80g，瘦牛肉100g
	凉拌黄瓜	黄瓜100g	清炒空心菜	空心菜100g

续表

	食谱计划一（1200kcal）		食谱计划二（1400kcal）	
	菜肴名称	食物和用量	菜肴名称	食物和用量
加餐	酸奶	无糖酸奶 150g	苹果	苹果 100g
晚餐	二米饭	小米 50g，大米 25g	馒头	全麦粉 30g，南瓜 20g
	胡萝卜炒西蓝花	胡萝卜 50g，西蓝花 150g	豆腐皮炒青椒	豆腐皮 80g，青椒 100g
	白灼虾仁	明虾 100g，百合 20g	清蒸鲈鱼	鲈鱼 100g
			腰果	20g
烹调油	植物油	植物油 20g	植物油	植物油 20g

【减重案例】

李叔今年 70 岁，身高 170cm，初始体重 85kg，BMI29.4km/m^2。近期血压 150/90mmHg，空腹血糖 6 ～ 7mmol/L，餐后 2 小时血糖 12 ～ 14mmol/L。患有高血压、膝关节炎、糖尿病。暂未口服药物。

首先，我们为李叔进行全面的身体检查，包括血压、空腹血糖、餐后 2 小时血糖、糖化血红蛋白、血常规、肝功能、肾功能、血脂、空腹胰岛素、餐后 2 小时胰岛素、甲状腺功能七项、心电图、25- 羟维生素 D、肝胆脾胰双肾 B 超、甲状腺 B 超、心脏 B 超、尿常规等指标。结果提示除血压、血糖、胰岛素异常外，其余指标均正常。还进行了身体测量，包括身高、体重、腰围、臀围、人体成分分析。

再通过膳食调查，24 小时膳食回顾法或食物频率法，追溯李叔一日三餐或多餐进食食物种类、频率、大致量，包括饮水量、饮料、零食等。

接着进行生活方式评估，包括作息时间（是否规律、是否经常熬夜）；工作（时长、工作时姿势、工作强度、是否久坐等）；调查李叔日常运动方式，运动形式、运动时长、运动频率，还有他的心理状态（情绪是否易怒、波动大、焦虑等）、睡眠质量。作息规律，每天晚上 11 点左右睡觉，早上五六点起床，睡眠质量尚可，在家以坐躺为主，每天早餐后快走半小时，每周 2 ～ 3 次乒乓球，每次 1 小时左右。

目标是在 6 个月内减重 10kg，血糖、血压下降到理想范围。

制订减重方案：以低胰岛素指数食物、低升糖指数食物、抗炎饮食为基础，高蛋白膳食方案。

根据李叔的身高 170cm，初始体重 85kg，日常轻体力劳动，推荐每日能量摄入 1500kcal，根据他的运动喜好，增加每周 2 次游泳，每次 30 分钟。

三、临床饮食建议

主食挑选优质复合碳水化合物，包括谷薯类及杂豆类。

非精加工主食可选荞麦米、黑米、糙米、小米、燕麦米、藜麦、高粱、青稞、黑麦、红薯、紫薯、土豆、山药、芋头、非糯玉米、红豆、绿豆、芸豆、豌豆、蚕豆等，另外意大利面、苕粉、荞麦面、粉丝等 GI 较低，也可做替换。

尽量避免精白米面，如白米饭、白馒头、白面条等。

优质蛋白类食物如大豆类：黄豆、黑豆及其豆制品，腐竹、油炸豆泡（油豆腐）、油豆皮（豆腐皮）、千叶豆腐、豆腐干等属于高能量豆制品，减重期间禁忌。奶类如各种全脂奶或低脂奶，拒绝乳饮料、益生菌饮料；肉类如各种蛋类、瘦肉、鱼虾。禁忌肥肉、五花肉、肥牛肉、肥羊肉、粉蒸肉、叉烧肉、腊肠、肘花、猪蹄、猪耳朵、大肠、鸡爪、鸭爪等高能量肉类，所有肉类不可以吃肉皮、鸡翅、排骨等脂肪多的肉；蔬果如各类深色叶菜、瓜茄类、菌菇类都可以选择，每天生重 1 斤以上；低能量水果，每天不超过 200g，选择能量低于 50kcal/100g 的水果。优先选择苹果、梨、杏、桃、樱桃、草莓、蓝莓、猕猴桃、桑葚、柚子等低糖水果。含糖、脂肪较多的水果：荔枝、芒果、龙眼、红枣、榴莲、沙棘、椰子、牛油果等，是减重期间的禁忌。各类果干（草莓干、葡萄干、蔓越莓干、杏干、无花果干、李子干、香蕉干等）、蜜饯（山楂球、果丹皮、柿饼、话梅等),能量较高,不建议吃;坚果富含优质脂肪酸、维生素 E、钙、镁、锌、铜、锰等营养,如亚麻籽、巴旦木、核桃、榛子等(表 5-3)。

表 5-3 1500kcal 高蛋白膳食食物搭配举例

	重量 /g	能量 /kcal	蛋白质 /g
主食	150	540	12
蔬菜	500	90	5
水果	200	90	2
瘦肉	50	90	10
鱼虾	50	90	10
北豆腐	100	110	9
鸡蛋	55	90	7
坚果	15	100	2
油	20	180	0
盐	5	0	0
乳清蛋白粉(90%)	50	200	45
共计		1580	102
补充剂	维生素 D 补充剂 + 鱼油 + 膳食纤维补充剂等		

对患者采取微信一对一、微信群一对多线上管理,借助饮食体重打卡小程序,在营养师监督指导下养成良好饮食运动习惯,居家监测血糖、血压变化,线下门诊每 1 ～ 4 周随访 1 次,测体成分数据,根据患者情况复查各类指标。

通过 3 个月循序渐进的减脂管理,李叔成功减重 10kg,腰围缩小 8cm,各代谢指标均有显著改善。

第三节 低体重老年人的食养调理

一、低体重的常见原因

1. 生理因素 随着年龄的增长，人体的新陈代谢率会逐渐下降，肌肉和脂肪量减少，这可能导致老年人即使饮食正常也会出现体重下降的情况。

2. 营养不良 老年人可能因为牙齿松动脱落、咀嚼困难、吞咽困难、消化吸收功能减退、胃肠道蠕动减慢等原因，导致食物摄入不足或营养吸收不良，进而出现体重减轻。

3. 疾病因素 一些慢性疾病如糖尿病、甲状腺功能亢进、慢性肾病、心脏病、消化系统疾病（如慢性胃炎、胃溃疡、慢性肠炎）、恶性肿瘤等；认知障碍和神经肌肉疾病；感染性疾病，由于免疫力下降，易发生感染，如肺炎、泌尿系统感染等；可能会因为影响食欲或增加代谢而导致体重下降。

4. 药物副作用 某些药物可能会影响食欲或改变代谢，从而引起体重减轻。

5. 心理因素 精神压力过大、抑郁、孤独感等心理问题会导致食欲下降，进而影响体重。此外，社会经济条件差、教育水平低以及不良的生活方式也会影响老年人的饮食习惯和营养状态。

6. 活动量减少 随着年龄的增长，老年人身体功能下降，社会属性改变，活动量可能会减少，这可能导致能量消耗减少，如果饮食摄入没有相应调整，可能会导致体重下降。

7. 肌少症 老年人可能会出现肌肉质量减少和肌肉力量下降的情况，这不仅会导致体重下降，还可能影响身体功能，导致行动不便、易跌倒，增加骨折的风险，还会增加住院率及医疗费用，严重影响生活质量，甚至缩短寿命。

8. 社会经济因素 经济困难可能导致老年人无法获得足够或营养均衡的食物。

9. 衰弱综合征 老年人可能会出现衰弱综合征，这是一种与年龄相关的综合征，表现为体重下降、疲劳、抵抗力下降等症状。

10. 其他因素 长期熬夜、失眠等问题也会导致老年人体重下降。

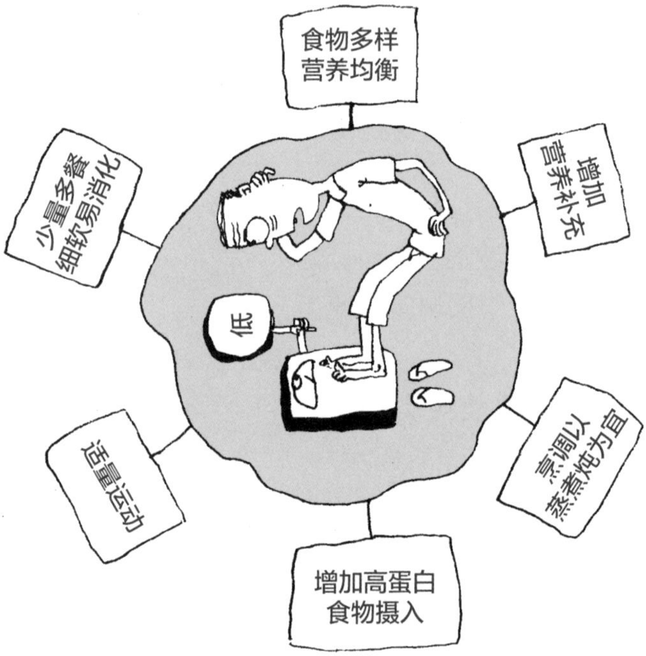

二、低体重的表现

老年人低体重的主要表现如下。

1. 体重指数（BMI）低于正常范围 对于大多数成年人而言，BMI 小于 18.5kg/m^2 被认为是低体重状态；但对于 65 ～ 80 岁的老年人 BMI 小于 20kg/m^2，年龄大于或等于 80 岁的高龄老人 BMI 小于 22.0kg/m^2，就认为是低体重状态。

2. 体力下降 感觉比以前更容易疲劳，日常活动变得困难。

3. 免疫系统受损 频繁感冒或者感染，伤口愈合速度减慢。

4. 骨质疏松症风险增加 体重过轻会使得骨骼承受的压力减少，从而加速钙质流失，提高骨折的风险。

5. 皮肤干燥、松弛 缺乏足够的脂肪组织支撑，皮肤看起来更显苍老。

6. 肌肉量减少 不仅影响外观，更重要的是会影响到行动能力以及整体生活质量。

对于体重过轻或近期体重下降的老年人，应进行医学营养评估，常用营养风险筛查 2002（NRS2002）或微型营养评定简表（MNA-SF）进行（表 5-4）。

表 5-4 微型营养评估简表（MNA-SF）

指标	0分	1分	2分	3分	评分
食欲及食物摄入	严重减少	减少	没减少		
体重减少	> 3kg	不知道	1 ～ 3kg	无	
活动能力	卧床或轮椅	能下床但不能外出	能外出活动		
近 3 个月心理压力或急性疾病	有		无		
精神状况	重度痴呆或抑郁症	轻度痴呆	没有		
BMI/（kg · m^{-2}）	< 19	19 ～ 21	21 ～ 23	> 23	
小腿围 */cm	< 31			> 31	
	合计				

注：* 不能获得 BMI 时，用小腿围替代。

评价标准：12 ～ 14 分——营养正常；8 ～ 11 分——营养不良风险；0 ～ 7 分——营养不良

三、低体重的食养技巧与食谱参考

低体重老年人在决定增重之前，应进行全面体检，以排除潜在的健康问题，如糖尿病、甲状腺疾病等。根据体检结果，咨询医生与临床营养师是否需要临床治疗，以及制订个性化的增重支持方案。以下为普适食养技巧。

1. 食物多样，营养均衡 坚持食物多样性，每天吃12种以上的食物，每周吃25种以上的食物，最重要的是能量充足，包括谷类、蔬菜、水果、奶制品、大豆及动物性食品等。早餐可以选择富含蛋白质和碳水化合物的食物，如山药红枣粥、芝麻拌豆苗、白煮蛋和牛奶。午餐建议杂粮饭加上荤素搭配，如胡萝卜炖鸡块、木耳西葫芦、清炒菠菜和番茄豆腐羹等。这些菜肴富含蛋白质和必需的维生素，同时荞麦饭作为主食提供能量。晚餐可以选择三蔬炒虾仁、虾皮卷心菜和彩椒杏鲍菇等菜肴。这些食物不仅营养丰富，而且易于消化，有助于老年人在晚上保持良好的营养状态。

2. 增加高蛋白食物摄入 老人因牙齿、消化功能、饮食偏好等，容易出现蛋白质缺乏，蛋白质是肌肉、组织的重要组成，应保证足量富含优质蛋白质的动物性食物和大豆类制品的摄入，如鱼虾类、鸡肉、鸭肉、蛋类、奶制品和豆制品。

3. 少量多餐，细软易消化 适量进食蔬菜和水果，食物不宜太粗糙、生硬、块大、油腻，应尽量选择质地松软易消化的食物。进餐次数宜采用三餐两点制或三餐三点制，并且按自己的作息规律定量用餐，建议早餐在6:30—8:30，午餐在11:30—12:30，晚餐在17:30—19:00，睡前一小时内不建议用餐，以免影响睡眠。加餐食物可选高能量密度零食，如新鲜水果、原味坚果、干果、酸奶、酸奶拌水果、牛肉干等，以提高能量摄入。乳糖不耐受的老人可以喝酸奶或零乳糖牛奶。

4. 烹调以蒸煮炖为宜 很多老年人的咀嚼吞咽功能下降，要提高消化能力，就需要我们采取一些方式来帮助物理消化，如将食物切小切碎，或者延长烹调时间，比如肉类切成肉丝或者肉片后烹饪，也可高压锅将肉类、豆类炖煮软烂，也可以剁碎成肉糜制作肉丸。烹调以蒸煮炖促进消化。

5. 增加营养补充 患有慢性消耗性基础疾病和身体功能明显变差的老人，应根据实际情况咨询专业营养师，接受饮食管理和临床营养治疗，适时增加一些营养品，如蛋白粉、维生素、矿物质补充剂，在指导下选用肠内营养制剂进行口服营养补充。

6. 适量运动 身体状况好的老人适当进行肌肉练习，同时注重平衡能力、灵活性和柔韧性练习；建议每周活动时间不少于 150 分钟，形式因人而异，活动前做好热身、活动后做好拉伸，活动时应注意量力而行、动作舒缓、避免碰伤；积极参与多样的文化休闲活动，包括读书、看报、种花、养宠物、下棋、打牌、搓麻将等文艺、休闲和家务活动。身体欠佳的老人宜在监护人协助下进行适当的身体活动，以力量训练为主，如使用弹力球、弹力带等，防止和减少肌肉萎缩。运动放松心情，增强身体功能、胃肠道蠕动，增加食欲，老人更容易增加体重。

7. 吞咽障碍的临床表现 吞咽障碍，指在食物或液体从口腔到胃的过程中出现困难，可能是下颌、双唇、舌、软腭、咽喉、食管等器官结构或功能受损。这在老年人群中的发病率比较高，但仍不被重视。一般社区老年人群的吞咽障碍患病率为 10.63% ～ 13.9%，养护机构为 26.4% ～ 32.5%。这种障碍可以发生在任何年龄段，但在老年人、脑卒中患者、神经系统疾病患者以及头颈部癌症患者中更为常见。

吞咽障碍患者的常见症状如下。

（1）进食和饮水时的困难

1）咀嚼困难：难以将食物嚼碎。

2）食物卡住：感觉食物卡在喉咙或胸部。

3）需要多次吞咽：为了吞下一口食物或液体，需要多次尝试。

（2）咳嗽或窒息

1）进食时频繁咳嗽：特别是在吞咽后。

2）窒息感：感觉无法呼吸，尤其是在吞咽时。

3）声音嘶哑：食物或液体进入气管导致声带受损。

(3)流口水:过多唾液,无法控制唾液分泌,导致流口水。

(4)体重下降

1)营养不良:摄入不足会导致体重下降。

2)脱水:由于饮水困难会脱水。

(5)反复呼吸道感染

1)吸入性肺炎:食物或液体误入气管,引起肺部感染。

2)慢性咳嗽:持续的咳嗽可能是吸入性肺炎的症状。

(6)心理和社会影响

1)进食焦虑:对进食产生恐惧或焦虑。

2)社交回避:避免与他人一起用餐,减少社交活动。

3)情绪问题:如抑郁、焦虑等,由饮食限制和生活质量下降引起。

(7)其他症状

1)鼻反流:食物或液体通过鼻腔流出。

2)口臭:由食物残留和细菌滋生引起。

3)口腔干燥:唾液分泌减少,导致口腔干燥。

如果有上述症状,怀疑吞咽障碍,应尽早咨询医生或康复治疗师进行评估,根据发病原因和严重程度进行治疗。同时配合规范的饮食,以确保他们能够安全地摄入足够的营养,并减少误吸和窒息的风险。

8. 吞咽障碍的饮食指导原则

(1)根据吞咽功能评估的结果,调整食物质地,①硬的食物变软、易咀嚼,如煮熟的蔬菜、软水果(香蕉、熟透的梨)、蒸蛋、炖肉等,或将食物打成糊状,使其更容易吞咽。可以使用搅拌机或食品加工机来制作;②稀的食物变稠,使用商业增稠剂或自制淀粉(如玉米淀粉)来增加液体的黏稠度,使其更容易控制和吞咽;③避免纯液体,纯水、果汁、茶等容易误吸入气管,应尽量避免;④食物应均质、顺滑。

(2)小口进食,每次只吃一小口食物,慢慢咀嚼并充分湿润后再吞咽。确保食物完全吞下后再继续进食。

(3)姿势调整:保持直立坐姿,头部稍微前倾,有助于食物顺利通过食管。根据具体情况,可能需要特定的颈部姿势来帮助吞咽,如下巴微向前伸。

(4)营养均衡:确保摄入足够的蛋白质,如瘦肉、鱼、豆腐、鸡蛋等。如果体重下降明显,可以选择高能量的食物,如全脂乳制品、坚果酱、牛油果等。必要时在临床营养师指导下使用肠内营养制剂。确保摄入足够的维生素和矿物质,特别是钙、维生素 D 和 B 族维生素,可以通过食物或补充剂来获取(表 5-5)。

表 5-5 普通低体重老年人食谱举例

	食谱计划(1800kcal)		食谱计划(2200kcal)	
	菜肴名称	食物和用量	菜肴名称	食物和用量
早餐	藜麦山药粥	藜麦 20g,山药 30g	鸡丝面	小麦粉 100g,鸡胸肉 50g,胡萝卜 100g,黄瓜 50g,木耳 10g
	水煮蛋	鸡蛋 60g	牛奶	纯牛奶 250ml
	奶酪	奶酪 20g		
	全麦面包	全麦面包 30g		
加餐	猕猴桃	猕猴桃 100g	豆浆	豆浆 250ml
	巴旦木	巴旦木 20g	榛子	20g
中餐	红薯饭	大米 60g,红薯 50g	黑米饭	黑米 40g,大米 80g
	小黄鱼炖豆腐	小黄鱼 80g,北豆腐 80g	青菜烧肉圆	青菜 100g,猪肉 50g
	清炒西蓝花	西蓝花 100g	番茄鸡蛋汤	番茄 100g,鸡蛋 60g
	牛肉炒青椒	牛肉 50g,青椒 100g	蒜蓉菠菜	菠菜 100g
加餐	酸奶	无糖酸奶 150g	口服营养补充	短肽型口服营养补充 250ml

续表

	食谱计划（1800kcal）		食谱计划（2200kcal）	
	菜肴名称	食物和用量	菜肴名称	食物和用量
晚餐	二米饭	小米50g，大米50g	燕麦粥	燕麦30g
	海带豆腐汤	海带结20g，南豆腐100g	馒头	小麦粉75g
	盐水虾	基围虾30g	清蒸鲈鱼	鲈鱼100g
	青菜炒香菇	青菜100g，香菇30g	虾皮卷心菜	虾皮10g，卷心菜150g
加餐	香蕉	香蕉100g	橙子	橙子150g
烹调油	植物油	植物油25g	植物油	植物油25g

（傅晔柳）

第六章 养老机构的科学食养推进

随着中国社会老龄化进程的加速，养老机构已经成为越来越多老年人选择的生活场所。养老机构可以提供日常的生活照料，必要的医疗护理。当前，用食养调养身体，保持健康也逐渐成为养老机构服务的一项重要工作。由于传统观念和实践的限制，部分养老机构在老年人的食养方面仍然存在诸多误区与挑战。

第一节 养老机构的食养学习与应用

一、组织老年人食养的学习方法

关注食养的学习，并尝试在日常餐饮管理中融入食养理念。然而，真正做到科学推进食养，并在老年人群中普遍实施，知晓与应用仍然面临着一系列的教育与实践。当前食养管理缺乏系统性和科学性。虽然，养老机构会为老年人提供“养生餐”或“健康餐”，但这些餐食大多仅在食材选择或烹调方式上的微调，缺乏对个体健康状况的精准评估和营养配比。例如，糖尿病患者需要低糖或控糖饮食；高血压患者需要低盐饮食。但因老年人对疾病的认知度较低，科学个性化的食养需求往往流于形式。

食养知识的普及和应用还存在很大的局限性。养老机构的工作人员和管理者缺乏正确规范的营养学知识，无法为老年人提供科学的营养饮食指导。养老机构老年人群自身的文化水平和营养学知识的匮乏，导致他们较难从根本上理解和接受科学的食养理念。其次，食养概念推进过程中的信息不对称，故许多老年人无法真正受益于养老机构提供的食养服务。

食养管理在养老机构是一项新业务。首先，食养工作需要具备专业知识的人员、合理配置的食材以及配套的基础设备等。其次，大多数养老机构尚未配备专业营养师或开展规范的“食养与健康”“食养与抗衰老”等培训工作。

二、引导老年人坚持科学食养

科学推进食养不仅是餐饮管理的升级，而且涵盖了营养学知识。特别是“营养与健康”“营养与长寿”等知识的普及。只有将这些知识要素结合，才能真正为老年人群提供全面而有效的食养服务。

1. 养老机构应重视食养。为提升老年人生活质量与生命质量，养老机构应制订科学的食养推进计划，包括对不同年龄老年人的健康状况进行全面评估，制订个性化的食养方案，并将食养方案落实到一日三餐的食谱中，且不断地研究与改进。

2. 加强对养老机构工作人员的营养学知识培训。通过定期举办食养相关系列的知识培训。邀请营养学专家指导，通过现场及远程教育等手段，持续帮助工作人员逐步掌握必要的食养知识，从而能够在日常工作中与老年人保持良性沟通与交流，提供科学的饮食建议与应用。

3. 养老机构需要建立完善的食养管理体系，包括设立专门的营养师岗位，制定详细的食养管理规范，并通过定期评估和反馈机制，持续优化食养服务。例如，机构可以通过定期的健康检查、膳食分析，来调整和完善老年人的食养方案，确保每位老年人都能够得到最适合其健康需求的饮食照护。

4. 注重老年人的参与度和主观能动性。老年人不仅是食养服务的受益者，也是食养工作的积极参与者。通过食养工作，食养知识系统讲座、开展饮食体验活动，养老机构可以帮助老年人更好地理解食养的重要性，增强他们对科学饮食的认同感和依从性。

5. 养老机构的食养科学推进是一项系统性工程，既需要理念上的高度重视，也需要实践中的科学落实。通过加强营养学知识普及、完善个性化食养服务、提升管理水平以及激发老年人参与的积极性，养老机构可以真正将食养工作落到实处，为老年人的健康保驾护航。

在本章的后续内容中，我们将深入探讨如何在养老机构中组织老年人的食养学习、如何有效管理食养工作，以及如何通过心理健康教育来辅助食养工作的推进。通过这些内容，希望为养老机构提供一条可操作的科学食养路径，为老年人的健康生活提供全方位的支持。

第二节　老年人的食养科学管理

一、食养管理的现状与拓展

在许多养老机构中，尽管“食养”这个概念已深入人心，但其具体实施和管理方式往往缺乏系统性和科学性。很多时候，食养管理更多地停留在形式上，而未能真正渗透到老年人的日常生活中。

1. 一个普遍存在的问题是，食养管理的标准化程度不高。由于老年人群体的健康状况复杂多样，不同老年人对营养的需求各不相同。因此，简单地采用“一刀切”的方式，难以满足个体化的健康需求。这种标准化的管理方式，容易导致营养过剩或不足，反而对老年人的健康造成不利影响。

2. 食养管理的执行与监督也存在诸多问题。养老机构的食堂和餐饮服务往往面临人手不足、时间紧张等现实困难，导致食养管理无法严格落实。再加上部分工作人员对食养知识掌握不够，无法为老年人提供科学的饮食指导，进一步增加了食养管理的执行难度。

3. 老年人自身的参与度和配合度也是一个值得关注的问题。由于老年人长期形成的饮食习惯，他们对于改变现有饮食方式可能会产生抵触情绪。此外，部分老年人对食养的认识不足，他们甚至认为这只是"花架子"，难以真正改善他们的健康状况。因此，如何提升老年人对食养管理的认同感和配合度，也是食养管理面临的一大挑战。

二、食养的规范学习与应用

在养老机构中，科学规范的食养学习与应用是保障老年人健康的重要途径。随着老年人健康问题的日益复杂化，如何通过规范的学习和科学的应用，让老年人真正受益于食养，是养老机构面临的重大挑战。

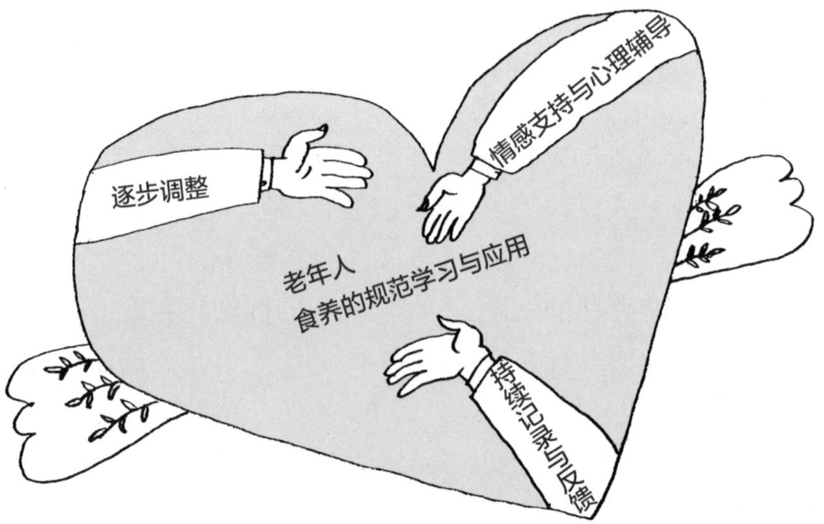

案例一

李姨今年 80 岁，入住在养老机构，平时生活中喜欢吃一些高糖高脂的食物，尤其是甜点和油炸食品。尽管她知道这些食物对健康不利，但由于口味的偏好，她一直难以控制。养老机构为李姨安排了一次专项的食养学习课程，课程重点介绍了糖尿病和高脂饮食的危害，并通过实际案例展示了这些饮食习惯是如何影响老年人健康的。

李姨在学习过程中了解到，她的饮食习惯是导致她血糖波动和体重增加的主要原因。虽然她一开始对饮食习惯的改变表现为不情愿，但课程中的一个案例引起了她的注意。案例中，一位和她年纪相仿的老人，通过调整饮食和坚持锻炼，不仅成功控制了血糖，还减掉了多余的体重，生活质量显著提高。

这个案例深深打动了李姨，她决定尝试改变自己的饮食习惯。课程结束后，李姨开始逐步减少高糖食品的摄入，尝试用水果和低糖点心代替过去的甜点。同时，她也减少了油炸食品的摄入，选择清蒸或煮炖的方式来烹饪食物。为了保持效果，李姨开始在日记中记录每天的饮食情况和感受，并定期与营养师交流，讨论她的进展和遇到的挑战。

在最初的几周里，李姨感到很难适应新的饮食方式，尤其是她最爱的甜点，但她通过不断提醒自己健康的重要性，坚持了下来。随着时间的推移，她逐渐习惯了这种健康的饮食方式，血糖水平开始趋于稳定，体重也有所下降。更重要的是，李姨发现自己的精力比以前更充沛，整个人的状态也好了很多。

李姨的案例表明，将食养知识应用到日常生活中是一个需要时间和毅力的过程。对于老年人来说，改变多年来的饮食习惯并不容易，因此需要逐步进行，并且在过程中给予足够的支持和鼓励。

养老机构可以通过个性化的指导，帮助老年人制订可行的食养计划，并通过持续地跟进和反馈，帮助他们克服在应用过程中遇到的困难。此外，机构还可以通过设立奖励机制，鼓励老年人坚持健康饮食，例如组织“健康饮食打卡活动”，记录并奖励那些能够坚持新饮食习惯的老年人。

李姨的应用实践过程，揭示了老年人在将学习转化为行动时的几个关键点。

案例二

李叔今年 76 岁，患有慢性胃炎，经常感到胃部不适，尤其在进食油腻或辛辣食物后症状加重。他自己也意识到饮食需要调理，但由于缺乏专业指导，总是尝试一些偏方或盲目禁食，反而导致营养不良，身体愈发虚弱。

养老机构得知李叔的情况后，邀请了中医师和营养师为他联合制订了一套肠胃调理食养计划。中医师为李叔开具了温补脾胃的药膳方子，如山药薏米粥、陈皮红枣汤等，这些药膳既能养胃，又不会对胃造成额外负担。营养师则建议李叔采取少食多餐的饮食方式，每餐摄入易消化的食物，如蒸煮蔬菜、清淡鱼汤等。

为了让李叔更好地理解这些建议的作用，营养师还组织了一次“胃肠健康专题讲座”，详细讲解了胃肠系统的工作原理、常见问题及其饮食调理方法。通过生动的动画演示和图表展示，李叔不仅对自己的肠胃问题有了更深入的了解，也意识到自己过去饮食方式的错误。

在接下来的几个月中，李叔严格按照食养计划进行饮食调理。他发现胃部不适的症状明显减少，整个人的精神状态也好了许多。

第三节　老年人的食养心理与健康教育

一、老年群体的食养心理与营养教育

在养老机构中，不同老年群体的健康状况、心理需求和生活背景都存在显著差异，因此他们在食养过程中表现出多样化的需求。为了更加精准、有效地管理老年群体的饮食与健康，养老机构必须细分老年群体，针对性地提供个性化支持与科学干预。以下对不同老年群体的食养心理与营养教育进行详细分析，分为八个典型的老年群体，并根据他们的特征提出具体的食养与营养教育策略。

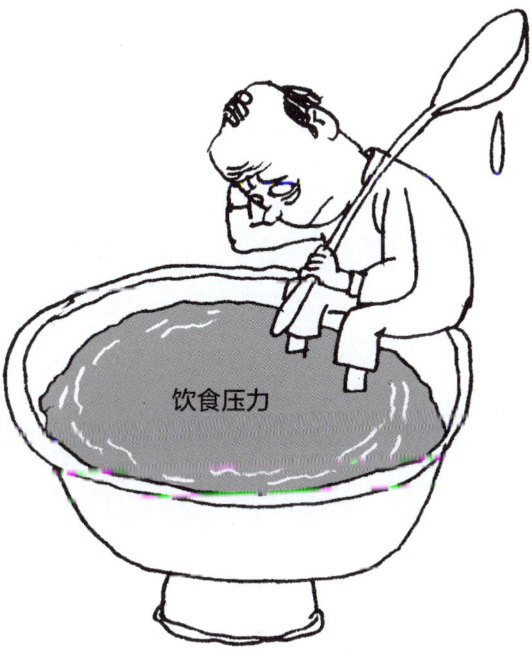

（一）新入住的老年人心理特征——适应与怀旧

新入住养老机构的老年人通常面临从家庭生活向集体生活的

巨大转变，容易产生孤独感和不安情绪。与家人、朋友的分离让他们怀念过去的生活方式和熟悉的饮食习惯。食物在此时不仅仅是营养补充，还成为情感寄托的载体。新入住老年人对机构的饮食会表现出抵触心理，倾向于选择熟悉的家常菜，以此缓解内心的失落感。这种心理需求可能导致他们对机构提供的健康饮食产生抗拒，甚至出现食欲下降。

【食养教育要点】

（1）提供熟悉的家常菜。通过提供老年人熟悉的家常菜来帮助他们过渡到新环境中，同时逐步引导他们接受更为均衡的饮食。

（2）养老机构应结合食养提供心理支持，帮助老年人逐步适应新的集体生活，通过饮食拉近与他人的情感距离。

（3）渐进的健康饮食：逐步调整饮食结构，在满足情感需求的同时逐步引入健康饮食选项。

（二）长期居住的老年人心理特征——规律与依赖

长期居住在养老机构的老年人已经适应了集体生活和饮食安排，他们的生活和饮食习惯趋于规律。然而，长期食用固定的菜肴，容易使他们产生“饮食疲劳”，对食物逐渐失去兴趣，甚至导致营养摄入不足。这类老年人依赖日常饮食的规律性，但饮食的单一性让他们缺乏对食物的兴趣，容易导致食欲下降、营养不均衡。虽然他们不会主动寻求变化，但多样化的饮食能够增强他们对食物的热情。

【食养教育要点】

（1）定期更换菜谱。养老机构应通过定期调整菜单，加入季节性食材，保持饮食的多样性，避免老年人对食物失去兴趣。

（2）鼓励老年人参与到食谱设计或简单烹饪过程中，增加对食物的兴趣与参与感。

(3)通过不同的烹调方式来增强老年人对菜肴的兴趣,避免他们对固定的饮食模式产生依赖。

(三)患有慢性病的老年人心理特征——控制与焦虑

患有慢性病(如糖尿病、高血压、心脏病)的老年人在饮食方面面临严格的控制要求,长期的饮食限制让他们感到压抑和焦虑。他们在心理上容易感到“饮食压力”,甚至会产生反叛心理,选择不健康的食物以寻求情感上的满足。慢性病老年人一方面理解饮食控制的重要性,另一方面却因长期的限制感到压力,可能对健康饮食产生抗拒。这种心理上的焦虑如果不加以引导,可能削弱他们对饮食管理的坚持,影响疾病控制。

【食养教育要点】

(1)个性化的饮食控制。为慢性病患者设计个性化的饮食计划,既满足健康需求,又让他们享受到不同风味的食物,减轻饮食的单调感。

(2)结合心理辅导帮助老年人理解健康饮食对疾病管理的重要性,减轻他们的心理压力。

(3)健康替代选择,提供低糖、低盐的替代食品,满足老年人对美食的渴望,减少因情感压力选择不健康食物的可能性。

(四)高龄体弱老年人心理特征——依赖与温情

高龄老年人的身体功能大幅退化,在饮食上表现出较强的依赖性,需照护人员的帮助才能完成用餐。他们往往因身体虚弱、咀嚼能力下降,对食物逐渐失去兴趣,甚至出现食欲缺乏。

【食养教育要点】

(1)软食与流质餐:设计适合高龄老年人的软食或流质餐,既易消化又营养丰富,确保他们能够顺利摄入足够的营养。

(2)在用餐时增加陪伴与互动,照护人员应通过轻松的谈话或情感交流,提升老年人的用餐兴趣。

(3)提升用餐环境:通过改善餐具设计、增加菜品的色彩和摆盘美感,提升用餐体验,让老年人感受到饮食带来的愉悦感。

(五)独居习惯老年人心理特征——独立与孤单

曾经习惯独居生活的老年人在进入养老机构后,尽管得到了集体生活的照护,但他们往往倾向于保持一定的独立性。许多人不愿与他人一起用餐,更倾向于单独用餐,表现出内向或孤独的情绪。食养教育的要点是鼓励社交用餐。养老机构可以通过小型社交活动鼓励老年人与其他人一起用餐,帮助他们从集体用餐中获得情感联系,缓解孤独感。

【食养教育要点】

(1)尊重独立性,同时,也要尊重老年人对独立用餐的需求,提供个性化的用餐安排,避免过度干涉他们的生活习惯。

(2)提供个性化的饮食选择。根据他们的饮食喜好和健康需求,设计个性化的膳食方案,让他们在独立的同时能够摄取到均衡的营养。

(六)社交活跃的老年人心理特征——互动与满足

社交活跃的老年人热衷于集体活动,喜欢与他人交流分享,甚至在用餐时也是如此。他们对餐饮社交表现出极大的兴趣,渴望在集体用餐中获得情感上的满足。这类老年人对用餐的社交属性有较高的期待,饮食不仅是身体的需求,还是他们维持社交圈、增强归属感的重要途径。因此,在食养过程中,应特别关注他们的社交需求,促进社交互动。

【食养教育要点】

(1)集体用餐与互动:养老机构可以通过“社交餐桌”等活动,让这类老年人在集体用餐时有更多的互动机会，增强他们的归属感和情感连接。

（2）多样化菜品选择：提供多种菜品供社交活跃的老年人选择，增加他们在用餐中的讨论与互动话题，激发对健康饮食的兴趣。

（3）饮食分享与体验：通过美食体验活动，鼓励老年人分享个人的饮食喜好和食养心得，增强饮食过程中的互动性和参与感。

（七）忧郁老年人心理特征——食欲缺乏与心理干预

一些老年人可能因失去亲人、生活挫折或孤独感而产生忧郁情绪，表现为食欲缺乏或对生活失去兴趣。这类老年人在饮食上可能会表现出极度的不配合，甚至出现厌食症状。忧郁老年人不仅需要通过食物获取营养，还需要通过情感和心理的支持帮助他们走出低谷。饮食对于他们的心理恢复有重要作用，因此，照护人员应将情感支持融入食养过程中。

【食养教育要点】

（1）心理支持与疏导：养老机构应提供专业的心理疏导，帮助忧郁老年人缓解情感上的痛苦，同时鼓励他们逐步恢复正常饮食。

（2）增加饮食愉悦感：设计色彩鲜艳、造型美观的菜肴，通过视觉刺激提升忧郁老年人的食欲，让他们重新对食物产生兴趣。

（3）小而频繁的用餐：对食欲缺乏的老年人，可以采取少量多餐的饮食方式，逐步增加营养摄入，帮助他们缓慢恢复身体健康。

（八）失智老年人心理特征——认知退化与照护

失智老年人（如阿尔茨海默病患者）由于认知功能的退化，常常表现出饮食紊乱，如忘记吃饭、拒绝进食等。这类老年人需要持续地照护和监督，确保他们获得足够的营养。失智老年人在认知退化的情况下，饮食行为不再自主，需要照护人员的帮助和支持。他们可能出现食物抗拒或遗忘用餐的情况，因此在食养中，情感安抚和规范照护至关重要。

【食养教育要点】

(1)饮食监督与照护:照护人员应时刻监督失智老年人的进食行为,确保他们能定时定量地进食,避免因遗忘而影响营养摄入。

(2)简化食物与提供安全食材:设计简单易食的餐食,避免复杂的菜肴结构,减少失智老年人的认知负担,确保他们能够顺利用餐。

(3)稳定的用餐环境:为失智老年人营造安静、温馨的用餐环境,帮助他们专注于进食,减少外界干扰。

养老机构中,不同老年群体的心理需求和食养心理存在显著差异。通过更为精准地划分老年群体,并根据各自的心理特征和健康需求制订个性化的食养和营养教育方案,养老机构可以有效提升老年人的整体健康水平和生活质量。

案　例

陈姨今年80岁,近年来一直食欲缺乏,经常吃不下饭。虽然她的身体并没有明显的疾病,但由于长期的孤独和情绪低落,她对食物逐渐失去了兴趣。养老机构的工作人员注意到这一情况后,安排心理咨询师与陈姨进行了一次深度交谈,发现她的饮食问题主要源于心理因素。

为了帮助陈姨恢复食欲,机构不仅为她制订了营养丰富且色香味俱佳的食谱,还通过心理疏导和集体活动改善她的情绪状态。每当陈姨坐在餐桌前感到吃不下时,工作人员会陪伴她,鼓励她慢慢进食,享受食物的美味。与此同时,陈姨还参加了机构组织的“美食分享会”,和其他老人一起品尝不同的菜肴,并分享彼此的饮食故事。几个月后,陈姨的食欲逐渐恢复,精神状态也有了明显改善。

饮食不仅仅是生理需求，心理因素也对老年人的饮食行为有着重要影响。在陈姨的案例中，饮食心理辅导和集体活动的结合帮助她重新找回了对食物的兴趣。养老机构在组织食养学习时，应关注老年人的心理状态，通过心理疏导、情感支持以及集体参与等方式，帮助他们克服饮食障碍，恢复健康饮食习惯。

集体活动，如“美食分享会”“养生茶会”等，不仅可以丰富老年人的饮食体验，还能增强他们的社交互动，改善情绪状态。通过这种互动性强、参与度高的活动，老年人不仅能享受到美食，还能从中获得心理上的满足感，这对于改善他们的整体健康状况具有积极意义。

在养老机构中组织老年人进行食养学习，是一项涉及多个层面的系统工程。通过个性化辅导、专题讲座、烹饪示范、四季食养课程、心理辅导等多种学习方法，机构能够帮助老年人更好地掌握和应用食养知识，改善他们的健康状况和生活质量。在这一过程中，科学与传统的结合、实践与理论的并重，以及心理与生理的同步调适，都是实现目标的关键。最终，食养学习不仅能为老年人的健康保驾护航，还能为他们的晚年生活增添更多的乐趣和幸福感。

二、老年人个性化的心理健康教育方法

在老年养老机构中，心理健康教育与食养的结合不仅可以满足老年人情感和心理需求，而且通过饮食调理可以进一步促进他们的身体健康。养老机构作为一个集体生活的环境，如何通过饮食调养改善老年人的心理状态，并增强他们对健康饮食的接受度，成为一个需要系统规划和实施的重要内容。

以下是几种高度结合心理健康教育与食养的方法，适用于养老机构中的老年人群体，有助于他们的心理和生理两方面都保持健康。

（一）个性化心理健康教育与食养结合

1. 个性化心理健康评估与食养方案制订 每位老年人的心理

状况与身体健康需求都是独特的，养老机构可以通过个性化评估老年人的心理与生理状态，将心理健康教育与食养策略高度结合。

了解老年人的饮食偏好与心理背景：在进行心理评估的过程中，养老机构不仅要了解老年人的生活背景、职业经历和情感需求，还要结合他们的饮食习惯，了解哪些食物能够带给他们情感上的舒适感与心理安全感。例如，有些老年人可能对家乡菜或某些特定食物有强烈的情感寄托，机构可以有针对性地为其提供这些食物作为调节情绪的手段。

定制个性化的食养方案：根据老年人的健康状况和心理需求，制订个性化的食养方案。例如，对于情绪低落或患有轻度抑郁症的老年人，养老机构可以增加富含 ω-3 脂肪酸、B 族维生素、维生素 D 的食物（如鱼类、坚果、牛奶等），这些营养素有助于改善情绪，提升老年人的心理健康状态。

2. 定期心理评估与食养方案调整 老年人的心理与健康需求是动态变化的，养老机构需要定期对老年人进行心理评估，了解其情绪和心理状态的变化，同时对食养方案进行相应调整。

动态调整饮食方案：例如，某些老年人在健康状况有所改善时，可以适当调整其饮食结构，增加更多高纤维、低脂肪的食物，帮助他们维持健康状态；而在老年人情绪低落的时期，养老机构可以提供更加温暖、安慰性的食物，如粥类、汤品等，提升他们的舒适感。

（二）情感支持与饮食结合的心理健康教育

情感支持是养老机构中老年人心理健康的重要组成部分，而食物在提供情感慰藉方面扮演着重要角色。通过将情感支持融入日常饮食安排，养老机构可以为老年人提供心理上的关怀与安全感，帮助他们更好地适应集体生活。

1. 陪伴用餐与情感支持 在养老机构中，用餐是老年人日常生活中非常重要的社交时刻。通过陪伴用餐，工作人员和志愿者可以为老年人提供情感支持，有助于他们缓解孤独感。

陪伴与心理关怀:工作人员或志愿者可以与老年人一同用餐,轻松交流,了解他们的心理状态。在这些交流过程中,养老机构可以帮助老年人表达他们的情感需求,并通过提供与情感相联系的食物来增强他们的心理安全感。例如,在老年人情绪低落时,提供他们怀念的家常菜或家乡特色菜,帮助他们通过食物找到情感共鸣。

2. 社交活动与饮食结合 饮食不仅是身体的需求,也是社交互动的重要媒介。养老机构可以将社交活动与饮食体验结合,增强老年人的社交联系,提升他们的心理健康和生活满意度。

社交餐桌与集体烹饪:养老机构可以定期组织"社交餐桌"活动,让老年人一起享用特色餐点,增加社交机会,帮助他们在用餐过程中建立新的社交联系。集体烹饪活动也是一种很好的方式,老年人可以在准备和分享食物时感受到成就感和归属感,进一步改善心理状态。

(三)个性化的心理干预与食养的深度结合

对于心理状态较为脆弱、情绪低落的老年人,个性化的心理干预与食养结合可以有效改善他们的情绪和饮食行为。特别是那些因为情绪问题导致饮食紊乱的老年人,心理干预和饮食调整可以相互作用,形成协同效应。

1. 心理疏导与健康饮食的协同作用 对于因情感问题(如孤独或焦虑)而出现不健康饮食行为的老年人,心理干预可以帮助他们调整心态,从而改善饮食行为。心理咨询师可以通过深入交流,帮助老年人认识到他们的情感问题是导致不良饮食行为的原因。

引导老年人逐步改变饮食习惯:通过心理干预,养老机构可以逐步引导老年人认识到不健康饮食的危害,并提供健康的替代选择,如低糖、低脂的食物。此外,心理干预还可以结合具体的饮食计划,如帮助老年人设定合理的饮食目标,逐步改变饮食结构,最终建立起更健康的饮食习惯。

2. 食物对心理调节的影响 食物中的营养具有调节情绪的作

用，养老机构可以利用这些食物来帮助老年人改善情绪。例如，富含维生素 D、ω-3 脂肪酸和镁的食物可以提升老年人的情绪，减少焦虑和抑郁的症状。

营养支持的个性化设计：对于情绪不稳定或心理压力大的老年人，养老机构可以在食谱中加入一些能够改善情绪的食材。例如，鱼类、坚果、菠菜等富含 ω-3 脂肪酸的食物，能够帮助提升情绪，降低焦虑感。这些个性化的食养方案与心理干预相结合，可以有效调节老年人的情绪。

（四）创新心理健康教育与饮食的融合

传统的心理健康教育方式，如讲座或一对一咨询，虽然有效，但未必能吸引所有老年人的兴趣。养老机构可以探索一些创新方法，将心理健康教育与饮食体验结合，增加教育的趣味性和老年人的参与度。

1. 艺术疗法与饮食体验结合　艺术疗法是一种有效的情感表达方式，老年人可以通过绘画、音乐等形式释放情感。通过艺术疗法结合健康饮食，养老机构可以帮助老年人在情感表达后通过食物获得身心的满足。

艺术疗法后的健康餐：在绘画或音乐疗法结束后，养老机构可以提供色彩丰富、摆盘美观的健康餐点，如水果拼盘、蔬菜沙拉等。这种视觉和味觉上的享受可以进一步提升老年人的情绪和健康意识。

2. 运动疗法与饮食教育的互动　运动对老年人的身体健康和心理健康都有积极影响，适量的运动可以有效缓解老年人的压力和焦虑。通过将运动与饮食教育相结合，养老机构可以帮助老年人更好地理解健康饮食的重要性。

运动后的健康餐：在老年人参与运动疗法（如打太极拳、散步或练习轻度舞蹈）后，养老机构可以为他们提供富有营养的健康餐，如富含蛋白质的食物或补充能量的全谷物食物。这种运动与饮食的结合不仅能帮助老年人补充营养，还能让他们认识到运动与饮食的相互作用，增强对健康生活方式的理解。

（五）家庭支持与饮食结合的心理健康教育

家庭的支持对于老年人的心理健康至关重要，而家庭成员的参与可以进一步促进老年人在养老机构中的情感归属感与饮食健康管理。通过将家庭支持与食养结合，养老机构可以为老年人提供更全面的心理与营养支持。

1. 家庭共餐活动 养老机构可以定期组织“家庭共餐”活动，邀请老年人与家人共同用餐，增进他们之间的感情。

共同享受健康饮食：通过家庭共餐，老年人与家人可以一起享用健康餐点，家人能够在饮食过程中了解老年人的饮食习惯和健康需求，并在日常生活中继续支持老年人的健康饮食管理。

2. 家庭心理教育

（1）与饮食管理结合：养老机构还可以为老年人的家属提供心理健康教育和饮食管理培训，帮助他们更好地理解老年人的心理需求和饮食管理的重要性。

（2）家庭成员的参与：家属可以学会如何在探望时通过健康饮食支持老年人的心理健康和身体健康，形成家庭与养老机构联合的健康管理模式。

（3）通过将心理健康教育与食养高度结合，养老机构可以全面提升老年人的身心健康水平。个性化心理干预、情感支持、创新教育方法以及家庭支持都可以通过与饮食相结合的方式，更好地促进老年人的心理稳定和健康饮食依从性。在养老机构中，心理健康与食养的结合不仅能提升老年人的生活质量，还能帮助他们在晚年生活中更好地获得幸福感和保持身心平衡。

（胡晓英）

第七章
老年人的食养与营养管理

第一节　老年人的膳食营养现状与思考

一、老年人的膳食与食养现状

随着社会的发展和人口老龄化的加剧，老年人的膳食营养问题日益受到关注。了解老年人的膳食与食养现状，对于改善他们的健康状况、提高生活质量具有重要意义。

流行病学调查显示，约有 50% 的老年人存在不同程度的蛋白质摄入不足问题。其中，农村地区老年人蛋白质摄入不足的比例更高，可达 60% 左右。而钙摄入不足的情况也较为普遍，约有 60% 的老年人钙摄入量未达到推荐标准。维生素 D 缺乏在老年人群中的发生率也较高，尤其是在冬季和居住在北方地区的老年人中，维生素 D 缺乏的比例可高达 80%。

（一）老年人食物摄入不足

部分老年人食欲减退、咀嚼和消化功能下降等原因，食物摄入不足，导致营养不良。一些老年人可能因为经济条件限制、行动不便等原因，无法购买或准备丰富的食物，从而影响了营养的摄入。例如，一些独居的老年人可能因为做饭不方便，而选择简单的食物，如方便面、馒头等，长期下来容易导致营养不均衡。

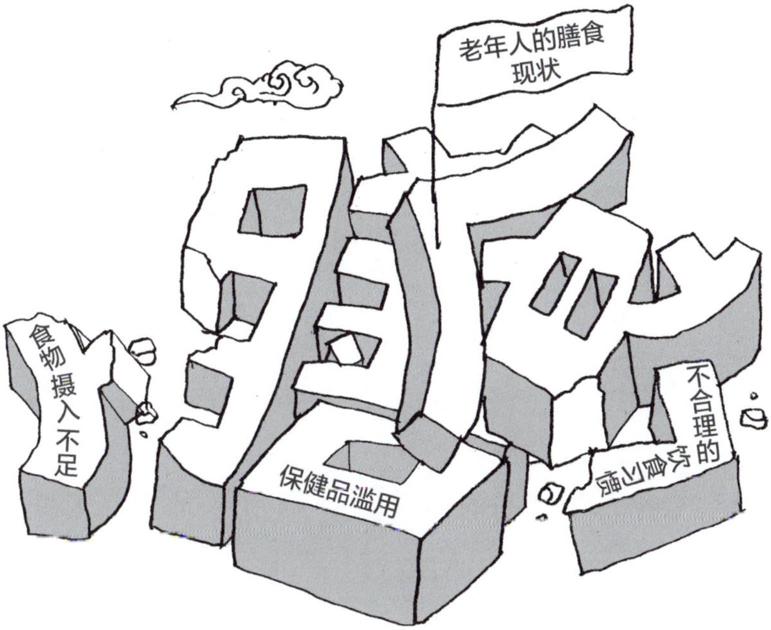
老年人的膳食现状
食物摄入不足
保健品滥用
不合理的饮食习惯

（二）老年人不合理的饮食习惯

老年人中存在一些不合理的饮食习惯，会引起诸多不良影响。一方面，饮食过咸危害大，有的老年人在烹饪时放大量盐或常吃咸菜、腌肉等高盐食品，摄入过多盐会增加高血压风险，高血压是老年人常见慢性疾病，长期如此可能引发冠心病、脑卒中等心脑血管疾病，还会加重肾脏负担影响肾脏功能。另一方面，过度油腻也不妥，过多摄入油腻食物易导致肥胖、高血脂等问题，肥胖会增加关节负担引发关节炎，加重心脏负担，高血脂使血液黏稠度增加易形成血栓，增加心脑血管疾病风险。但是，过度节食也不可取，如为控制体重过度减少食物摄入量甚至不吃主食或肉类，会导致营养不良，使身体免疫力下降易生病，出现贫血、骨质疏松等问题，还会使身体虚弱、体力下降影响日常生活。暴饮暴食同样不好，例如在节假日或遇到喜欢的食物时不加节制大量进食，会加重肠胃负担，引起消化不良、胃痛、胃胀等问题，长期还可能导致肥胖、糖尿病等疾病发生。还有饮食单一的情况，只吃几种固定食物会导致营养不均衡，缺乏某些营养素可能引发各种健康问题，像缺乏维生素C可能免疫力下降，缺乏钙可能骨质疏松等，例如长期只吃面食、米饭等主食而很少摄入蔬菜、水果、肉类等其他食物。此外，一些老年人可能因为节俭习惯，不舍得扔掉剩菜剩饭，长期食用容易导致食物中毒和营养不均衡。

据统计，约有40%的老年人日常饮食中盐的摄入量超过了世界卫生组织推荐的标准。在老年人群中，高脂血症的患病率约为45%，糖尿病的患病率约为30%，这些都与不合理的饮食习惯密切相关。

（三）老年人保健品的滥用

在现实生活中，我们常常可以看到一些老年人对保健品存在着过度依赖的现象。他们往往认为，只要吃保健品就能够充分补充身体所需的营养，于是便将大量的时间和金钱投到购买各种保健品上，却在不知不觉中忽视了日常饮食的重要性。实际上，保健品无论被宣传得多么神奇，都不能替代食物的作用。食物中蕴含着丰富多样的营养成分，通过合理的日常饮食搭配，能够为身体提供全面而均衡的营养支持。而保健品通常只是针对特定的营养成分进行补充，无法涵盖人体所需的所有营养物质。而且，过量食用保健品极有可能会对身体造成不良影响。例如，一些老年人出于对补钙的迫切需求，长期大量服用钙片。然而，这样的做法可能会导致高钙血症的发生。一旦患上高钙血症，身体就会出现一系列不良症状，如便秘，使得老年人在排便时痛苦不堪；恶心感会时不时地涌上心头，影响食欲和生活质量；呕吐也可能频繁发生，不仅让身体更加虚弱，还会对心理造成极大的负担。

因此，老年人应该正确认识保健品和食物的关系，避免过度依赖保健品而忽视日常饮食，同时也要谨慎购买保健品，防止因过量食用而给身体带来不必要的伤害。

二、加强健康教育

要引导老年人正确认识保健品和食物的关系,可以从以下几个方面入手。

1. 社区组织健康讲座 邀请专业的医生、营养师等为老年人讲解保健品和食物的区别,以及合理饮食的重要性。通过生动的案例和科学的知识,让老年人明白食物是营养的主要来源,保健品不能替代食物。

2. 发放宣传资料 制作简单易懂的宣传手册、海报等,介绍食物的营养价值和保健品的正确使用方法。可以在社区活动中心、医院、养老院等场所发放,提高老年人的知晓率。

3. 利用媒体宣传 通过电视、广播、报纸、网络等媒体渠道,播放关于合理饮食和正确使用保健品的公益广告、科普文章等,扩大宣传覆盖面。

三、家庭关爱与沟通

子女多与长辈交流:子女要关心长辈的健康状况,与长辈坦诚地交流保健品和食物的关系。可以分享一些科学的健康知识,提醒老年人不要盲目相信保健品的宣传广告。陪伴老年人就医:当老年人身体不适时,子女应陪伴老年人去正规医院就诊,听从医生的建议进行治疗和调理。医生的专业意见往往更能让老年人信服,从而减少对保健品的过度依赖。鼓励老年人参与家庭饮食:子女可以邀请老年人一起参与家庭饮食的准备,让老年人了解不同食物的营养价值和烹饪方法。一起品尝美味的家常菜,增强老年人对食物的兴趣和信心。

四、规范保健品市场。

1. 加大监管力度 政府相关部门要加大对保健品市场的监管

力度，严厉打击虚假宣传、非法销售等违法行为。确保保健品的质量和安全性，让老年人能够放心购买和使用。

2. 提高行业自律性 保健品生产企业和销售商家要加强自律，遵守法律法规，诚信经营。不得夸大保健品的功效，误导消费者。

3. 设立投诉渠道 设立专门的投诉举报电话和网络平台，方便老年人及家属对不良保健品进行投诉。及时处理投诉案件，维护老年人的合法权益。

五、培养健康生活方式

1. 鼓励适度运动 老年人可以根据自己的身体状况选择适合的运动方式，如散步、打太极拳、跳广场舞等。适度的运动有助于增强体质，提高身体免疫力，减少对保健品的需求。

2. 保持良好心态 老年人要保持乐观、积极的心态，避免过度焦虑和担忧自己的健康问题。可以参加一些社交活动、兴趣小组等，丰富自己的生活，缓解心理压力。

3. 定期体检 老年人要定期进行身体检查，及时了解自己的健康状况。根据体检结果显示，在医生的指导下进行合理的饮食调整和保健品使用。

六、老年人的食养现状

1. 传统食养观念的影响 在我国，传统的食养观念源远流长，很多老年人受到传统食养观念的影响，注重食物的性味归经和功效。例如，一些老年人认为吃红枣可以补血，吃核桃可以补脑等。虽然传统食养观念有一定的科学依据，但也存在一些误区，需要结合现代营养学知识进行正确地理解和应用。

2. 缺乏科学的食养指导 目前，老年人缺乏科学的食养指导，很多人不知道如何根据自己的身体状况和营养需求进行合理的饮食搭配。一些老年人可能会盲目跟风,听信一些没有科学依据的养生方法,如吃某种食物可以治疗疾病。此外,市场上的养生书籍和节目繁多,但质量参差不齐,容易误导老年人。

七、老年人食养与营养的转归与应对

(一)老年人食养与营养的转归

老年人食养与营养的转归主要体现在以下几个方面。

1. 身体状况的改善

(1)慢性疾病的控制:合理的食养与营养可以帮助老年人更好地控制慢性疾病。对于患有糖尿病的老年人,通过控制碳水化合物的摄入、增加膳食纤维的摄入以及选择低升糖指数的食物,可以有效地控制血糖水平。同样,对于患有高血压的老年人,减少钠盐的摄入、增加钾的摄入以及控制体重,可以帮助降低血压。长期坚持健康的饮食模式,可以降低慢性疾病的并发症发生风险,提高老年人的生活质量。控制好血糖可以减少糖尿病视网膜病变、糖尿病肾病等并发症的发生;控制好血压可以降低心脑血管疾病的风险。

(2)营养状况的改善:老年人由于身体功能的衰退,往往容易出现营养不良的问题。通过合理的食养与营养,可以改善老年人的营养状况。增加蛋白质的摄入可以帮助维持肌肉质量,预防肌肉减少症;增加钙和维生素D的摄入可以预防骨质疏松症。营养状况的改善还可以提高老年人的免疫力,减少感染的发生风险。摄入足够的维生素C、维生素E、锌等营养素可以增强免疫细胞的活性,提高身体的抵抗力。

(3)身体功能的提升:良好的食养与营养可以提升老年人的身体功能。摄入足够的能量可以保证老年人有足够的体力进行日常活动;摄入足够的营养素可以维持身体各个器官的正常功能。适当的运动结合合理的饮食可以进一步提升老年人的身体功能。进行力量训练可以增加肌肉力量,提高身体的平衡能力和稳定性,减少摔倒的风险;进行有氧运动可以提高心肺功能,增强耐力。

2. 心理状态的改善

(1)增强自信心:当老年人通过合理的食养与营养改善了身体状况后,会感到自己更加健康、有活力,从而增强自信心。这种自信心可以影响老年人的生活态度,使他们更加积极地面对生活。例如,一位老年人在改善了饮食后,成功控制了血糖和血压,身体状况明显好转。他开始积极参加社区活动,与其他老年人交流,分享自己的健康经验。这种积极的生活态度不仅让自己感到快乐,也影响着身边的人。

(2)减轻焦虑和抑郁:不良的饮食与营养状况可能会导致老年人出现焦虑和抑郁等心理问题。而合理的食养与营养可以改善老年人的心理状态,减轻焦虑和抑郁。例如,摄入富含 ω-3 脂肪酸的食物,如深海鱼、亚麻籽等,可以改善情绪,减轻焦虑和抑郁症状。此外,与家人和朋友一起分享健康的饮食也可以增加社交互动,缓解孤独感,进一步改善心理状态。

3. 生活质量的提高

(1)独立生活能力的增强:良好的食养与营养可以帮助老年人保持身体健康,提高独立生活能力。通过控制慢性疾病、维持肌肉力量和身体功能,老年人可以自己完成日常活动,如购物、做饭、打扫卫生等,不需要过多依赖他人的帮助。独立生活能力的增强可以让老年人感到更加自主,拥有高质量的生活。

(2)社交活动的参与度增加:健康的饮食可以让老年人有更好的身体状况和心理状态,从而增加社交活动的参与度。老年人可以参加社区组织的健康讲座、烹饪比赛、户外活动等,与其他老年人交流互动,丰富生活内容。社交活动的参与度增加可以减少老年人的孤独感和抑郁情绪,提高其生活质量。

总之,老年人的食养与营养对他们的身体状况、心理状态和生活质量都有着重要的影响。通过合理的食养与营养的转归，老年人可以实现身体和心理的双重改善，提高生活质量，享受健康、快乐的晚年生活。

（二）老年人食养与营养的应对措施

1. 食物摄入不足方面

（1）社区关怀与服务：社区可以组织志愿者定期为独居或行动不便的老年人提供购物帮助，确保他们能够购买到丰富多样的食材。例如，志愿者可以每周帮助老人列出购物清单，并陪同他们去超市采购，或者通过线上购物平台为老年人下单，将食材送到家中。社区食堂可以为老年人提供营养丰富、价格实惠的饭菜。考虑到老年人的口味和消化能力，食堂的菜品应多样化，包括软嫩的肉类、新鲜的蔬菜、易消化的主食等。同时，食堂可以提供送餐服务，方便那些无法出门的老年人。

（2）家庭支持：子女和亲属应多关心老年人的饮食情况，定期为他们购买新鲜的食材和营养补充品。子女可以在周末为老年人准备一周的食材，包括瘦肉、鱼类、蛋类、奶制品、豆制品等富含优质蛋白质的食物，以及各种新鲜的蔬菜水果。鼓励家人多与老年人一起进餐，营造愉快的用餐氛围，提高老年人的食欲。在进餐过程中，可以与老年人交流，分享生活中的趣事，让老年人感受到家庭的温暖和关爱。

（3）简便烹饪方法：为老年人推荐一些简单易行的烹饪方法，如蒸煮、炖、凉拌等，减少油炸和煎炒。这些烹饪方法不仅健康，而且操作简单，适合老年人。例如，老年人可以用蒸锅蒸一些鱼、虾、蔬菜等，既保留了食物的营养，又容易消化。提供一些适合老年人的小型烹饪器具，如小型电饭煲、电炖锅等，方便他们自己做饭。这些器具操作简单，功能齐全，可以满足老年人的基本烹饪需求。

2. 不合理的饮食习惯方面

（1）营养教育：社区可以定期举办营养讲座，邀请专业的营养师为老年人讲解合理饮食的重要性，以及如何避免高盐、高脂、高糖食物的摄入。讲座可以结合实际案例，让老年人更容易理解和接受。例如，营养师可以通过展示一些因不合理饮食导致疾病的案例图片，让老人直观地了解高盐、高脂、高糖饮食的危害。发放营养宣传资料，如宣传手册、海报等，内容包括食物的营养价值、合理的饮食搭配、低盐、低脂、低糖饮食的方法等。宣传资料可以采用图文并茂的形式，方便老年人阅读。

（2）饮食调整：鼓励老年人逐渐减少盐的摄入量，可以使用低钠盐、醋、柠檬汁等调味品代替部分盐。选择健康的油脂，如橄榄油、玉米油等，减少动物油的食用。同时，控制油脂的摄入量，避免油炸食物。增加蔬菜水果的摄入，可以将蔬菜水果做成沙拉、果汁等，方便老年人食用。例如，老年人可以在早餐时喝一杯鲜榨的果汁，或者在午餐和晚餐后吃一些水果沙拉，增加维生素和膳食纤维的摄入。

（3）饮食习惯培养：提醒老年人养成定时定量进餐的习惯，避免暴饮暴食和过度节食。老年人可以每天固定三餐时间，每餐吃到七八分饱，既保证了营养的摄入，又不会给肠胃造成负担。鼓励老年人多喝水，保持身体水分平衡。可以为老年人准备一个保温杯，方便他们随时喝水。老年人可以在早上起床后喝一杯温水，促进肠胃蠕动；在白天每隔一段时间喝一些水，避免口渴时才喝水。

以下是一些关于老年人通过膳食营养管理改善身体健康状况的案例。

案例一

社区营养干预项目

在某城市的一个大型社区，针对老年人开展了一项全面的膳食营养管理项目。

首先，社区组织了专业的营养师团队，为老年人进行免费的营养评估。通过测量身高、体重、体脂率等指标，以及询问老年人的饮食习惯、疾病史等信息，营养师为每位老人制订了个性化的饮食计划。

对于一些患有慢性疾病的老年人，如糖尿病、高血压等，营养师特别强调了饮食中的注意事项。例如，对于糖尿病老年人，建议他们控制碳水化合物的摄入量，增加膳食纤维的摄入，选择低糖水果和蔬菜；对于高血压老年人，建议他们减少盐的摄入，多吃富含钾的食物，如香蕉、土豆等。

社区还定期举办营养讲座和烹饪示范活动。在讲座中，营养师向老人们传授了营养知识和健康饮食的理念；在烹饪示范活动中，厨师现场展示如何制作营养丰富、美味可口的菜肴，如清蒸鱼、蔬菜沙拉、五谷杂粮粥等。老人们可以亲自品尝这些菜肴，并学习制作方法。

此外，社区还与当地的超市合作，推出了专门为老年人设计的营养食品套餐。这些套餐包括了各种新鲜的蔬菜水果、优质蛋白质食物、全谷物等，价格实惠，方便老人购买。经过一段时间的努力，该社区老年人的膳食营养状况得到了显著改善。许多老人表示，他们的食欲增加了，身体也更有活力了。社区医院的统计数据显示，老年人慢性疾病的发病率明显下降。

案例二

养老院的营养改善计划

一家养老院为了提高老人们的生活质量，实施了一系列的膳食营养管理措施。

养老院聘请了专业的厨师和营养师，根据老人们的口味和营养需求，制订了科学合理的食谱。食谱中包括了丰富的蛋白质、碳水化合物、脂肪、维生素和矿物质，同时考虑了老人们的咀嚼和消化能力，选择了易于消化的食物。

每天的早餐有牛奶、鸡蛋、全麦面包等，为老人们提供充足的蛋白质和能量；午餐和晚餐则有荤有素，搭配合理，如红烧肉、清炒时蔬、米饭等。此外，养老院还为老人们提供了水果和点心，作为加餐，满足他们的营养需求。

养老院还注重饮食的多样性和趣味性。厨师们会根据不同的季节和节日，制作特色菜肴，如端午节的粽子、中秋节的月饼等，让老人们感受到节日的氛围。同时，养老院还会组织老人们参加烹饪比赛和美食分享活动，让他们在享受美食的同时，也能增进彼此之间的感情。

为了确保老人们的饮食安全，养老院建立了严格的食品采购和加工制度。所有的食材都经过严格的检验和筛选；厨房的工作人员严格遵守卫生标准，确保食品的安全和卫生。

在实施营养改善计划后，养老院的老人们身体状况明显好转。他们的体重保持在正常范围内，贫血、低蛋白血症等营养问题得到了有效改善。老人们的精神状态也更加饱满，生活质量得到了极大提高。

案例三

家庭营养支持

李姨今年 75 岁，患有糖尿病和骨质疏松症。在医生和营养师的建议下，李姨的家人为她制订了一套家庭营养支持计划。

首先，家人调整了李姨的饮食结构。他们减少了李姨饮食中的糖分和盐分的摄入，增加了蔬菜、水果、全谷物和优质蛋白质的比例。例如,早餐给李姨准备了燕麦粥、鸡蛋和低糖水果;午餐和晚餐则有瘦肉、鱼类、豆类等富含优质蛋白质的食物,以及各种蔬菜。

为了满足李姨对钙的需求,家人还为她购买了高钙牛奶和钙片。同时,鼓励李姨多晒太阳,促进维生素D的合成,帮助钙的吸收。家人还注重李姨的饮食习惯培养。他们鼓励李姨定时定量进餐,避免暴饮暴食。同时,为了帮李姨增加食欲,家人会经常变换菜肴的口味和做法,让她吃得更加开心。在家人的精心照顾下,李姨的血糖得到了有效控制,骨质疏松症的症状也有所缓解。她的身体更加健康了,生活也更加幸福了。

第二节　老年患者营养失衡与营养支持

一、营养失衡的发生与并发症

(一)营养失衡的发生原因

1. 疾病因素　老年患者由于疾病的影响,往往容易出现营养失衡的情况。一些慢性疾病,如糖尿病、肾病、心血管疾病等,会影响患者的食欲和消化吸收功能,导致营养摄入不足或过剩。例如,糖尿病患者需要控制饮食,避免摄入过多的糖分,但如果控制过度,可能会导致营养不良。肾病患者需要限制蛋白质的摄入量,以减轻肾脏负担,但如果蛋白质摄入不足,可能会影响身体的正常功能。

2. 治疗因素　治疗过程中的药物副作用也可能导致营养失衡。一些药物会影响胃肠道功能,导致恶心、呕吐、腹泻等,从而影响营养的摄入和吸收。例如,化疗药物会引起恶心、呕吐、食欲缺乏等不良反应,影响患者的营养状况。此外,手术、放疗等治疗方式也可能对患者的身体造成损伤，影响营养的吸收和利用。

3. 心理因素 老年患者的心理状态也会影响营养状况。一些患者遭受疾病的困扰，可能会出现焦虑、抑郁等情绪，导致食欲下降。此外，一些患者可能对疾病的治疗缺乏信心，对饮食不重视，也会影响营养的摄入。

研究显示，患有慢性疾病的老年人中，约有 70% 的人存在不同程度的营养失衡问题。在接受化疗的老年患者中，约有 80% 的人会出现恶心、呕吐等副作用，导致营养摄入不足。而患有抑郁症的老年人，其营养不良的发生率比正常老年人约高 30%。

（二）营养失衡的并发症

1. 身体抵抗力下降 当出现营养失衡时，身体的免疫系统会受到严重影响，导致抵抗力下降。人体的免疫系统需要各种营养素来维持正常的功能，如蛋白质、维生素、矿物质等。如果摄入不足或不均衡，免疫系统就无法正常发挥作用。

例如，对于营养不良的患者来说，他们的身体缺乏足够的蛋白质来合成免疫球蛋白等抗体，缺乏维生素 C 等抗氧化剂来增强免疫细胞的活性，缺乏锌等微量元素来维持免疫细胞的正常代谢。这使得他们更容易受到病原体的侵袭，患上感冒、肺炎等呼吸道疾病。呼吸道黏膜是人体抵御外界病原体的第一道防线，营养不良会导致呼吸道黏膜的屏障功能减弱，使病毒和细菌更容易侵入。

此外，营养不良的患者也容易患上泌尿系统感染和皮肤感染等疾病。泌尿系统感染通常是由细菌从尿道侵入引起的，营养不良会影响尿液的酸碱度和成分，为细菌的生长提供有利环境。皮肤是人体最大的器官，也是抵御外界病原体的重要屏障。营养不良会导致皮肤干燥、脆弱，容易受损，从而增加皮肤感染的风险。

2. 伤口愈合缓慢 伤口愈合是一个复杂的生理过程，需要多种营养素的参与。蛋白质是伤口愈合的重要物质，它可以提供修复组织所需的氨基酸。维生素 C 可以促进胶原蛋白的合成，增强伤口的组织强度。锌可以参与细胞的分裂和增殖,促进伤口的愈合。

如果营养失衡,缺乏这些营养素,伤口愈合的速度就会明显变慢。例如,蛋白质摄入不足会导致伤口处缺乏足够的修复材料,愈合过程延长。维生素C缺乏会使胶原蛋白合成受阻,伤口的组织强度不够,容易裂开。锌缺乏会影响细胞的增殖和分化,使伤口处的新细胞生成减少。

而且,营养失衡还可能导致伤口出现感染等并发症。营养不良会使身体的免疫力下降,无法有效地抵御伤口处的细菌感染。同时,缺乏某些营养素也会影响伤口的局部血液循环和氧气供应,为细菌的生长创造条件。

3. 贫血 营养失衡是导致贫血的常见原因之一。铁、维生素 B_{12} 和叶酸是合成血红蛋白的重要营养素,缺乏这些营养素会引起不同类型的贫血。

缺铁性贫血是最常见的一种贫血类型。铁是血红蛋白的重要组成部分,缺乏铁会导致血红蛋白合成减少,使血液中的红细胞数量和携氧能力下降。患者会出现乏力、头晕、心慌等症状,尤其是在活动后症状更加明显。例如,一些女性月经量过多,或者长期素食导致铁摄入不足,容易患上缺铁性贫血。

维生素 B_{12} 缺乏会引起巨幼细胞贫血。维生素 B_{12} 参与神经系统的发育和维持,同时也对红细胞的成熟起着重要作用。缺乏维生素 B_{12} 会使红细胞的体积增大,但数量减少,导致贫血。患者除了有贫血的症状外,还可能出现神经系统的症状,如手脚麻木、记忆力下降等。例如,一些老年人由于胃黏膜萎缩,胃酸分泌减少,影响了维生素 B_{12} 的吸收,容易患上巨幼细胞贫血。

叶酸缺乏也会导致巨幼细胞贫血。叶酸参与DNA的合成,对细胞的分裂和生长至关重要。缺乏叶酸会使红细胞的生成受阻,引起贫血。孕妇在怀孕期间对叶酸的需求量增加,如果摄入不足,容易患上叶酸缺乏性贫血,影响胎儿的正常发育。

4. 肌肉萎缩 长期营养不良会导致肌肉质量下降,出现肌肉萎缩。肌肉是人体运动和维持身体姿势的重要组织，需要足够的蛋白质、能量和其他营养素来维持其正常功能。

当营养摄入不足时，身体会优先满足重要器官的需求，而减少对肌肉的营养供应。这会导致肌肉细胞的代谢减慢，蛋白质合成减少，分解增加。久而久之，肌肉质量就会逐渐下降，出现肌肉萎缩。

肌肉萎缩会严重影响身体的活动能力。患者会感到四肢无力，行走困难，甚至无法站立和坐起。这不仅会降低患者的生活质量，还会增加其摔倒受伤的风险。例如，一些长期卧床的患者或者患有慢性疾病的老年人，如果饮食不合理，营养素摄入不足，很容易出现肌肉萎缩。

5. 认知功能障碍 营养失衡可能会影响大脑的正常功能，导致认知功能障碍。大脑是人体最复杂的器官，需要充足的营养物质来维持其正常的代谢和功能。

维生素 B_{12} 和叶酸等营养素对神经系统的正常发育和功能至关重要。缺乏这些营养素会影响神经细胞的合成和代谢，导致神经系统的损伤。长期缺乏维生素 B_{12} 和叶酸还会增加老年期痴呆的风险。老年期痴呆是一种严重的认知功能障碍疾病，患者会逐渐失去记忆、思维能力和生活自理能力。

此外，ω-3 脂肪酸、维生素 E、抗氧化剂等营养素也对大脑的健康有益。缺乏这些营养素可能会影响大脑的血液循环、神经递质的合成和代谢，从而影响认知功能。例如，一些老年人由于饮食过于单一，缺乏富含这些营养素的食物，可能会出现记忆力下降、注意力不集中等认知功能障碍。

二、隐性营养失衡的表现

隐性营养失衡是一种不易被直接察觉的营养状况异常状态。

在隐性营养失衡状态下，个体可能没有明显的外在症状表现，但身体内部的营养平衡已经被打破。它不同于明显的营养不良或营养过剩所呈现出的直观症状，如消瘦、肥胖等。

隐性营养失衡可能是由于多种因素引起的。一方面，随着年龄的增长，老年人身体的代谢功能逐渐下降，对营养的需求和吸收能力发生变化。例如，消化系统功能减退可能导致某些营养素的吸收不良，而身体对特定营养素的需求却可能因生理变化而增加，如钙、维生素 D 等对于骨骼健康至关重要的营养素。另一方面，不良的饮食习惯也可能导致隐性营养失衡。如果饮食过于单一，或者长期偏好某些特定类型的食物而忽略了其他重要营养素的摄入，就可能逐渐出现营养失衡的情况。

隐性营养失衡常可见以下表现。

1. 体重逐渐下降，在老年人中，隐性营养失衡常常表现为体重的逐渐下降。随着年龄的增长，老年人身体代谢功能确实会有所下降，这可能会导致一定程度的体重减轻。然而，如果体重下降的速度过快或者幅度较大，那就很可能是营养失衡发出的危险信号。

比如，一位老年人在几个月的时间里体重下降了十几斤，而在此过程中却没有明显的不适症状，这往往容易被忽视。但实际上，这种不明原因的体重下降可能意味着身体正面临着营养不足的困境。经过详细的检查才发现是营养不良在作祟。具体的数据表明，当老年人在 3 个月内体重下降超过 5% 时，就需要引起高度重视了。这可能意味着身体的营养摄入和消耗之间出现了严重的不平衡，存在营养失衡的问题。营养失衡可能是由多种原因引起的，比如饮食过于单一、食欲下降导致摄入不足、消化系统功能减退影响营养吸收等。

2. 乏力和头晕也是隐性营养失衡的常见表现之一。当身体出现营养不足时，无法获得足够的能量来维持正常的生理活动，就会出现乏力、头晕等症状。

以一位患有贫血的老年人为例，缺乏铁、维生素 B_{12} 等重要的营养素，身体无法正常合成足够的血红蛋白，导致氧气输送不足。这就使得老人经常感到乏力、头晕，甚至走路都变得十分吃力。在老年人群体中，约有 30% 的乏力、头晕症状是由营养失衡所引起的。其中可能包括蛋白质缺乏导致的肌肉无力、低血糖引起的头晕等情况。营养失衡不仅影响身体的能量供应，还可能对神经系统、心血管系统等产生不良影响，进一步加重乏力和头晕的症状。

3. 皮肤干燥、头发稀疏、指甲易脆也是营养失衡的可能表现。人体的皮肤、头发和指甲的健康需要多种营养素的支持，当缺乏维生素 A、维生素 E、锌等营养素时，就会出现相应的问题。

例如，一位老年人发现自己的皮肤变得越来越干燥，失去了往日的弹性和光泽；头发也掉得厉害，变得稀疏；指甲容易折断，不再坚韧。经过检查后发现，原来是缺乏多种营养素所致。据统计，约有 20% 的老年人出现皮肤干燥、头发稀疏、指甲易脆等问题与营养失衡有关。维生素 A 对于维持皮肤的正常结构和功能至关重要，缺乏时会导致皮肤干燥、粗糙；维生素 E 具有抗氧化作用，能保护皮肤和头发免受自由基的损伤；锌则参与多种酶的合成，对皮肤、头发和指甲的生长和修复起着重要作用。

4. 体重正常但身体脂肪含量过高，肌肉比例太低。在老年人群中，这种看似矛盾的情况比较常见。虽然体重在正常范围内，但身体脂肪含量过高，肌肉比例太低，这也属于隐性营养失衡。这种情况会给身体带来诸多不良影响。

一方面，身体脂肪含量过高会导致身体代谢功能下降。过多的脂肪会影响内分泌系统的正常功能，干扰胰岛素的分泌和作用，增加患糖尿病的风险。同时，高脂肪还会对心血管系统造成负担，容易引发心血管疾病。另一方面，肌肉比例低会使身体的活动能力下降。肌肉是身体活动的动力来源，肌肉量不足会导致力量减弱、耐力下降，使老年人容易感到疲劳，行动也变得迟缓。而且，肌肉比例低还会增加摔倒受伤的风险。比如，一位老年人看起来体重正常，但体检时却发现身体脂肪含量超标，肌肉量不足。他平时走路就比较吃力，一次在楼梯上不小心摔倒，导致骨折，不得不住院治疗很长时间。研究表明，约有 40% 的老年人存在体重正常但身体脂肪含量过高、肌肉比例太低的问题。这主要是由于随着年龄的增长，身体的肌肉逐渐流失，而如果缺乏适当的运动和合理的饮食，就容易导致脂肪堆积，从而出现这种隐性营养失衡的情况。

三、营养失衡的全面营养支持

（一）个性化的营养治疗方案

1. 评估患者的营养状况 对于营养失衡的老年患者，首先要进行全面的营养评估，了解患者的身体状况、疾病类型、饮食习惯等，确定患者的营养需求。可以通过测量身高、体重、体脂率、肌肉量等指标，评估患者的营养状况。还可以进行血液检查，了解患者的血常规、生化指标等，判断患者是否存在贫血、低蛋白血症等营养问题。

2. 制订个性化的饮食计划 根据患者的营养评估结果，制订个性化的饮食计划。饮食计划应包括食物的种类、数量、烹饪方法等，以满足患者的营养需求。例如，对于患有糖尿病的老年人，要控制碳水化合物的摄入量，增加膳食纤维的摄入，选择低糖、低脂的食物。对于患有肾病的老年人，要限制蛋白质的摄入量，选择优质蛋白质，避免食用高盐、高脂的食物。

3. 补充营养制剂 对于无法通过饮食满足营养需求的患者，可以考虑补充营养制剂。营养制剂可以分为肠内营养制剂和肠外营养制剂两种。肠内营养制剂是通过口服或鼻饲的方式给予患者，肠外营养制剂是通过静脉注射的方式给予患者。选择营养制剂时，要根据患者的具体情况，选择合适的制剂类型和剂量。

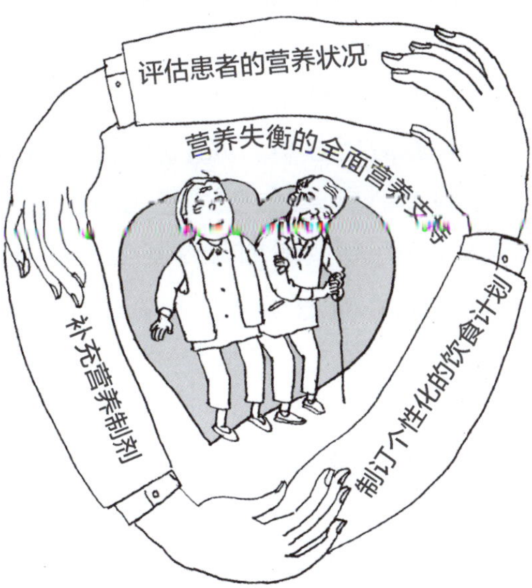

（二）鼻饲和胃肠造瘘等营养支持方式

1. 鼻饲 对于无法经口进食的患者，可以采用鼻饲的方式给予营养支持。鼻饲是将一根细软的管子通过鼻腔插入胃或十二指肠，将营养制剂通过管子注入患者体内。鼻饲可以保证患者摄入足够的营养物质，维持身体的正常功能。但鼻饲也有一些注意事项，如要保持管子的清洁，避免感染；要控制注入的速度和量，避免引起呕吐等。

2. 胃肠造瘘 对于长期无法经口进食的患者，可以考虑进行胃肠造瘘手术。胃肠造瘘是在腹部开一个小口，将一根管子插入胃或十二指肠，将营养制剂通过管子注入患者体内。胃肠造瘘可以长期给予患者营养支持，但手术风险较大，需要在医生的指导下进行。

（三）监测营养状况并调整营养治疗方案

1. 定期进行营养评估 在营养支持的过程中，要定期进行营养评估，了解患者的营养状况是否有所改善。可以通过测量身高、体重、体脂率、肌肉量等指标，评估患者的营养状况。还可以进行血液检查，了解患者的血常规、生化指标等，判断患者是否存在贫血、低蛋白血症等营养问题。

2. 根据评估结果调整营养治疗方案 根据营养评估结果，及时调整营养治疗方案。如果患者的营养状况有所改善，可以适当减少营养制剂的摄入量；如果患者的营养状况没有改善或恶化，要及时调整饮食计划或增加营养制剂的剂量。同时，要注意观察患者是否出现并发症，如感染、腹泻、呕吐等，及时处理。

第三节　老年人的食养健康教育

开展食养健康教育活动具有多方面的重要意义。

一、对老年人个人健康的意义

1. 预防和控制疾病 帮助老年人了解不同疾病与饮食的关系，通过合理的食养调整饮食结构，有助于预防和控制如高血压、糖尿病、高血脂、骨质疏松症等慢性疾病。例如，对于患有高血压的老年人，了解低盐饮食的重要性，可有效控制血压，减少心脑血管疾病的发生风险。

对于糖尿病患者，掌握正确的饮食方法，如控制碳水化合物的摄入量、选择低升糖指数的食物等，可以更好地控制血糖水平，延缓疾病的进展。

2. 增强身体免疫力 合理的饮食可以提供身体所需的各种营养素，如蛋白质、维生素、矿物质等，这些营养素对于维持免疫系统的正常功能至关重要。通过食养健康教育，老年人可以学会选择富含营养的食物，增强身体的免疫力，减少患病的概率。

例如，摄入足够的维生素 C、维生素 D、锌等营养素，可以增强免疫细胞的活性，增强身体的抵抗力。

3. 提高生活质量 健康的饮食可以改善老年人的身体状况，减少疾病带来的不适症状，提高其生活质量。例如，通过合理的食养，老年人可以缓解便秘、消化不良等问题，保持良好的消化功能。

同时，美味又健康的食物也能给老年人带来愉悦的饮食体验，提升他们的生活幸福感。

二、对家庭和社会的意义

1. 减轻家庭负担 当老年人能够通过食养保持健康时，就可以减少因疾病而产生的医疗费用和照顾成本，减轻家庭的经济负担。家人也不必花费大量的时间和精力照顾生病的老年人，从而能够更好地投入工作和生活中。

例如，一位患有糖尿病的老年人，如果能够通过合理饮食控制病情，就可以减少住院次数和药物费用，为家庭节省开支。

2. 促进社会和谐稳定 开展食养健康教育活动可以提高老年人的健康水平，减少疾病的发生，从而降低社会的医疗负担。这有助于优化医疗资源的分配，提高社会的整体健康水平。

同时，健康的老年人也可以更好地参与社会活动，为社会作出贡献，促进社会的和谐稳定发展。例如，老年人可以参加志愿者活动、社区文化活动等，丰富了自己的生活，也为社会增添了正能量。

因此，开展食养健康教育活动对老年人来说意义重大，而我国目前的食养和营养健康教育仍存在较多问题。

三、目前我国食养与营养健康教育的现状

（一）教育内容缺乏针对性

当前，老年人的食养与营养健康教育在内容方面存在明显不足。一般来说，现有的教育内容大多较为笼统，未能充分考虑老年人复杂多样的实际情况。老年人由于身体功能逐渐衰退，往往伴有各种慢性疾病，不同的身体状况和疾病类型对饮食有着截然不同的要求。

以患有高血压和糖尿病的老年人为例，他们的饮食需求差异巨大。高血压患者通常需要控制钠盐的摄入，增加钾的摄入，以帮助降低血压。他们应避免食用过咸的食物，如咸菜、腌肉等，同时可以多吃一些富含钾的食物，如香蕉、土豆、菠菜等。而糖尿病患者则需要严格控制碳水化合物的摄入量，合理分配三餐的能量，以维持血糖的稳定。他们要少吃高糖、高脂肪的食物，如蛋糕、油炸食品等，多选择富含膳食纤维的食物，如全麦面包、蔬菜等。然而，现有的健康教育资料却很少针对这些特殊人群进行详细、具体的饮食指导，使得老年人在面对自身疾病时，难以通过饮食调整来有效控制

病情。

（二）给予的教育形式单一

老年人的食养与营养健康教育形式较为传统，缺乏创新。目前主要以讲座、发放宣传资料等方式为主，这些方式虽然在一定程度上能够传递一些营养知识，但存在明显的局限性。讲座往往是专家在台上单向地讲解，老年人在台下被动地聆听，缺乏互动性和趣味性。这种形式容易让老年人感到枯燥乏味，难以集中注意力，从而影响教育效果。

发放宣传资料虽然可以让老年人在空闲时间自行阅读，但资料的内容通常较为专业和复杂，对于文化程度较低的老年人来说，理解起来可能存在困难。而且，宣传资料无法及时解答老年人的疑问，也难以根据老年人的具体情况进行个性化的指导。

例如，一些社区组织的营养讲座，专家只是按照既定的内容进行讲解，很少与老年人进行互动和交流。老年人可能在讲座过程中有很多疑问，但没有机会提出，导致他们对一些关键的营养知识理解不深。

（三）健康教育覆盖面有限

食养与营养健康教育在覆盖面上存在较大的缺口。一方面，很多农村地区和偏远地区的老年人无法接受有效的营养教育。这些地区的医疗资源相对匮乏，缺乏专业的健康教育机构和人员。交通不便也使得老年人难以参加城市里组织的健康教育活动。此外，农村地区的老年人文化程度普遍较低，获取信息的渠道相对较少，对营养健康的重视程度也不够。

另一方面，一些行动不便的老年人也难以参加社区组织的健康教育活动。这些老年人可能由于身体残疾、疾病等原因无法出门，无法享受到面对面的健康教育服务。即使有一些宣传资料发放到他们手中，也可能因为无人讲解而难以理解其中的内容。

因此，目前老年人的食养与营养健康教育在内容、形式和覆盖面上都存在诸多问题，需要进一步改进和完善。

四、食养健康教育实施的方法与推进

（一）开展多样化的健康教育活动

1. 举办烹饪比赛 在社区举办“健康美食大赛”是一种非常有效的食养健康教育方式。这样的比赛不仅能激发老年人的参与热情，还能让他们在展示自己厨艺的同时，学到其他老人的健康饮食经验。

比赛可以设置不同的主题，如“低糖美食”“高纤维美食”等，以引导老年人制作符合特定营养需求的菜肴。例如，在“低糖美食”主题下，老年人会更加注重选择低糖食材，如南瓜、紫薯、燕麦等，制作出既美味又健康的低糖食品。在“高纤维美食”主题中，老年人可以尝试用各种蔬菜、水果、全谷物等富含膳食纤维的食材制作美食。

以某社区举办的“健康美食大赛”为例，张大妈制作的低糖南瓜饼获得了大家的一致好评。张大妈介绍说，她选择了新鲜的南瓜作为主要食材，南瓜本身富含膳食纤维和维生素，具有较高的营养价值。她在制作过程中，减少了糖的用量，采用了健康的烹饪方法，如蒸煮等，使得南瓜饼口感好，又适合老年人食用。通过这次比赛，很多老年人学到了新的健康美食制作方法，他们可以将这些方法运用到日常生活中，改善自己的饮食结构。

2. 组织营养知识问答 组织营养知识问答活动，能够以趣味性的方式向老年人普及食养知识。可以设置一些奖品，如健康食品、保健品、小礼品等，以提高老年人的参与度。

问题可以涵盖老年人常见的营养问题，如“哪些食物富含钙？”“糖尿病患者应该如何控制饮食？”“高血压患者应该避免哪些食物？”等。这些问题既与老年人的健康密切相关，又具有一定的实用性。

例如,在问答活动中,可以提出“哪些食物富含钙?”这个问题。老年人可以通过回忆自己的饮食经验或者查阅相关资料来回答这个问题。答案可能包括牛奶、豆制品、海鲜等。通过这样的问答活动,老年人可以更加深入地了解各种食物的营养价值,从而在日常生活中更加有针对性地选择食物。

3. 开展户外健康活动 组织老年人参加户外健康活动,如徒步、野餐等,不仅可以让他们在户外活动中放松心情,还能向他们介绍一些野外可食用的植物,以及它们的营养价值和食用方法。

徒步活动中,可以安排专业的导游或者植物学家,为老年人介绍沿途的野生植物。例如,蒲公英是一种常见的野外可食用植物,它富含维生素C、维生素A、钾等营养成分,可以用来泡茶或者凉拌食用。荠菜也是一种营养丰富的野生植物,它含有丰富的蛋白质、维生素、矿物质等,可以用来包饺子、做汤等。但需在专家指导下选用。

野餐活动则可以让老年人在享受大自然的同时,品尝自己制作的健康美食。老年人可以带上自己制作的三明治、水果沙拉、酸奶等健康食品,与其他老人一起分享。在野餐过程中,还可以交流健康饮食的经验和心得,增强彼此之间的感情。

(二)利用现代信息技术拓展教育渠道

1. 开发手机App 开发专门针对老年人的食养与营养健康教育手机App,可以为老年人提供更加便捷的学习渠道。App可以提供营养知识、食谱推荐、健康咨询等服务,老年人可以随时随地通过手机学习食养知识。

App中的营养知识部分可以包括各种营养素的介绍、食物的营养价值、老年人常见疾病的饮食注意事项等。食谱推荐部分可以根据老年人的不同需求,如糖尿病、高血压、高血脂等,提供相应的健康食谱。健康咨询部分可以让老年人在线咨询专业的营养师,获取个性化的饮食建议。

App还可以设置提醒功能,提醒老年人按时吃饭、服药等。例如,对于患有糖尿病的老年人,App 可以设置提醒他们按时测量血糖、按时服药、控制饮食等。

2. 利用微信公众号 建立食养与营养健康教育微信公众号,定期推送营养知识、健康食谱、专家讲座等内容,可以让老年人更加方便地获取食养信息。

微信公众号的内容可以丰富多彩,包括文字、图片、视频等多种形式。例如,可以推送一篇介绍“老年人如何补钙”的文章,文章中可以介绍富含钙的食物、补钙的方法、注意事项等。同时,可以配上一些图片,如牛奶、豆制品、海鲜等富含钙的食物的图片,让老年人更加直观地了解这些食物。还可以推送一些专家讲座的视频,让老年人在家中就可以观看专家的讲解,学习食养知识。

微信公众号也可以设置在线咨询功能,方便老年人随时向专业营养师咨询问题。老年人可以在公众号中留言,提出自己的问题,营养师会在第一时间回复他们的问题,为他们提供专业的建议。

3. 制作短视频 制作食养与营养健康教育短视频,以生动形象的方式向老年人普及食养知识,可以让老年人在轻松愉快的氛围中学习食养知识。

短视频可以在社交媒体平台上发布,让更多的老年人看到。短视频的内容可以包括如何选择食材、如何烹饪健康菜肴、老年人常见疾病的饮食注意事项等。

例如,可以制作一个介绍如何选择食材的短视频。视频中可以展示各种新鲜的蔬菜、水果、肉类、鱼类等食材,介绍它们的营养价值、挑选方法、储存方法等。还可以制作一个介绍如何烹饪健康菜肴的短视频,视频中可以展示一些简单易学的健康菜肴的制作过程,如清蒸鱼、凉拌蔬菜、番茄鸡蛋汤等。这些短视频可以让老年人更加直观地了解健康饮食的方法,提高他们的食养意识。

(三)加强与社区、医院等机构的合作

1. 社区与医院合作 社区可以联合医院的营养科医生,定期

为老年人进行免费的营养咨询和体检。医院的营养科医生具有专业的知识和丰富的经验,他们可以根据老年人的身体状况和疾病类型,为他们提供个性化的饮食建议和营养指导。

医院也可以在患者出院时,为其提供个性化的饮食建议和营养指导。例如,对于高血压患者,医生可以建议他们减少盐的摄入,多吃蔬菜水果、全谷物等富含钾的食物。对于糖尿病患者,医生可以建议他们控制碳水化合物的摄入量,选择低糖、高纤维的食物。

此外,社区和医院还可以共同举办健康教育活动,提高老年人的食养意识。例如,社区可以邀请医院的营养科医生到社区举办营养讲座,向老年人介绍健康饮食的重要性、老年人常见疾病的饮食注意事项等。医院也可以组织志愿者到社区为老年人进行免费的体检,为他们提供健康咨询服务。

2. 社区与企业合作 社区可以与食品企业、保健品企业等合作,开展食养与营养健康教育活动。企业可以提供一些健康食品、保健品等作为奖品,提高老年人的参与度。

例如,社区可以与一家食品企业合作,举办一场"健康食品品鉴会"。企业可以提供一些低糖、低盐、高纤维的健康食品,如全麦面包、无糖酸奶、水果干等,让老年人品尝。在品鉴会上,企业的工作人员可以向老年人介绍这些食品的营养价值、食用方法等。同时,社区也可以邀请专业的营养师为老年人讲解健康饮食的知识,提高他们的食养意识。

企业也可以通过活动宣传自己的产品和品牌。但是,在合作过程中,社区要严格把关,确保企业提供的产品是安全、健康的,避免老年人被不良企业误导。

(四)提高老年人对营养健康的重视程度

1. 案例分享 案例分享是一种非常有效的方式,可以让老年人直观地认识到重视营养健康的重要性。可以通过以下几种方式进行案例分享。

（1）邀请成功案例的老年人进行分享：可以在社区活动中心、养老院等场所邀请一些身体状况良好的老年人分享自己的饮食经验。这些老年人可以讲述自己是如何通过合理饮食改善身体状况的，比如控制了慢性疾病的发展、增强了身体免疫力、提高了生活质量等。他们的亲身经历更容易让其他老年人产生共鸣，从而认识到合理饮食的重要性。

（2）制作案例视频或宣传资料：可以制作一些关于老年人因重视营养健康而改善身体状况的视频或宣传资料，在社区、医院、老年活动中心等场所播放或发放。这些视频或宣传资料可以展示不同老年人的成功案例，包括他们的前后对比照片、医生的评价、家人的感受等，让更多的老年人了解到合理饮食的好处。

2. 健康讲座 举办健康讲座是提高老年人对营养健康重视程度的重要途径。可以邀请专业的营养师、医生等为老年人讲解营养与健康的关系，以及如何通过合理饮食预防疾病。讲座可以采取以下方式进行。

（1）结合实际案例进行讲解：讲座中可以结合实际案例，让老年人更容易理解和接受。例如，营养师可以介绍一些患有慢性疾病的老年人通过合理饮食改善病情的案例，分析他们的饮食结构和营养摄入情况，让老年人明白哪些食物对健康有益，哪些食物应该避免。医生可以介绍一些因不良饮食习惯导致疾病发生的案例，如高血压、糖尿病、高血脂等，让老年人认识到不合理饮食的危害。

（2）互动式讲座：讲座中可以设置互动环节，让老年人提问和交流。这样可以增加老年人的参与度，让他们更好地理解和掌握营养知识。例如，在讲座结束后，可以安排一段时间让老年人提问，营养师和医生可以现场解答他们的问题。还可以组织老年人进行小组讨论，让他们分享自己的饮食经验和困惑，互相学习和启发。

3. 家庭支持 家庭支持对于提高老年人对营养健康的重视程度也非常重要。可以通过以下方式鼓励家庭成员关心老人的饮食健康。

（1）为老年人购买新鲜、营养丰富的食材：家庭成员可以定期为老年人购买新鲜的蔬菜、水果、全谷物、瘦肉、鱼类等营养丰富的食材，让老人有更多的选择。

（2）家庭成员可以选择一些有机食品、绿色食品等，保证食材的安全和质量。子女可以每周为父母购买一次新鲜的水果，如苹果、香蕉、橙子等，让父母每天都能吃到水果。还可以购买一些全谷物面包、燕麦片等，让父母早餐吃得更加健康。如果有条件，家庭成员可以购买一些有机蔬菜和肉类，避免有农药和激素残留。

（3）陪伴老年人一起吃饭：家庭成员可以尽量陪伴老年人一起吃饭，这样不仅可以增加家庭的温馨氛围，还可以监督老年人的饮食情况。在吃饭过程中，家庭成员可以与老年人交流，了解他们的口味和需求，同时也可以向老人宣传食养知识，提高他们对营养健康的重视程度。子女可以每周安排一次家庭聚餐，与父母一起吃饭。在聚餐过程中，子女可以介绍一些健康的菜品，如清蒸鱼、凉拌蔬菜、糙米饭等，让父母尝试新的食物。还可以与父母交流饮食的重要性，如"如何控制盐和油的摄入""如何选择营养丰富的食物"等。

（4）向老年人宣传食养知识：家庭成员可以通过各种方式向老年人宣传食养知识，如给老年人看一些关于营养健康的文章、视频，与老年人一起参加健康讲座等。这样可以让老年人不断学习和更新营养知识，提高对营养健康的重视程度。子女可以给父母订阅一些关于健康养生的杂志或报纸，让他们在闲暇时间阅读。还可以在家庭微信群里分享一些关于营养健康的文章和视频，让父母随时了解最新的食养知识。如果有机会，家庭成员可以一起参加社区或医院举办的健康讲座，让老年人在专业人士的指导下学习营养知识。

五、老年人重视医院临床营养科营养咨询

（一）医院临床营养科的作用

1. 提供专业的营养咨询 医院临床营养科作为专门为患者服

务的专业科室，在老年人面临营养问题时发挥着关键作用。随着年龄的增长，老年人的身体功能逐渐衰退，对营养的需求也发生了变化。同时，老年人往往患有多种慢性疾病，这些疾病可能会影响他们的营养摄入和吸收。因此，老年人在出现营养问题时，及时到医院临床营养科进行咨询是非常必要的。

临床营养科的医生通常具有专业的营养学知识和丰富的临床经验，他们能够根据老年人的具体身体状况和营养需求，制订个性化的营养治疗方案。例如，对于患有糖尿病的老年人，医生会根据他们的血糖水平、身体活动量、肾功能等因素，制订低糖、低脂、高纤维的饮食方案；对于患有骨质疏松的老年人，医生会建议他们增加钙、维生素 D 和蛋白质的摄入，同时减少咖啡因和碳酸饮料的摄入。

2. 进行营养评估 临床营养科的医生会对老年人进行全面的营养评估，这是制订个性化营养治疗方案的基础。营养评估通常包括以下几个方面。

身体状况评估：医生会了解老年人的身高、体重、身体活动水平、疾病史等基本情况，评估他们的身体状况是否良好。例如，对于体重过轻或过重的老年人，医生会进一步分析原因，确定是否存在营养不良或营养过剩的问题。

疾病类型评估：医生会了解老年人所患的疾病类型，以及这些疾病对营养的影响。例如，对于患有慢性肾病的老年人，医生会根据他们的肾功能情况，调整蛋白质、钠、钾等营养素的摄入量；对于患有消化系统疾病的老年人，医生会考虑他们的消化吸收能力，制订易于消化的饮食方案。

饮食习惯评估：医生会了解老年人的饮食习惯，包括饮食偏好、饮食规律、食物摄入量等。例如，对于喜欢吃咸菜、腌肉等高盐食物的老年人，医生会建议他们减少盐的摄入，以预防高血压等疾病；对于饮食不规律、经常暴饮暴食的老年人，医生会建议他们养成良好的饮食习惯，定时定量进餐。

通过全面的营养评估，医生可以发现老年人潜在的营养问题，并及时给予干预。例如，在营养评估过程中，医生可能会发现老年人缺乏某些营养素，如维生素 B_{12}、叶酸、铁等，这时医生会建议他们通过饮食或补充剂的方式来补充这些营养素，以预防贫血等疾病的发生。

3. 提供饮食指导 临床营养科的医生会为老年人提供具体的饮食指导和建议，帮助他们选择健康的食物，避免不良的饮食习惯。医生会根据老年人的身体状况、疾病类型和营养需求，告诉他们哪些食物可以多吃，哪些食物要少吃或避免食用。例如，对于患有高血压的老年人，医生会建议他们多吃新鲜的蔬菜、水果、全谷物等富含钾的食物，少吃盐、油腻食物和加工食品；对于患有糖尿病的老年人，医生会建议他们控制碳水化合物的摄入量，选择低糖、高纤维的食物，如全麦面包、燕麦片、蔬菜等。

同时，医生还会根据老年人的口味和饮食习惯，为他们制订适合的食谱。例如，对于喜欢吃面食的老年人，医生可以建议他们选择全麦面条，搭配蔬菜和瘦肉，制作成营养丰富的面条汤；对于喜欢吃米饭的老年人，医生可以建议他们选择糙米饭，搭配豆类和蔬菜，制作成健康的米饭菜肴。这样的食谱既满足了老年人的口味需求，又保证了他们营养的摄入。

（二）老年人寻求营养咨询的重要性

1. 及时发现营养问题 老年人通过医院临床营养科的营养咨询，可以及时发现自己的营养问题，避免营养失衡的进一步发展。很多老年人在日常生活中可能没有明显的不适症状，但实际上他们的身体可能已经出现了营养问题。例如，一位老年人在体检时发现自己的血糖偏高，但自己并没有明显的不适症状。通过临床营养科的咨询，医生发现他的饮食中碳水化合物摄入量过高，尤其是精制谷物和含糖饮料的摄入较多。医生建议他调整饮食结构，减少精制谷物的摄入，增加全谷物、蔬菜和水果的摄入量，同时控制含糖饮料的饮用。经过一段时间的调整，他的血糖得到了有效控制。

此外，营养咨询还可以帮助老年人发现其他潜在的营养问题，如贫血、骨质疏松、营养不良等。这些问题如果不及时发现和治疗，可能会对老年人的身体健康造成严重影响。因此，老年人应该定期进行体检，并在出现营养问题时及时寻求临床营养科的咨询。

2. 获得专业的营养治疗方案 临床营养科的医生会根据老年人的具体情况，制订个性化的营养治疗方案。这个方案不仅包括饮食调整，还可能包括营养补充剂的使用、运动指导等方面。例如，对于患有骨质疏松的老年人，医生除了建议他们增加钙和维生素 D 的摄入外，还可能会建议他们进行适量的运动，如散步、太极拳等，以促进钙的吸收和骨骼的健康。对于患有慢性肾病的老年人，医生可能会根据他们的肾功能情况，调整蛋白质的摄入量，并建议他们选择优质蛋白质，如瘦肉、鱼类、豆类等。同时，医生还可能会建议他们避免食用高钾、高磷的食物，以减轻肾脏的负担。

专业的营养治疗方案可以帮助老年人更好地管理自己的健康，提高生活质量。与自行调整饮食相比，专业的营养治疗方案更加科学、合理，能够更好地满足老年人的营养需求，同时避免不良的饮食习惯对身体造成的伤害。因此，老年人在出现营养问题时，应该积极寻求临床营养科的咨询，获得专业的营养治疗方案。

（吴　妍）

第八章
养老机构食堂营养餐的管理

随着社会的发展和老龄化进程的加速，老年养老机构的重要性日益凸显。而在养老机构中，食堂营养餐的管理对于老年人的身体健康和生活质量起着至关重要的作用。合理的营养搭配不仅能够满足老年人的生理需求，还能预防和控制各种慢性疾病，提高老年人的生活品质。本章将详细探讨老年养老机构食堂营养餐的管理，包括早餐、中餐和晚餐的食物品种选择、营养搭配以及针对不同病种的特殊饮食需求。

第一节　养老机构的营养策略

在养老机构中，老年人的营养状况对其健康和生活质量有着深远的影响。随着年龄的增长，老年人的身体状况会经历一系列的变化，这些变化对其营养需求和饮食模式有着特定的影响。因此，养老机构必须制订出一套综合的营养策略，以适应老年人身体状况的变化，确保他们能够获得适宜的营养支持。

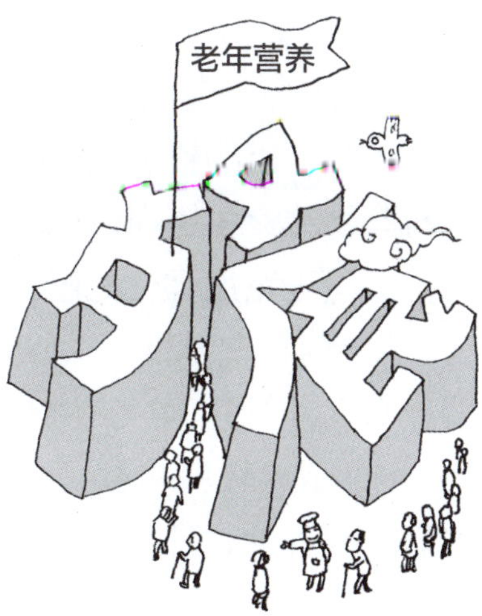

1. 全面的营养评估体系　多维

度评估：建立一个全面的营养评估体系，不仅包括常规的生理指标，如体重、身高、BMI，还应涵盖老年人的活动能力、认知状态、情绪变化等，因为这些因素都可能影响他们的食欲和营养摄入。

动态监测：实施动态营养监测，定期更新老年人的营养状况，以便及时调整饮食计划，满足他们随时间变化的营养需求。

2. 制订个性化饮食计划

（1）营养需求分析：根据每位老年人的健康状况、慢性疾病、药物使用情况等，分析其特定的营养需求，制订个性化的饮食计划。

（2）文化和口味考量：在饮食计划中考虑到老年人的文化背景和个人口味，提供多样化的菜品选择，以提高饮食的接受度和满意度。

3. 针对生理变化的膳食调整

（1）适口性改进：针对老年人牙齿状况和消化能力的变化，改进食物的适口性，如提供炖煮得更烂的肉类、易于咀嚼的蔬菜和水果，以及细软的主食。

（2）营养强化：对于有特殊营养需求的老年人，如低蛋白血症或骨质疏松的患者，通过营养强化食品或补充剂，确保他们获得足够的关键营养素。

4. 慢性病患者的膳食管理

（1）疾病管理饮食：为患有慢性疾病的老年人提供专门的疾病管理饮食，如为糖尿病患者提供低糖饮食，为高血压患者提供低盐饮食。

（2）药物治疗与营养支持的协同：与医疗团队合作，确保饮食计划与药物治疗相协同，避免食物与药物之间不良的相互作用。

5. 营养密度强化的膳食创新

（1）创新食材搭配：通过创新食材搭配和烹饪方法，提高菜品的营养密度，如将豆类与谷物搭配，提高蛋白质的利用率。

（2）营养教育和参与：教育老年人及其家属关于营养知识，鼓励他们参与到饮食计划的制订中，提高他们对健康饮食的重视程度和参与度。

6. 促进食欲与健康的膳食设计

（1）美食体验：通过定期举办美食体验活动，如主题餐饮日、文化美食节等，丰富老年人的用餐体验，激发他们的食欲。

（2）健康饮食动机提升：通过正面激励和目标设定，如健康饮食挑战、营养改善计划等，激发老年人对健康饮食的兴趣和动力。

7. 实施和监测

（1）营养干预的实施：将制订的营养策略转化为具体的行动计划，通过营养教育、饮食辅导和环境改善等手段，确保营养干预的有效实施。

（2）效果评估与持续改进：定期评估营养干预的效果，收集老年人及其家属的反馈，根据评估结果和反馈信息，不断改进营养策略，以满足老年人不断变化的营养需求。

通过这些细致入微的营养策略，养老机构能够为老年人提供全面、个性化和持续改进的营养支持，帮助他们适应身体状况的变化，维持健康的生活质量。这些策略的实施将有助于提升老年人的整体健康状况，减少疾病风险，并提高他们在养老机构中的居住满意度。

第二节　养老机构食堂营养餐的现状分析及管理策略

一、养老机构食堂营养餐的现状分析

近年来，老年养老机构食堂营养餐有所改进，但仍存在较多的问题。

（一）营养搭配不均衡

虽然养老机构食堂在营养方面有了一定的认识，但在实际操作中，仍存在营养搭配不均衡的问题。例如，蛋白质、脂肪、碳水化合

物摄入的比例不合理。

1. 碳水化合物比例过高 养老机构早餐中的粥类食物，如小米粥、大米粥、八宝粥等，口感软糯，确实容易消化，适合老年人的肠胃特点。然而，这些粥类主要成分是碳水化合物，其他营养成分相对较少。长期以粥类作为主要早餐食物，老年人摄入过多的碳水化合物，会导致血糖迅速升高，对于患有糖尿病等疾病的老年人来说，尤为不利。同时，过高的碳水化合物摄入也可能转化为脂肪储存起来，增加肥胖的风险。

馒头和包子等面食也是常见的主食，同样富含碳水化合物。虽然能为老年人提供一定的能量，但它们在营养成分的全面性上存在明显不足。与其他食物相比，面食中的蛋白质、脂肪、维生素和矿物质含量较低，无法满足老年人身体对多种营养素的需求。

2. 蛋白质摄入不足 鸡蛋是养老机构早餐中常见的蛋白质来源，一个鸡蛋大约含有6g蛋白质，对老年人来说是很好的营养补充。但仅靠一个鸡蛋，难以满足老年人对蛋白质的全部需求。而且，早餐中的其他食物，如粥类、面食等，蛋白质含量普遍较低。蛋白质对于老年人维持身体正常代谢、修复组织、增强免疫力等方面都起着至关重要的作用。蛋白质摄入不足会导致老年人肌肉萎缩、免疫力下降、伤口愈合缓慢等问题。

3. 膳食纤维缺乏 馒头和包子的膳食纤维含量较低，难以促进老年人的肠道蠕动。粥类食物中的膳食纤维也有限，较难有效预防老年人常见的便秘等肠道问题。膳食纤维对于维持肠道健康、降低胆固醇、控制血糖等方面都有重要作用。缺乏膳食纤维会使老年人的肠道功能减弱，增加肠道疾病的发生风险。

4. 维生素和矿物质不足 普通早餐中缺乏富含维生素和矿物质的食物，如新鲜蔬菜和水果。维生素和矿物质对于老年人的身体功能至关重要，例如维生素C可以增强免疫力、维生素D有助于钙的吸收、钙对于骨骼健康不可或缺等。缺乏这些营养素会导致老年人出现各种健康问题，如免疫力下降、骨质疏松等。

（二）口味单一

为了满足老年人的健康需求，养老机构食堂的饭菜通常以清淡为主，口味相对单一。这可能会导致老年人食欲下降，影响营养的摄入。食物种类相对较少。长期食用这些单一的食物，会让老年人感到乏味，降低食欲。而且，单一的食物种类无法提供身体所需的各种营养素，难以满足老年人多样化的营养需求。不同的食物含有不同的营养成分，只有通过丰富的食物种类，才能保证老年人获得全面的营养。例如，缺乏鱼类、豆类、坚果等富含优质蛋白质和健康脂肪的食物；缺乏全谷物食品，如全麦面包、燕麦片等，这些全谷物食品富含膳食纤维、维生素和矿物质；也缺乏各种深色蔬菜和水果，它们含有丰富的抗氧化剂和其他营养成分。

（三）缺乏个性化选择

老年人的身体状况和口味偏好各不相同，然而普通餐食往往无法满足个性化需求。一些老年人可能患有特殊疾病，如高血压、糖尿病、高血脂等，需要特殊的饮食加以控制。例如，患有高血压的老年人需要限制盐分的摄入，而一些包子的馅料可能含有较高的盐分；患有糖尿病的老年人需要控制碳水化合物的摄入量，而粥类和面食的碳水化合物含量较高。

此外，老年人的口味偏好也各不相同，有些老年人喜欢甜食，有些老年人喜欢咸食，有些老年人喜欢清淡的食物。养老机构的普通餐食往往无法满足这些不同的口味需求。

（四）加工方式不合理

一些食物的加工方式可能不合理，影响食物的营养价值和安全性。例如，包子馅料中油脂和盐分过高，这对于老年人的健康不利。高油脂的食物会增加老年人患心血管疾病的风险，高盐分的食物会导致血压升高。

另外，过度加工的食物可能会损失部分营养成分。例如，精白面粉制作的馒头和包子，在加工过程中去除了大部分的膳食纤维和维生素，降低了食物的营养价值。

（五）专业人才缺乏

养老机构食堂的厨师和管理人员往往缺乏专业的营养知识和技能，难以制订科学合理的营养餐方案。同时，由于工资待遇等问题，很难吸引到高素质的专业人才。

（六）成本控制与质量的矛盾

养老机构需要在有限的经费预算内提供营养餐，这就导致了成本控制与质量之间的矛盾。为了降低成本，可能会选择一些价格较低但营养价值不高的食材，影响营养餐的质量。

二、老年养老机构食堂营养餐的管理策略

（一）优化营养搭配

1. 调整碳水化合物比例　减少白米饭、粥类、馒头和包子等单纯高碳水化合物食物的供应比例。可以适当增加全谷物食物，如全麦面包、燕麦粥等，它们富含膳食纤维和多种营养素，既能提供能量，又能降低血糖上升速度。同时，可考虑用薯类如红薯、紫薯等部分替代传统主食，增加食物的多样性。

2. 增加蛋白质摄入　丰富蛋白质来源，除了鸡蛋，可以增加豆腐、豆浆等豆类制品。豆类富含优质植物蛋白，且价格相对较低，适合养老机构大规模采购。还可以提供适量的瘦肉、鱼类、虾类等动物性蛋白，如在早餐中加入一小份瘦肉粥、鱼肉粥或者鲜虾馄饨等。同时，可考虑提供一些富含蛋白质的坚果，如杏仁、核桃等，但要注意控制量，避免摄入过多脂肪。

3. 补充膳食纤维 增加蔬菜和水果的供应。可以在早餐中提供一份凉拌蔬菜沙拉，如黄瓜、番茄、胡萝卜等，既清爽可口，又富含膳食纤维。水果可以选择苹果、香蕉、橙子等，可做成水果拼盘或者鲜榨果汁。也可以在粥里加入一些燕麦、红豆、绿豆等豆类，增加膳食纤维的含量。

4. 确保维生素和矿物质充足 除了通过蔬菜和水果补充维生素和矿物质外，还可以考虑提供一些营养强化食品。例如，添加了维生素 D 和钙的牛奶、富含维生素 C 的果汁饮料等。还可以在早餐中加入一些海苔、紫菜等富含矿物质的食物。

（二）丰富食物种类

1. 增加食物选择性 引入更多种类的食物，如粗粮窝头、玉米、紫米糕等。增加各种蛋类的供应，如鹌鹑蛋、鸭蛋等。提供一些特色小吃，如蒸饺、烧卖等，丰富早餐的口味。还可以考虑提供一些地方特色的早餐食品，满足不同老年人的口味需求。

2. 个性化定制 了解每位老年人的身体状况和口味偏好，为有特殊需求的老年人提供个性化的餐食。对于患有高血压的老年人，提供低盐食物，如无盐面包、清淡的蔬菜汤等。对于患有糖尿病的老年人，控制碳水化合物的摄入量，增加蛋白质和膳食纤维的比例，提供低糖水果和全麦食品。对于口味偏好不同的老年人，可以提供不同的调料和配菜，让老年人根据自己的喜好进行选择。

（三）加强食材的质量和安全管理

1. 确保食材质量 建立严格的食材采购制度，选择正规的供应商，确保食材的新鲜度和质量。对蔬菜、水果进行严格的农药残留检测，对肉类、蛋类进行严格的检验检疫。加强食材的储存管理，按照不同食材的储存要求进行分类存放，控制储存温度和湿度，确保食材在保质期内食用。

2. 合理加工食物 采用健康的加工方式，减少油脂和盐分的使用。包子馅料可以选择低脂肪、低盐的食材，如蔬菜、瘦肉、豆腐等。避免过度加工食物，尽量保留食物的营养成分。在烹饪过程中，可以采用蒸、煮、炖等方式，减少油炸和煎炒。

3. 强化食品安全管理 建立完善的食品安全管理制度，加强对食品加工、储存、配送等环节的监督和管理。确保餐具消毒彻底，工作人员严格遵守卫生操作规范。定期对厨房设备和环境进行清洁和消毒，防止细菌滋生。对工作人员进行食品安全培训，提高他们的安全意识和操作技能。

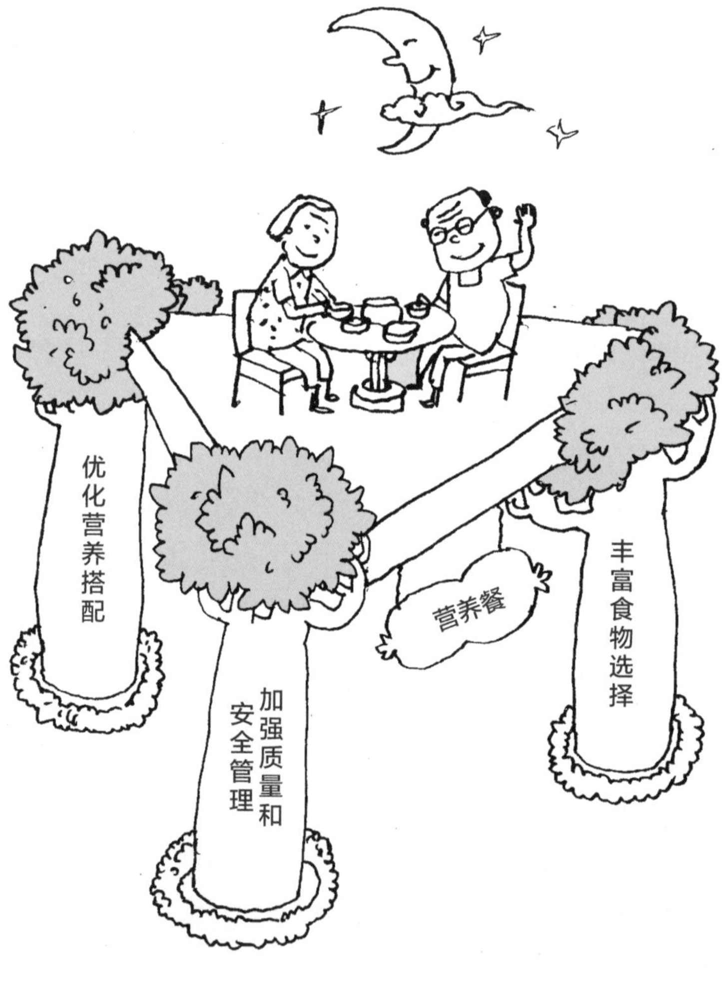

案 例

以下是一份适用于养老机构的一周营养餐食谱：

周一

早餐：燕麦粥、水煮蛋、清炒时蔬（如白菜）、牛奶

午餐：米饭、胡萝卜炖牛肉、清炒豆苗、番茄鸡蛋汤

晚餐：玉米窝头、虾仁冬瓜、凉拌菠菜

周二

早餐：小米粥、蒸南瓜、凉拌黄瓜、豆浆

午餐：糙米饭、清蒸鱼、蚝油生菜、青菜豆腐汤

晚餐：红薯、肉末茄子、白菜豆腐汤

周三

早餐：黑米粥、茶叶蛋、清炒豆芽、酸奶

午餐：红豆饭、小鸡炖蘑菇、清炒西蓝花、冬瓜肉丸汤

晚餐：紫薯、洋葱炒肉丝、黄瓜鸡蛋汤

周四

早餐：玉米粥、鸡蛋羹、凉拌胡萝卜丝、牛奶

午餐：二米饭（大米、小米）、红烧肉、清炒莜麦菜、紫菜蛋花汤

晚餐：山药、虾仁西蓝花、番茄汤

周五

早餐：红枣粥、煮玉米、凉拌豆角、豆浆

午餐：燕麦饭、糖醋排骨、清炒白菜、丝瓜汤

晚餐：南瓜馒头、青椒炒鸡蛋、菠菜汤

周六

早餐：八宝粥、卤蛋、清炒空心菜、酸奶

午餐：紫米饭、番茄牛腩、清炒芦笋、菌菇汤

晚餐：玉米、香干炒芹菜、白菜汤

周日

早餐：蔬菜瘦肉粥、蒸红薯、凉拌豆芽、牛奶

午餐：糙米饭、红烧鱼块、清炒茼蒿、豆腐汤

晚餐：花卷、土豆炒肉丝、番茄鸡蛋汤

这份食谱注重营养均衡，包含了足够的蛋白质、碳水化合物、脂肪、维生素和矿物质，同时考虑了老年人的消化能力和口味偏好。可以根据实际情况进行调整和变化。

第三节　老年糖尿病患者的饮食误区与对策

流行病学数据显示，目前我国成年人糖尿病患病率约为11.7%，且随着年龄的增长，患病率逐渐升高。在老年人群中，糖尿病的发病率更是居高不下。因此，为糖尿病患者提供合理的餐食搭配，对于控制血糖、预防并发症具有重要意义。

一、老年糖尿病患者在饮食方面的常见误区

1. 主食吃得过多　很多老年糖尿病患者习惯以粥类、馒头、包子等面食作为早餐主食。这些食物主要由碳水化合物组成，虽然容易消化，但会使血糖迅速升高。例如，白米粥煮得时间较长，淀粉糊化程度高，进入人体后消化吸收快，导致血糖快速上升。馒头和包子中的精制面粉也属于高碳水化合物食物，过量食用会加重血糖负担。而且，单一的高碳水化合物早餐容易让人在上午感到饥饿，可能引发加餐行为，进一步影响血糖控制。

2. 油脂和盐分摄入过高　一些老年糖尿病患者在早餐时选择

油条、油饼等油炸食品，或者食用油脂含量较高的包子馅。这些食物不仅含有大量油脂，还可能含有较高的盐分。过多的油脂摄入会导致能量超标，增加体重，加重胰岛素抵抗，使血糖更难控制。高盐饮食则会使血压升高，增加心血管疾病的风险。高盐、高脂的早餐对于同时患有高血压和糖尿病的老年人尤其不利。

3. 忽视膳食纤维的摄入 不少老年糖尿病患者胃肠道功能减弱，进食粗纤维的蔬菜杂粮会感觉不适，因此缺乏蔬菜、水果和全谷物等富含膳食纤维的食物。膳食纤维可以延缓碳水化合物的消化吸收，降低血糖上升速度，还能促进肠道蠕动，预防便秘。如果没有足够的膳食纤维，会使血糖波动较大，不利于病情控制。例如，只吃白面包、鸡蛋和牛奶的早餐组合，就缺乏膳食纤维。

4. 蛋白质摄入不足或不均衡 有些老年糖尿病患者早餐中蛋白质的摄入量不足，或者蛋白质来源单一。蛋白质对于维持身体正常代谢、增强免疫力和饱腹感都非常重要。如果蛋白质摄入不足，可能会导致肌肉流失、免疫力下降。而且，单一的蛋白质来源可能无法提供人体所需的全部氨基酸。例如，只吃一个鸡蛋作为蛋白质来源，虽然鸡蛋是优质蛋白质，但种类较为单一。

5. 认为无糖食品可以随意吃 一些老年糖尿病患者看到食品包装上标有“无糖”字样，就认为可以放心食用。实际上，“无糖”食品可能只是不含蔗糖，但可能含有其他碳水化合物或脂肪，过量食用同样会影响血糖。例如，无糖饼干虽然不含蔗糖，但含有大量淀粉和油脂，吃多了会使血糖升高。

6. 不考虑个人病情差异 不同的老年糖尿病患者病情不同，有的可能伴有高血压、高血脂、肾病等并发症。然而，一些患者在选择早餐时没有考虑到自己的具体病情。例如，肾病患者需要限制蛋白质的摄入量，而如果早餐中含有过多的高蛋白食物，可能会加重肾脏的负担。高血压患者则需要控制盐分的摄入，避免食用高盐食物。

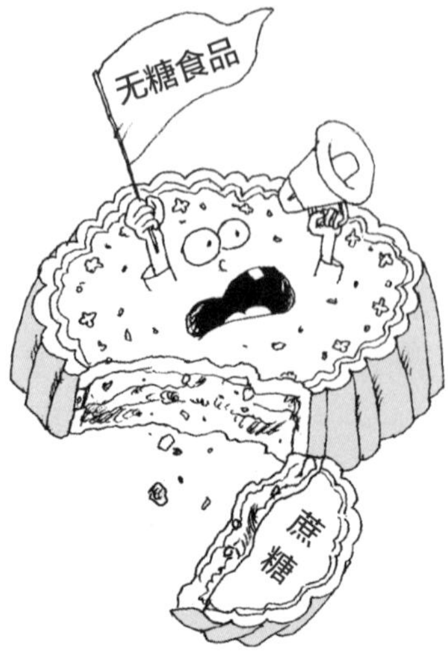

二、老年糖尿病患者的饮食原则

（一）控制总能量

老年糖尿病患者需要根据自身的具体情况计算每日所需的总能量。年龄、性别、身体活动水平和体重等因素都会影响能量需求。例如，男性通常比女性需要更多的能量，而身体活动量大的患者则需要适当增加能量摄入以满足能量消耗。计算总能量的目的是维持理想体重或适当减轻体重，因为过多的能量摄入会导致体重增加，进而加重糖尿病病情。体重增加会使身体对胰岛素的需求增加，胰岛素抵抗也可能加重，从而使血糖更加难以控制。

（二）均衡营养

1. 碳水化合物

（1）适量摄入与选择：碳水化合物是人体能量的重要来源，但对于糖尿病患者来说，需要适量摄入。一般占总能量的 50% ～ 60%。应选择富含膳食纤维的复杂碳水化合物，如全谷物、薯类和豆类等。全谷物包括糙米、燕麦、全麦面包等，它们保留了谷物的麸皮、胚芽和胚乳，含有更多的维生素、矿物质和膳食纤维。膳食纤维可以延缓碳水化合物的消化吸收，从而减缓血糖上升速度，有助于血糖的控制。而精制谷物如白米饭、白面包等，在加工过程中去除了大部分膳食纤维和营养成分，消化吸收快，容易导致血糖急剧升高。添加糖的食物如糖果、饮料等也应避免过多食用，因为这些食物会迅速升高血糖。

（2）进餐时间和量的控制：合理安排碳水化合物的进餐时间和量也非常重要。避免一次性摄入过多的碳水化合物，以免导致血糖急剧升高。可以将碳水化合物均匀分配到三餐中，或者采用少食多餐的方式，例如在两餐之间适当加餐，以稳定血糖水平。

2. 蛋白质

（1）补充优质蛋白质的重要性与来源蛋白质：保证足够的优质蛋白质摄入对于老年糖尿病患者至关重要。一般占总能量的15%～20%。优质蛋白质来源包括瘦肉、鱼类、蛋类、豆类和奶制品等。这些食物富含人体必需的氨基酸，对于维持身体正常代谢和肌肉功能非常重要。随着年龄的增长，肌肉量会逐渐减少，而足够的蛋白质摄入可以帮助维持肌肉质量，提高身体的代谢率。

（2）肾脏疾病患者的调整：对于有肾脏疾病的老年糖尿病患者，应根据肾功能情况适当调整蛋白质的摄入量。肾脏疾病会影响蛋白质的代谢和排泄，过多的蛋白质摄入可能会加重肾脏的负担。在这种情况下，医生可能会建议患者减少蛋白质的摄入量，选择优质低蛋白的食物，并根据其病情进行个体化的饮食调整。

3. 脂肪

（1）控制摄入量与减少不良脂肪：控制脂肪摄入量对于老年糖尿病患者同样重要。一般占总能量的20%～30%。应减少饱和脂肪和反式脂肪的摄入，如动物脂肪、油炸食品和糕点等。这些脂肪会升高血脂，增加心血管疾病的风险。饱和脂肪主要存在于动物肉类、黄油、奶油等食物中，反式脂肪则常见于加工食品和油炸食品中。

（2）增加有益脂肪：增加不饱和脂肪的摄入有助于降低胆固醇，保护心血管健康。不饱和脂肪包括橄榄油、鱼油、坚果等。橄榄油富含单不饱和脂肪酸，对心血管健康有益；鱼油中含有丰富的ω-3脂肪酸，具有抗炎和降低血脂的作用；坚果如杏仁、核桃等富含不饱和脂肪、蛋白质和膳食纤维，但由于其能量较高，应适量食用。

4. 维生素和矿物质

（1）重要性与获取途径：保证摄入足够的维生素和矿物质对于老年糖尿病患者维持身体正常代谢、神经功能和骨骼健康非常重要。尤其是B族维生素、维生素C、维生素D、钙、镁等营养素。可以通过多吃新鲜蔬菜、水果、全谷物、豆类等食物来获取丰富的维生素和矿物质。新鲜蔬菜和水果富含维生素C、维生素B族和各种矿物质；全谷物和豆类含有丰富的B族维生素、镁等营养素。

（2）特殊需求的补充：对于有特殊需求的患者，如缺乏维生素D的患者，可在医生指导下适当补充维生素D制剂。维生素D对于骨骼健康至关重要，缺乏维生素D可能导致骨质疏松等问题。在补充维生素和矿物质制剂时，应遵循医生的建议，避免过量摄入。

（三）定时定量进餐

老年糖尿病患者应养成规律的饮食习惯，每天定时进餐，这有助于稳定血糖水平。坚决避免过度饥饿或暴饮暴食，因为这会导致血糖波动过大，增加糖尿病并发症的风险。

在三餐能量分配上需合理安排，一般来说，早餐占总能量的20%～30%，午餐占总能量的40%～50%，晚餐占总能量的30%～40%。这样的分配可以保证全天能量的均衡供应，也有助于控制血糖。

同时，要根据血糖监测结果和身体活动情况，灵活调整进餐时间和量。如果进行了较多的体力活动，身体消耗较大，此时可以适当增加食物摄入量，以补充能量，防止低血糖的发生。而如果血糖较高，应减少食物摄入量或调整食物种类，选择低糖、低脂、高纤维的食物，避免血糖进一步升高。

通过科学的饮食调整，老年糖尿病患者可以更好地控制糖尿病病情，减少并发症的发生，提高生活质量。

三、合理配置糖尿病患者的餐食

（一）营养均衡

老年人对碳水化合物的需求相对较低，糖尿病患者的主食应以富含膳食纤维的糙米饭等为主，控制在每餐 100g 左右。蛋白质的摄入量应占总能量的 15% ～ 20%，可以通过清蒸鲈鱼等瘦肉鱼虾类和蛋类来满足。同时，蔬菜的摄入量每天应不少于 500g，以保证足够的膳食纤维和维生素。中国居民膳食指南建议多吃蔬果、奶类、全谷、大豆，糖尿病患者的中餐应体现这些原则。各营养素具体分析如下。

在老年养老机构中，为糖尿病患者进行均衡营养搭配可参考以下数值。

1. 碳水化合物 选择富含膳食纤维的复合碳水化合物，如全麦面包，可安排每餐 50 ～ 75g。糙米饭每顿可提供 75 ～ 100g。燕麦片每顿大概 30 ～ 50g。碳水化合物的摄入量一般占总能量的 50% ～ 60%。假设一位老年糖尿病患者每日所需总能量为 1500kcal，那么碳水化合物提供的能量应为 750 ～ 900kcal，相当于 187.5 ～ 225g 碳水化合物。

2. 蛋白质 优质蛋白质可选择瘦肉，如猪瘦肉每 100g 含有约 20g 蛋白质，每餐可安排 50 ～ 75g。鱼类如鲈鱼每 100g 约含 18g 蛋白质，可安排 75 ～ 100g。豆类如黄豆每 100g 含有约 36g 蛋白质，可根据实际情况安排适量的豆浆、豆腐等，豆腐每 100g 约含 8g 蛋白质，可安排 100 ～ 150g。蛋类如鸡蛋一个约含 6g 蛋白质，可每天安排 1 个鸡蛋。蛋白质摄入量应占总能量的 15% ～ 20%。对于每日 1500kcal 的患者来说，蛋白质提供的能量应为 225 ～ 300kcal，相当于 56 ～ 75g 蛋白质（表 8-1）。

表 8-1 每 100g 食物的蛋白质含量

食物	蛋白质 /g	食物	蛋白质 /g
猪肉（肥瘦）	13.2	鸭肉	15.5
猪肉（瘦）	20.3	鲫鱼	17.1
牛肉（肥瘦）	18.1	鲈鱼	18.6
牛肉（瘦）	20.2	草鱼	16.6
羊肉（肥瘦）	19	对虾	18.6
羊肉（瘦）	20.5	河蟹	17.5
鸡肉	19.3	梭子蟹	15.9

3. 脂肪 选择健康的脂肪，如橄榄油，每天可使用 20 ～ 30g。鱼油可根据医生建议适量补充。坚果如杏仁每 10 颗约含 5g 脂肪，可每天安排一小把。控制脂肪摄入量，一般占总能量的 20% ～ 30%。1500kcal 的脂肪提供的能量应为 300 ～ 450kcal，相当于 33 ～ 50g 脂肪。

4. 维生素和矿物质 通过丰富的蔬菜和水果摄入各种维生素和矿物质。蔬菜如菠菜，每 100g 含有约 28mg 维生素 C、2.2g 膳食纤维等，每天可摄入 200 ～ 300g。每 100g 西蓝花含有约 89mg 维生素 C、2.6g 膳食纤维等，可安排 150 ～ 200g。每 100g 胡萝卜含有约 5.9mg 维生素 C、2.8g 膳食纤维等，可摄入 100 ～ 150g。每 100g 番茄含有约 14mg 维生素 C、1g 膳食纤维等，可安排 150 ～ 200g。

水果如苹果，每 100g 含有约 4mg 维生素 C、2.4g 膳食纤维等，可每天安排 100 ～ 150g。每 100g 橙子含有约 53mg 维生素 C、2.4g 膳食纤维等，可摄入 100 ～ 150g。每 100g 香蕉含有约 8.7mg 维生素 C、2.6g 膳食纤维等，可每天安排 1 根左右。草莓每 100g 含有约

59mg 维生素 C、2g 膳食纤维等，可安排 100 ～ 150g。同时，注意补充钙、铁、锌等矿物质，可通过奶制品、瘦肉、豆类等食物获取。

5. 低升糖指数的食物 对于糖尿病患者而言，选用低升糖指数的食物至关重要。低升糖指数的食物在人体消化吸收过程中，能够缓慢地释放糖分，避免血糖的急剧上升。这就如同为身体注入了一股平稳的能量之流，既不会让血糖如汹涌的海浪般剧烈波动，也有助于维持身体的正常代谢。全谷物如燕麦、糙米等，富含膳食纤维，消化吸收相对缓慢，是糖尿病患者的理想选择。蔬菜中的菠菜、西蓝花、黄瓜等，不仅升糖指数低，还富含各种维生素和矿物质，为患者提供丰富的营养支持。豆类如黑豆、红豆等，能提供优质蛋白质的同时，也具有较低的升糖指数。水果中的苹果、梨、草莓等，在满足患者口腹之欲的同时，不会对血糖造成过大的冲击。选择低升糖指数的食物，是糖尿病患者管理血糖、呵护健康的重要一步（表 8-2）。

表 8-2 常见食物升糖指数分类表

食物分类		食品名称	GI 分类
谷类及制品	整谷粒	小麦、大麦、黑麦、荞麦、黑米、莜麦、燕麦、青稞、玉米	低
	谷麸	稻麸、燕麦麸、青稞麸	低
	米饭	糙米饭	中
		大米饭、糯米饭、速食米饭	高
	粥	玉米粒粥、燕麦粥	低
		小米粥	中
		即食大米粥	高
	馒头	白面馒头	高
	面（粉）条	强化蛋白面条，加鸡蛋面条 硬质小麦面条，通心面、意大利面、乌冬面	低
		全麦面、黄豆挂面、荞麦面条、玉米面粗粉	中

续表

食物分类		食品名称	GI 分类
谷类及制品	饼	玉米饼、薄煎饼	低
		卷饼、比萨饼（含乳酪）	中
		烙饼、米饼	高
方便食品	面包	黑麦粒面包、大麦粒面包、小麦粒面包	低
		全麦面包、大麦面包、燕麦面包、高纤面包	中
		白面包	高
	饼干	燕麦粗粉饼干、牛奶香脆饼干	低
		小麦饼干、油酥脆饼干	中
		苏打饼干、华夫饼干、膨化薄脆饼干	高
薯类、淀粉及制品		山药、雪魔芋、芋头（蒸）、山芋、土豆粉条、藕粉、苕粉、豌豆粉丝	低
		土豆（煮、蒸、烤）、土豆片（油炸）	中
		土豆泥、红薯（煮）	高
豆类及制品		黄豆、黑豆、青豆、绿豆、蚕豆、鹰嘴豆、芸豆	低
		豆腐、豆腐干	低
蔬菜		芦笋、菜花、西蓝花、芹菜、黄瓜、茄子、莴笋、生菜、青椒、番茄、菠菜	低
		甜菜	中
		南瓜	高
水果及制品		苹果、梨、桃、李子、樱桃、葡萄、猕猴桃、柑橘、芒果、芭蕉、香蕉、草莓	低
		菠萝、哈密瓜、水果罐头（如桃、杏）、葡萄干	中
		西瓜	高
乳及乳制品		牛奶、奶粉、酸奶、酸乳酪	低
坚果、种子		花生、腰果	低

续表

食物分类	食品名称	GI 分类
糖果类	纯黑巧克力、乳糖	低
	葡萄糖、麦芽糖、白糖、蜂蜜、胶质软糖	高

（二）控制能量

1. 计算能量需求 根据患者的年龄、性别、身高、体重、活动水平等因素，计算出每日所需的总能量。一般来说，老年糖尿病患者的能量需求相对较低，以维持理想体重为宜。

2. 合理分配三餐 将总能量合理分配到三餐中，早餐占 20% ～ 30%，午餐占 30% ～ 40%，晚餐占 30% ～ 40%。同时，可以根据患者的饮食习惯和血糖波动情况，适当调整三餐的比例。

一般来说，老年糖尿病患者的早餐能量可以控制在 300 ～ 400kcal 左右。例如，一位轻度活动的老年女性糖尿病患者，体重适中，早餐能量可设定为 350kcal。通过合理搭配食物，确保早餐的能量在适宜范围内，避免摄入过多能量导致体重增加，加重糖尿病病情。

（三）定时定量进餐

1. 定时 养老机构应制订固定的三餐时间，让糖尿病患者养成规律的饮食习惯。例如，每天早上 7:30—8:30 为早餐时间，确保患者按时进餐，避免过度饥饿或暴饮暴食。

2. 定量 根据患者的个体情况，为每位患者分配适量的食物。可以使用标准的餐具，如餐盘、碗、勺子等，以便准确控制食物的分量。同时，护理人员应监督患者用餐，确保他们按照规定的量进食。

（四）个性化调整

1. 血糖监测 根据患者的血糖监测结果，及时调整三餐的食物种类和量。如果患者的血糖较高,应减少碳水化合物的摄入量,增加蔬菜和蛋白质的比例;如果血糖较低,可以适当增加一些碳水化合物或在两餐之间加餐。

2. 特殊需求 对于有特殊饮食需求的患者,如合并肾脏疾病、消化系统疾病等,应在医生或营养师的指导下进行个性化的饮食调整。例如,合并肾脏疾病的患者可能需要限制蛋白质的摄入量,选择优质低蛋白的食物;消化功能较弱的患者可以将食物煮得更软烂一些,便于消化吸收。

(五) 饮食教育

1. 开展糖尿病饮食知识讲座,向患者和护理人员普及糖尿病饮食的原则和方法,提高他们对饮食控制的认识。

2. 提供饮食指导手册,详细介绍各种食物的营养成分、适宜摄入量和搭配方法,方便患者和护理人员查阅。

3. 鼓励患者参与饮食决策,根据自己的口味和喜好选择食物,但要在保证营养均衡和控制能量的前提下进行。

通过以上措施,老年养老机构可以为糖尿病患者合理配置三餐,帮助他们更好地控制餐后血糖,平稳一天的血糖(表 8-3)。

表 8-3 糖尿病患者一天能量食谱举例

	菜肴名称	食物和用量
早餐	蒸玉米	带棒鲜玉米 200g
	蒸山药	山药 150g
	水煮蛋	鸡蛋 1 个(50g)
	牛奶	低脂 / 脱脂奶 250g
加餐	水果 + 坚果	葡萄 100g+ 原味开心果 10g
中餐	杂粮饭	杂粮米(大米 75g,小米 25g)
	土豆烧牛肉	土豆 100g,瘦牛肉 40g

续表

	菜肴名称	食物和用量
中餐	蒜泥生菜	生菜 150g
	番茄烩豆腐	番茄 200g，内酯豆腐 200g
加餐	水果	苹果 150g
晚餐	米饭	大米 100g
	水煮虾	明虾 150g（明虾 300g）
	芦笋百合	芦笋 150g，百合 20g
	菌菇烩丝瓜	丝瓜 150g，菌菇 50g
食用油	食用油	15g
食盐	食盐	＜ 5g

注：食物用量指烹饪前食物的可食部分，如生鱼去掉骨头剩下的鱼肉。

这份食谱在控制总能量的同时，保证了营养的均衡，适合糖尿病患者食用。

案 例

张叔是一位多年的糖尿病患者，一直以来都在医生的指导下通过药物治疗和饮食控制来稳定血糖。

中秋节来临，养老机构里充满了节日的氛围。张叔看到各种美味的月饼，一时没忍住诱惑。他心想，就吃一块应该没事。而且写的是无糖月饼，可吃了一块后，月饼的香甜让他欲罢不能，接着又吃了好几块。

起初，张叔并没有觉得有什么异常。但渐渐地，他开始感到口渴、乏力，还频繁地上厕所。随着时间的推移，张叔的症状越来越严重，出现了恶心、呕吐、呼吸急促等情况。养老机构的工作人员察觉到张叔的异常后,立即将他送往医院。

经过医生的检查,张叔被诊断为酮症酸中毒。医生告诉老张,无糖月饼只是未添加蔗糖,但是月饼本身是由碳水化合物和油脂作为主要成分的,吃多了会导致血糖明显升高。对于糖尿病患者来说是需要严格控制的食物。张叔因为一时的贪嘴,没有控制好饮食,导致血糖急剧升高,身体无法正常代谢,从而引发了酮症酸中毒。

经过一段时间的住院治疗,张叔的病情逐渐稳定下来。他深刻地认识到了控制饮食对于糖尿病患者的重要性,以后再也不会因为一时的口腹之欲而让自己陷入危险之中了。

第四节　老年高血压患者的饮食误区与对策

流行病学数据表明,我国高血压患者人数已超过3.5亿。高血压是心脑血管疾病的重要危险因素,尤其在老年人群中,高血压的患病率较高。因此,为高血压患者提供低盐、营养均衡的早餐,对于控制血压、预防心脑血管疾病具有重要作用。

一、老年高血压患者常见的饮食误区

1. 过度限盐　一些老年高血压患者认为盐是血压升高的唯一因素,过度限盐甚至完全不吃盐。实际上,过度限盐可能会导致低钠血症,引起乏力、头晕等症状。一般建议每日食盐摄入量不超过5g,但也不能过度严苛地限制。

2. 拒绝肉类　部分患者认为吃肉会升高血压,于是完全拒绝肉类食物。然而,适当摄入瘦肉、鱼类等优质蛋白质对于维持身体正常代谢和营养均衡是很重要的。完全不吃肉可能会导致蛋白质缺

乏、贫血等问题。

3. 迷信保健品 有些老年患者过度依赖各种声称可以降血压的保健品，而忽视了正规的药物治疗和合理饮食。保健品不能替代药物，且其功效往往没有科学依据。

4. 忽视隐形盐 只注意控制食盐的添加量，却忽视了一些含隐形盐的食物，如咸菜、腌肉、酱油、味精等。这些食物中的盐分也会对血压产生不良影响。

5. 大量饮酒 部分老年患者认为少量饮酒有活血化瘀的作用，但过量饮酒会导致血压升高，增加心脑血管疾病的风险。男性每日饮酒的酒精量不应超过 25g，女性不应超过 15g。

6. 不控制油脂摄入 认为只要少吃盐就可以控制血压，而忽视了油脂的摄入。过多的油脂，尤其是动物脂肪和反式脂肪酸，会导致血脂升高，加重动脉粥样硬化，进而影响血压控制。

7. 只吃素食 以为素食就一定健康，长期只吃素食可能会导致营养不均衡，缺乏必要的营养素，如维生素 B_{12}、铁、锌等，对身体健康不利。

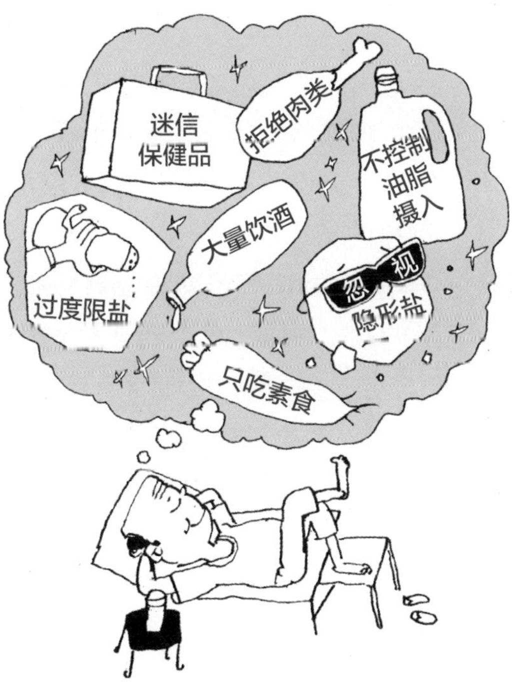

二、老年高血压患者的饮食原则

（一）低盐饮食

对于老年高血压患者而言，低盐饮食至关重要。

盐的主要成分是氯化钠，人体摄入过多的盐会使血液中的钠离子浓度升高。为了维持渗透压平衡，身体会潴留更多的水分，从而导致血容量增加。血容量增加会加大对血管壁的压力，进而使血压升高。因此，减少盐的摄入是控制血压的关键环节。

每日食盐量应严格控制在3g以下。咸菜、腌肉、火腿、咸鱼等都是高盐食品，应尽量避免食用。咸菜在腌制过程中加入了大量的盐，其含盐量极高；腌肉通常经过盐渍和熏制等处理，含盐量也不容小觑；火腿在加工过程中会添加不少盐分以延长保质期和增添风味；咸鱼则是通过用大量盐腌制而成，含盐量非常高。这些高盐食品如果经常食用，远远超出人体对盐的摄入量，不利于血压的控制。

烹饪时，可以选择使用低钠盐。低钠盐中含有一部分钾离子，在一定程度上可以减少钠离子的摄入，有助于控制血压。同时，还可以用醋、柠檬汁、香料等调味，这些调味品不仅能为食物增添丰富的口感，还能减少对盐的依赖。此外，要特别注意隐形盐的摄入。很多调味品如酱油、味精、豆瓣酱等虽然在烹饪中使用量相对较少，但其中也含有一定量的盐。例如，每100ml酱油中含盐量可能在15g左右，味精的主要成分是谷氨酸钠，也含有钠离子。豆瓣酱在制作过程中加入了大量的盐，含盐量较高。在烹饪时，如果同时使用多种含隐形盐的调味品，很容易使盐的摄入量超标。

以下是一些可以降低食物中含钠量的烹饪技巧。

1. 选择食材方面

（1）新鲜食材：优先选择新鲜的蔬菜、水果、肉类、鱼类等，避免加工食品和罐头食品，这些通常含钠量较高。

（2）低钠食材：如南瓜、红薯、玉米等，本身含钠量较低。

2. 调味方式

（1）减少用盐：烹饪时尽量少放盐，可以使用其他调味品增加风味，如醋、柠檬汁、胡椒粉、香草等。

（2）巧用香料：如姜、蒜、葱、大料、桂皮等，可以为食物增添丰富的味道，减少对盐的依赖。

（3）利用天然食材调味：例如用番茄、洋葱熬制的酱汁来调味，增加食物的口感层次。

3. 烹饪过程

（1）控制酱油、蚝油等用量：这些调味品含钠较高，使用时应适量，并可尝试用水稀释后使用。

（2）避免使用味精：味精含钠量较高，可以用蘑菇精等低钠调味品替代。

（3）焯水：对于一些含钠量相对高的蔬菜，如菠菜，可以先焯水，可去除一部分钠。

4. 烹调方法

（1）蒸、煮、炖：这些烹饪方式可以减少食物对盐和其他高钠调味品的需求，同时能保留食物的营养成分。

（2）避免油炸和油煎：这些方法通常需要较多的盐和调味料来增加口感，而且会增加食物的脂肪含量。

（二）低脂饮食

老年高血压患者不但要控制盐的摄入，同时需要减少脂肪尤其是饱和脂肪和反式脂肪的摄入，有助于降低血脂，减轻动脉粥样硬化，从而控制血压。应避免食用动物油、肥肉、油炸食品等高脂肪食物。选择植物油，如橄榄油、玉米油、葵花子油等，每日用量控制在 25 ～ 30g。多吃鱼类、豆类、坚果等富含不饱和脂肪酸的食物。

（三）控制能量的摄入

老年高血压患者应根据自身情况，合理控制能量的摄入，避免肥胖。一般来说，每日摄入的能量应根据年龄、性别、身体活动水平等因素进行调整。可以通过计算自己的基础代谢率和活动系数，来确定每天所需的能量。早餐的摄入量要适中，不宜过多或过少。过多的食物会增加胃肠负担，导致血压升高；过少的食物则可能导致低血糖，影响身体健康。一般来说，老年高血压患者的早餐能量应占全天总能量的 25% ～ 30%。

（四）增加膳食纤维的摄入量

膳食纤维可以促进肠道蠕动，减少胆固醇的吸收，降低血脂和血糖，有助于控制血压。老年高血压患者应多吃蔬菜、水果、全谷物、豆类等富含膳食纤维的食物。每日膳食纤维摄入量应不少于 25g（表 8-4）。

表 8-4　每 100g 食物的纤维素含量

食物	纤维素 /g	食物	纤维素 /g
苹果	2.4	白菜	1.1
香蕉	2.6	菠菜	2.2
橙子	2.4	芹菜	1.4
草莓	2	黄瓜	0.5
葡萄	0.4	番茄	0.5
西瓜	0.3	土豆	0.7
梨	3.1	胡萝卜	2.8
桃子	1.3	西蓝花	1.6
芒果	1.4	洋葱	0.9
猕猴桃	2.6	茄子	1.3

（五）适量摄入蛋白质

蛋白质是身体的重要组成部分，老年高血压患者应适量摄入优质蛋白质。可以选择瘦肉、鱼类、蛋类、奶类、豆类等食物。但要注意避免过量摄入，以免增加肾脏负担。

（六）多吃富含钾、钙、镁的食物

对于老年高血压患者来说，多吃富含钾、钙、镁的食物具有重要意义。

钾能够促进钠的排出。在人体中，钠的过量摄入会导致血容量增加，从而升高血压。而钾则可以与钠在体内进行“抗衡”，帮助肾脏排出多余的钠，维持体内钠钾平衡，进而降低血压。

富含钾的食物有很多，比如香蕉。香蕉是一种常见且方便食用的水果，每100g香蕉中约含有256mg的钾。土豆也是富含钾的食物，一个中等大小的土豆约含有500mg的钾。菠菜富含多种营养物质，其中钾的含量也较为丰富，每100g菠菜大约含有311mg钾。芹菜同样含有较高的钾，每100g芹菜的钾含量约为154mg。此外，还有豆类，如黄豆、绿豆等，每100g黄豆中钾含量约为1503mg，绿豆每100g含钾量约为757mg。水果中的橙子、草莓等也富含钾，每100g橙子的钾含量约为159mg，每100g草莓含钾量约为131mg（表8-5）。

表8-5 每100g食物的钾含量

食物名称	含量/mg	食物名称	含量/mg	食物名称	含量/mg
紫菜	1796	小米	284	芹菜	154
黄豆	1503	玉米（白）	262	南瓜	145
冬菇	1155	鸡	251	茄子	142
赤豆	860	韭菜	247	豆腐干	140
绿豆	757	猪肝	235	苹果	119

续表

食物名称	含量 /mg	食物名称	含量 /mg	食物名称	含量 /mg
黑木耳	587	牛肉(肥瘦)	211	牛乳	109
花生仁	524	油菜	210	葡萄	104
羊肉(瘦)	403	豆角	207	黄瓜	102
鲤鱼	329	胡萝卜	193	鸡蛋	98
河虾	329	橙子	159	梨	97

钙可以放松血管平滑肌。当人体摄入足够的钙时,有助于维持血管的正常收缩和舒张功能,使血管处于较为松弛的状态,从而降低血压。奶制品是钙的良好来源,如牛奶,每 100ml 牛奶中约含有 104mg 钙。酸奶在发酵过程中,钙的含量也没有明显减少,同时还含有益生菌等对人体有益的物质。

镁同样具有放松血管平滑肌的作用,与钙协同发挥降低血压的功效。豆制品中不仅富含钙,也含有丰富的镁。例如每 100g 豆腐中约含有 63mg 镁。坚果类食物如杏仁、腰果等也是镁的良好来源,每 100g 杏仁中约含有 270mg 镁,每 100g 腰果中约含有 292mg 镁。

(七)饮食规律,定时定量

老年高血压患者应养成良好的饮食习惯,定时定量进餐,避免暴饮暴食。每天可以分为三到五餐,每餐七八分饱。同时,要注意饮食的多样性,保证营养均衡。

总之,老年高血压患者通过合理的饮食调整,可以有效地控制血压,减少并发症的发生,提高生活质量。

高血压患者饮食禁忌顺口溜

高血压病需谨慎,饮食禁忌要记清。
咸辣油腻要少碰,烟酒咖啡快远离。

动物内脏高嘌呤，血压升高风险增。
浓油赤酱不可取，清淡饮食才适宜。
快餐食品少入口，健康生活常拥有。
腌制食品别贪吃，血压稳定乐无忧。

案 例

李叔今年已经70岁了，一直以来都有高血压的问题。

尽管李叔一直按照医生的嘱咐服用降压药物，但他的血压却总是控制得不太理想，时常出现波动，高压常常在160mmHg以上，低压也在100mmHg左右。医生觉得很奇怪，询问了李叔的饮食习惯，原来在日常生活中，李叔特别爱吃咸菜、腌制食品等，几乎每顿饭都少不了一小碟咸菜。医生多次提醒李叔要注意饮食，减少高盐食物的摄入，但李叔总是不以为意，觉得吃点咸菜没什么大不了。

直到有一次，李叔在小区里散步时突然感到头晕目眩，差点摔倒。这可把他吓坏了，赶紧去医院检查。医生再次严肃地告诫他，高盐饮食是导致他血压控制不佳的重要原因之一，如果不加以改变，可能会引发更严重的并发症。

这次经历让李叔终于认识到了问题的严重性。回到家后，李叔下定决心改变自己的饮食习惯。他把家里的咸菜全部清理掉，不再购买腌制食品。在饮食上，他开始多吃新鲜的蔬菜和水果，如菠菜、芹菜、苹果、橙子等。做饭时也尽量少放盐，用醋、柠檬汁等调味来增加食物的风味。

随着饮食习惯的改变，李叔的血压逐渐稳定下来。经过一段时间的监测，他的高压降到了140mmHg左右，低压也在90mmHg以下。去医院复查时，医生看到李叔的变化非常高兴，根据他的情况适当减少了一些降压药物的剂量。

李叔深刻体会到了健康饮食的重要性，他也经常把自己的经历分享给身边的朋友们，提醒大家要远离高盐食物，控制好血压，享受健康的晚年生活(表 8-6)。

表 8-6 一日食谱举例

	菜肴名称	食物和用量
早餐	燕麦粥	燕麦 25g
	水煮蛋	鸡蛋 1 个(50g)
	西芹花生米	西芹 50g，花生 10g
加餐	牛奶	牛奶 300g
中餐	杂粮饭	杂粮米(大米 100g，小米 25g)
	红烧鸡翅	鸡翅根 50g
	清炒菠菜	菠菜 200g
	醋熘土豆丝	土豆 100g
	紫菜蛋汤	紫菜 2g，鸡蛋 10g
加餐	水果	苹果 200g
晚餐	米饭	大米 75g
	清蒸鲈鱼	鲈鱼 50g(鲈鱼 116g)
	家常豆腐	北豆腐 100g
	香菇油菜	油菜 150g，干香菇 10g
食用油	食用油	25g
食盐	食盐	< 3g

第五节　老年高血脂患者的饮食误区与对策

一、高脂血症的流行病学资料

（一）患病率

高脂血症在全球范围内都有较高的患病率。随着生活方式的改变和老龄化进程的加速，其患病率呈逐渐上升趋势。在不同国家和地区，由于饮食习惯、生活方式、遗传因素等的差异，患病率有所不同。一般来说，发达国家的患病率相对较高，但发展中国家随着经济的发展和生活水平的提高，患病率也在不断上升。

在中国，高脂血症的患病率也不容小觑。根据相关调查数据显示，成年人中高脂血症的患病率约为 35.6%，且有逐年增加的趋势。中老年人、肥胖人群、长期饮酒者、有家族遗传史的人群等是高脂血症的高发人群。

（二）危险因素

1. 不良饮食习惯　高饱和脂肪、高胆固醇饮食是高脂血症的重要危险因素。长期摄入过多的动物脂肪、油炸食品、奶油等，会导致血液中胆固醇和甘油三酯水平升高。

2. 缺乏运动　久坐不动的生活方式，缺乏足够的体育锻炼，会使身体代谢减慢，脂肪在体内堆积，从而增加高脂血症的发病风险。

3. 肥胖　体重超标尤其是腹型肥胖者，患高脂血症的概率明显增加。肥胖会导致胰岛素抵抗，进而影响脂肪代谢。

4. 吸烟和饮酒　吸烟会损伤血管内皮细胞，影响脂质代谢；长期大量饮酒可导致肝脏脂肪代谢紊乱，使甘油三酯指标升高。

5. 年龄和性别　随着年龄的增长，高脂血症的患病率逐渐增加。男性在中年以后患病率较高，女性在绝经后患病率明显上升。

6. 遗传因素 家族中有高脂血症患者的人群，患病风险相对较高。某些遗传基因突变可导致脂质代谢异常，从而引发高脂血症。

（三）疾病负担

高脂血症如果得不到及时、有效的控制，会带来严重的疾病负担。长期的高脂血症可导致动脉粥样硬化，增加冠心病、脑血管病、外周血管疾病等心血管疾病的发病风险。这些疾病不仅会影响患者的生活质量，还会给家庭和社会带来沉重的经济负担。

高脂血症还可能引起脂肪肝、胰腺炎等疾病，进一步危害人体健康。因此，我们需要有效地控制高脂血症，特别是老年患者。

而在高脂血症的治疗中，饮食管理具有极其重要的意义。

首先，合理的饮食是控制高脂血症的基础。食物中的脂肪、胆固醇等成分直接影响血液中脂质的含量。通过调整饮食结构，可以减少饱和脂肪酸和胆固醇的摄入，从而降低血液中甘油三酯和低密度脂蛋白胆固醇的水平，有助于控制高脂血症的发展。

其次，饮食管理有助于预防心血管疾病等并发症。高脂血症是心血管疾病的重要危险因素之一。长期的高脂血症可导致动脉粥样硬化，增加冠心病、心肌梗死、脑卒中等疾病的发病风险。通过科学的饮食管理，可以降低血脂水平，减少动脉粥样硬化的发生，从而降低心血管疾病的风险。

再者，饮食管理对整体健康有益。合理的饮食不仅可以控制血脂，还可以提供身体所需的各种营养素，维持身体的正常代谢和生理功能。同时，健康的饮食还可以帮助控制体重，预防肥胖、糖尿病等其他代谢性疾病的发生。

此外，饮食管理相对容易实施且成本较低。与药物治疗相比，饮食管理不需要花费大量的金钱，也没有药物的副作用。通过改变饮食习惯，患者可以在日常生活中自主地控制血脂，以提高治疗的依从性。

二、老年高脂血症患者在饮食方面的误区

（一）完全拒绝脂肪

认为高脂血症就不能吃任何脂肪，于是完全拒绝油脂类食物。但实际上，身体需要一定的健康脂肪来维持正常生理功能，如橄榄油、鱼油等富含不饱和脂肪酸的油脂对身体有益，完全不摄入脂肪会导致营养不均衡，影响身体正常代谢。

（二）只吃素食

觉得吃肉就会导致血脂升高，所以只吃素食。然而，长期只吃素食可能会造成蛋白质、铁、锌等营养素缺乏，而且有些素食中的油脂含量也不低，比如油炸的素食品。同时，人体需要适量的优质蛋白质，如瘦肉、鱼类、豆类等，这些食物中的蛋白质对于维持身体功能很重要。

（三）过度依赖粗粮

认为粗粮就是健康食品，大量食用粗粮而忽略了细粮的摄入。虽然，粗粮富含膳食纤维等营养成分，但过度食用可能会增加肠胃负担，影响其他营养素的吸收。而且，单纯靠吃粗粮并不能完全解决高脂血症问题。

（四）不控制水果摄入量

觉得水果是健康食物，就大量食用。但一些水果含有较高的糖分，如葡萄、香蕉等，过量食用会导致血糖升高，进而影响血脂代谢。老年高脂血症患者应选择低糖水果，如苹果、草莓、柚子等，并控制食用量。

（五）忽视隐性脂肪

只关注明显的油脂食物，却忽视了一些含有隐性脂肪的食物。

比如糕点、饼干等零食，虽然吃起来不油腻，但其中可能含有大量的反式脂肪酸，会升高血脂。还有一些加工食品中的添加剂也可能含有脂肪成分，容易被忽视。

（六）迷信保健品

过度依赖各种声称可以降血脂的保健品，而忽略了合理饮食和正规治疗。保健品不能替代药物和健康的饮食，很多保健品的功效并没有科学依据，而且可能存在副作用。

三、老年高脂血症患者饮食治疗原则

（一）控制总能量

根据患者的年龄、性别、身体活动水平等因素，计算出每日所需的总能量，避免摄入过多能量导致体重增加。一般来说，老年患者的活动量相对较少，应适当减少能量摄入，以维持理想体重为宜。体重的控制有助于改善血脂水平，减少心血管疾病的风险。

（二）控制脂肪摄入

1. 减少饱和脂肪酸 饱和脂肪酸会升高血液中的胆固醇水平，应尽量减少摄入。避免食用动物脂肪如猪油、牛油等，少吃肥肉、奶油等。可选择富含不饱和脂肪酸的油脂，如橄榄油、玉米油等，每日油脂摄入量控制在 20 ～ 30g。

2. 控制反式脂肪酸 反式脂肪酸对心血管健康危害极大，应避免食用含有反式脂肪酸的食物，如油炸食品、糕点、饼干等。

3. 增加不饱和脂肪酸 适量增加富含单不饱和脂肪酸和多不饱和脂肪酸的食物，如鱼类、坚果等。鱼类中的 ω-3 脂肪酸有助于降低血脂，每周可食用 2 ～ 3 次鱼类。坚果含有丰富的不饱和脂肪酸、膳食纤维和蛋白质，但由于能量较高，每日摄入量不宜过多，

10 ～ 15g 为宜。

（三）控制胆固醇摄入

高胆固醇食物会升高血液中的胆固醇水平，应限制摄入。每日胆固醇摄入量应控制在 300mg 以下。避免食用动物内脏、蛋黄、蟹黄等胆固醇含量高的食物。

（四）增加膳食纤维摄入

膳食纤维可以降低胆固醇和甘油三酯水平，有助于控制血脂。老年患者应多吃富含膳食纤维的食物，如全谷物、蔬菜、水果等。全谷物可占主食的一半以上，蔬菜每日摄入量不少于 500g，水果每日摄入量为 200 ～ 300g。

（五）适量摄入蛋白质

选择优质蛋白质，如瘦肉、鱼类、豆类、蛋类等。瘦肉每日摄入量为 50 ～ 100g，鱼类为每周 2 ～ 3 次，豆类及其制品可经常食用，蛋类每日一个为宜。避免食用过多的加工肉类，如火腿、香肠等。

（六）控制碳水化合物摄入

碳水化合物应选择富含膳食纤维的复合碳水化合物，如全麦面包、糙米饭、燕麦片等，避免食用精制谷物和高糖食品。每日碳水化合物摄入量占总能量的 50% ～ 60%。

（七）合理安排餐次

少食多餐，避免暴饮暴食。可将三餐分为五到六餐，每餐七八分饱。定时定量进餐，有助于稳定血糖和血脂水平。

（八）注意饮食清淡

减少盐的摄入，每日食盐摄入量不超过 5g。避免食用过咸、过甜、过辣的食物。烹饪方式以蒸煮炖为主，避免油炸、油煎等高油脂烹饪方法。

（九）个性化饮食

根据患者的具体情况，如合并糖尿病、高血压等其他疾病，以及个人口味偏好等，制订个体化的饮食方案。同时，定期监测血脂、血糖、血压等指标，根据指标变化调整饮食方案。

案　例

赵姨今年75岁，患有高脂血症多年。她一直知道自己的病情，但在饮食上却没有给予足够的重视。

赵姨平时特别爱吃油炸食品，如炸糕、油条等，还经常吃一些肥肉和动物内脏。家人多次劝说她要注意饮食，可赵姨总是不以为然，觉得自己都这么大岁数了，吃点喜欢的东西没什么关系。

随着时间的推移，赵姨的高脂血症越来越严重。她开始频繁出现头晕、乏力的症状，但她仍然没有改变自己的饮食习惯。

有一天，赵姨在外出散步时突然感到胸口剧烈疼痛，随后便晕倒在地。路人赶紧拨打了急救电话，将她送往医院。

经过医生的检查，赵姨被诊断为急性心肌梗死，这是长期高脂血症导致冠状动脉粥样硬化，血管狭窄，最终引发了心肌缺血坏死。医生告诉赵姨的家人，如果她能早点重视饮食控制，积极治疗高脂血症，也许就不会发生这么严重的后果。

经过紧急抢救和一段时间的治疗，赵姨虽然脱离了生命危险，但身体却变得非常虚弱。她后悔不已，意识到了饮食控制对于高脂血症患者的重要性。从那以后，在家人的监督和医生的指导下，赵姨开始严格控制自己的饮食，减少高脂肪、高胆固醇食物的摄入,增加蔬菜、水果和粗粮的比例,并且积极配合药物治疗,定期去医院复查。她希望通过自己的努力,能够控制好病情,避免再次发生严重的并发症(表 8-7)。

表 8-7 一日食谱举例

	菜肴名称	食物和用量
早餐	蒸玉米	带棒鲜玉米 200g
	蒸土豆	土豆 150g
	水煮蛋	鸡蛋 1 个(50g)
	牛奶	低脂 / 脱脂奶 250g
加餐	水果 + 坚果	苹果 100g + 原味开心果 10g
中餐	杂粮饭	杂粮米(大米 75g,小米 25g)
	海鲈鱼	海鲈鱼 100g
	蒜泥菠菜	菠菜 150g
	番茄烩豆腐	番茄 200g,内酯豆腐 200g
加餐	水果	圣女果 100g
晚餐	米饭	大米 100g
	水煮虾	明虾 150g
	木耳荷兰豆	荷兰豆 100g,黑木耳 20g
	水煮奶白菜	奶白菜 150g
食用油	食用油	15g
食盐	食盐	< 5g

综上所述,了解老年人的身体特点及营养需求是为老年养老机构食堂提供科学合理营养餐的基础。老年人身体功能逐渐衰退,对营养的需求更加特殊,需要充足的蛋白质、适量的碳水化合物、健康的脂肪、丰富的维生素和矿物质等。

在老年养老机构食堂营养餐的管理现状方面，虽然已经取得了一定的进步，如营养意识的提升、多样化的菜单尝试以及对食品安全的重视等，但仍存在诸多问题，如营养搭配不均衡、口味难以满足、专业人才短缺以及监督管理机制不完善等。

对于单病种的营养餐管理，能够根据不同疾病的特点为老年人提供个性化的饮食方案，有助于控制病情、促进康复。然而，这也对养老机构的管理水平和专业能力提出了更高的要求。

为了更好地满足老年人的营养需求，提升老年养老机构的服务质量，未来应从以下几个方面努力。一是加强对工作人员的营养知识培训，提高其专业素养，确保能够制订出符合老年人身体特点和营养需求的餐食方案。二是持续优化菜单设计，在保证营养均衡的前提下，增加食物的多样性和口感，以满足老年人不同的口味偏好。三是积极引进和培养专业的营养人才，为老年人提供更加科学、精准的饮食指导。四是完善监督管理机制，明确营养标准和规范，加强对食堂餐食营养成分和制作过程的监管，确保老年人能够享受到安全、营养、美味的饭菜。只有这样，才能真正为老年人的健康晚年生活提供有力保障。

（吴　妍）

第九章 中国二十四节气的传统食养文化应用

第一节　春季节气的食养特性与养生

一、立春

立春是二十四节气之首，亦是岁首。"立"为开始，"春"有温暖、生长之意。一般于每年公历 2 月 3—5 日交节。由于我国地域辽阔，东南西北地域跨度大，各地自然节律有所差异，万物复苏之时不尽相同。

此时节冷暖不定，气温仍较低，养生重在助阳生发、柔肝养肝。不要过度食用干燥、辛辣的食物。

（一）食材

此时宜多食用鱼类、瘦肉、豆浆、大枣、蜂蜜、山药、春笋、菠菜、莴笋、胡萝卜、花菜、油菜以及时令水果，口味以清淡为主，以补充人体所需的维生素、无机盐及微量元素等。

（二）食养

春季食养要顺应生发之气，养身养心、护肝保肝才是食养的重点。春气与肝脏之气相应，肝为风木之脏，违逆饮食就会产生肝郁、肝风、肝火等辨证，而影响人体的情绪，且会损伤“肝藏血”的功能，从而损伤人体的正气，伤身且伤心。

故，春季食养之道，在于养身护肝与养心护神并重。时令食物，善膳配伍，加以适当运动。认识季节养生养体，护肝养心，促进健康长寿。

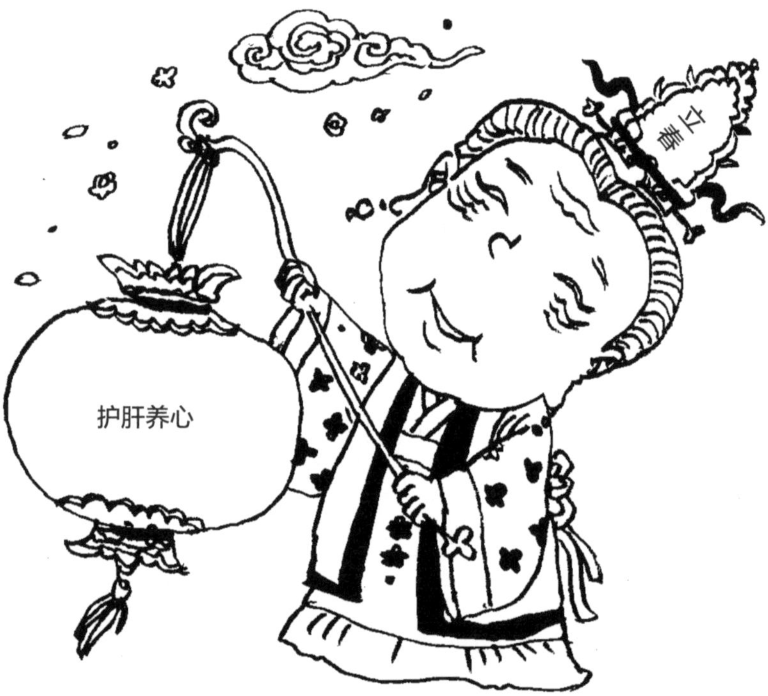

（三）推荐立春示范菜

火腿豆干银芽

主料：	**切配：**
金华火腿 35g	青椒切丝
青椒 50g	豆干切丝
银芽（绿豆芽）300g	火腿切丝

调料：

竹盐 3g

菇粉 5g

食用油 10g

烹制：

1. 火腿蒸透备用。

2. 锅内放油，先后放入银芽、熟火腿丝、青椒、豆干，炒制熟透。

3. 放入竹盐、菇粉，装盘。

扫码看视频，
学习立春示范菜——火腿豆干银芽

二、雨水

雨水是二十四节气之第二个节气。雨水节气的寓意实为季节性降雨开始，是农耕文化对于节令的表现。一般于每年公历 2 月 18—20 日交节。雨水时节的天气多变不定，是全年寒潮时段出现最多的时节之一，忽冷忽热，乍暖还寒。

此时，在饮食方面需调养脾胃、祛风除湿。《黄帝内经》有曰：湿气通于脾，因此，补中益气、健脾祛湿尤为重要。

（一）食材

此时宜多食用蒜苔、木耳、鸡肉、鸡蛋，鱼、虾、瘦肉、萝卜、绿豆芽、韭菜、黄花菜、蒜苗、香菇、金针菇、茯苓及豆制品等。

（二）食养

春季雨水节气养脾的重点是调畅肝脏，保持营养摄取均衡。食物中蛋白质、碳水化合物、脂肪力求要保持相应的比例。

因健脾利湿，春寒料峭，湿气一般夹“寒”而来，故应少食生冷、辛辣之物。建议多食汤粥及高蛋白食物，御春寒、防燥热、滋养脾胃。坚持适量运动，建议劳逸结合。学习选择食材多样化，顺节气个性化食养促身心健康。

（三）推荐雨水示范菜

山药枸杞鸡汤

主料：

跑地鸡 450g

山药 200g

枸杞 10g

调料：

竹盐 4g

菇粉 5g

黄酒 3g

烹制：

1. 腌制鸡块：先预制鸡块放入黄酒5g、菇粉2g、水淀粉2g、竹盐2g；搅匀后放入食用油3g，鸡块放锅内，过油备用。

2. 烧制

锅内加入750g水；

放入滑过油的鸡块；

倒入山药，炖煮15分钟；

放入枸杞，加入竹盐、菇粉。

3. 装盘。

扫码看视频，
学习雨水示范菜——山药枸杞鸡汤

三、惊蛰

惊蛰是二十四节气中第三个节气。"蛰"意"藏伏"，"惊"意"惊醒"，反映着自然界生物受节律变化影响而萌发、生长的状态。一般于每年公历3月5—6日交节。正值阳气上升、气温回暖、春雷乍动、雨水增多，万物生机勃勃，是农耕文化于自然节令的反映。由于我国地域辽阔，东南西北各地域跨度较大，春雷始鸣的时间迟早不一，有一定的差异。

惊蛰时节人体的肝阳之气渐升，而阴血相对不足，养生应该顺应阳气升发，万物始生的特点，保阴潜阳、调养肝肾更健康。

（一）食材

惊蛰节气宜多食用春笋、菠菜、芹菜、鸡肉、鸡蛋、空心菜、荠菜、豆芽、韭菜、竹荪、鸡腿菇、金针菇、黄芪、梨、豆制品、牛奶等。

（二）食养

《黄帝内经》有曰：春三月，万物以荣。夜卧早行、广步于庭、披发缓行，可以使精神愉悦。惊蛰时期肝病容易高发，应顺肝之性，助益脾气，令五脏和平。宜多吃富含植物蛋白质的食物。清热解毒、生津止渴、润肺化痰的食物；多选清淡饮食，少食刺激性食物，有助于身体调节气血、清除湿热。学会节气养生，掌握自然规律，保持愉悦心情。

（三）推荐惊蛰示范菜

梨汁蔬菜沙拉

主料：	调料：
刺梨220g（打成汁）	梨汁
圆白菜500g	古法沙拉酱
橄榄菜220g	竹盐2g
西蓝花85g	白糖2g

青豆 30g

罗马红生菜 60g

苦苣 50g

切配:

1. 青豆西蓝花烫熟

2. 橄榄菜切丝

烹制:

1. 将各种原料放入容器,倒入白糖与竹盐拌制。

2. 淋上梨汁沙拉酱。

3. 装盘。

扫码看视频,
学习惊蛰示范菜——梨汁蔬菜沙拉

四、春分

春分是二十四节气春季的第四个节气。一般于每年公历 3 月 19—22 日交节。春分有两个含义,其一是“季节平分”,其二是“昼夜平分”,春分的气候特点是天气温暖、阳光明媚。

春分时节阳气已经比较强盛,万物复苏,生物也开始活跃,各种细菌、病毒繁殖较快。也是高血压、过敏等疾病易发期,饮食调养注重人体功能协调平衡,滋阴助阳、暖脾养胃、补虚泻实及降脂降压。禁忌偏热偏寒。

(一) 食材

春风宜多食用春笋、豆芽、香椿、菠菜、韭菜、豆苗、油菜、芦蒿、莴苣、芝麻、花生、樱桃、红枣、蜂蜜、淮山、橘子等。多选当季的绿色蔬菜类,以补充维生素 C 和膳食纤维。

（二）食养

春分者，阴阳相伴也。故昼夜均而寒暑平。此时节大自然草木生长萌芽，人体的阳气也顺应自然，是有向上向外升发的特点，人的代谢旺盛，毛孔渐渐舒展，也是众多疾病多发的季节。饮食应多选时令食物，便于调养肠胃，以戒酸增辛、助肾补肝与健脾祛湿。学习传统饮食文化，掌握食养技巧，努力促进健康与长寿。

（三）推荐春分示范菜

香菇爆炒油菜

主料

油菜 450g

水发香菇 20g

杏鲍菇 15g

切配

油菜洗净切段

水发香菇切成片

杏鲍菇切成片

调料

竹盐 3g

菇粉 5g

食用油 10g

烹制

1. 锅内放油烧热，倒入油菜。
2. 放入食盐、菇粉炒制。
3. 装盘。

扫码看视频，
学习春分示范菜——香菇爆炒油菜

五、清明

清明是二十四节气春季第五个节气，一般于每年公历 4 月 4—6

日交节。清明节气,天气晴朗、生气盛旺。万物吐旧纳新,各地春和景明,是人们踏青春游、行清、墓祭的好时节。

百姓应融合自然节气与人文习俗,讲究顺应天时地宜、遵循自然规律的思想。此时节阳气生发,也是哮喘、高血压、心脑血管病等慢性疾病好发的时节。应关注疾病的症状,及时做好预防与治疗。

(一)食材

清明时节饮食要以清淡为主,少食辛辣食品,宜多科学选食材,适当食用螺蛳、河蚌、虾、马兰头、荠菜、香椿、蕨菜、银耳、山药、菠菜、燕麦、花生、扁豆、荞麦、薏米等。特别注意选新鲜度好的食材,按用餐人数备量。

(二)食养

清明是春季体内肝气最旺盛的时候,同时也是湿气较重的时节。此时食养注重平衡肝气,温胃祛湿。肝气过旺,会影响脾胃,妨碍消化吸收,可造成情绪失调、气血不畅,引发各种疾病。多食护肝润肺利于肝脏生发、疏泄、养阴的时令食物,规避“发物”及酸性食物。学习食材的营养,保持快乐的情绪,享受幸福的生活。

(三)推荐清明示范菜

酱汁㸆童子鸡

主料:

童子鸡 460g

蒜籽 30g

生姜 25g

切配:

童子鸡去掉骨头,切成小块(可以用鸡脯肉)

蒜籽切厚片

生姜切丁

调料：

沙茶酱 35g

黄酒 10g

菇粉 3g

竹盐 2g

水淀粉 10g

烹制：

1. 童子鸡进行酱制。

2. 鸡肉内放入料酒、竹盐、菇粉、水淀粉；直接放入沙茶酱；拌匀后下入油锅，温油氽透即可。

3. 装盘。

扫码看视频，
学习清明示范菜——酱汁爆童子鸡

六、谷雨

谷雨是二十四节气的第六个节气，源自古人“雨生百谷”之说，一般于每年公历 4 月 19—21 日交节。“清明断雪，谷雨断霜”，谷雨是春季最后一个节气，意味着寒潮天气基本结束，气温回升加快，利于植物生长。“春雨贵如油”谷雨也是播种移苗、埯瓜点豆的最佳时节。

谷雨节气气温升高降水增多，万物欣欣向荣，此时人体的肝脏气伏，心气旺盛，是神经痛及过敏体质的发病期。

（一）食材

谷雨时在饮食上应减少高蛋白质、高能量食物的摄入。此时，宜多食枸杞苗、水芹菜、豆芽、蚕豆、苋菜、香椿、菠菜、香菜、水芹菜、韭菜、春笋、香菇、豆腐、谷雨茶等。这些绿色的菜豆类富含维生素 C，植物蛋白质和膳食纤维。

（二）食养

春季属肝木旺盛，脾衰弱。谷雨前后 15 天及清明的最后 3 天，脾处于旺盛时期。脾的旺盛会使胃更强健，从而使人体消化功能增强处于旺盛的状态，有利于食材营养的吸收，正是补身体的大好时机。此时，应适当食用补血益气与健脾祛湿的时令食物，学习食养技巧促进消化系统的正常运转。

（三）推荐谷雨示范菜

鲍鱼红烧脚圈

主料：

猪蹄 450g

鲍鱼 105g

生姜 25g

调料：

竹盐：2g

菇粉：5g

酱油：10g

黄酒：10g

食用油：15g

切配：

猪脚改刀半圆小块

生姜切片

烹制：

1. 将猪蹄、鲍鱼焯水。
2. 锅内放入水 500g、猪蹄、鲍鱼、加入黄酒、酱油。
3. 开大火烧沸后，改用小火，文煮 25 分钟；汤汁浓郁后加入竹盐、菇粉调味后即可装盘。

扫码看视频，
学习谷雨示范菜——鲍鱼红烧脚圈

第二节 夏季节气的食养特性与养生

一、立夏

立夏是二十四节气中的第七个节气，属夏季的第一个节气，一般于每年公历5月5—7日交节。“立”指建立、初始之意，“夏”指生长之意，代表季节转换，万物由生到长，故名立夏。立夏时节的气温升高和阳气渐长是万物进入旺季生长的一个重要节气。

现代医学研究指出，人的心理、情绪和躯体可通过神经与内分泌系统及免疫系统互相联动与平衡。一旦失衡之时不仅仅是情绪波动起伏，机体的免疫功能失调，还将会引起饮食、心理、起居等方面均可出现症状，继而将会发生疾病。

（一）食材

立夏注意精神养生，做到神情安静，做好自我调节。此时做好饮食清淡为主，宜多吃鸭蛋、鸭、鲫鱼、瘦肉、鲜莲子、姜、苦瓜、绿豆、豌豆（苗）、笋、蒜苗、蚕豆、苋菜、黄瓜、毛豆、空心菜、茭白等。

（二）食养

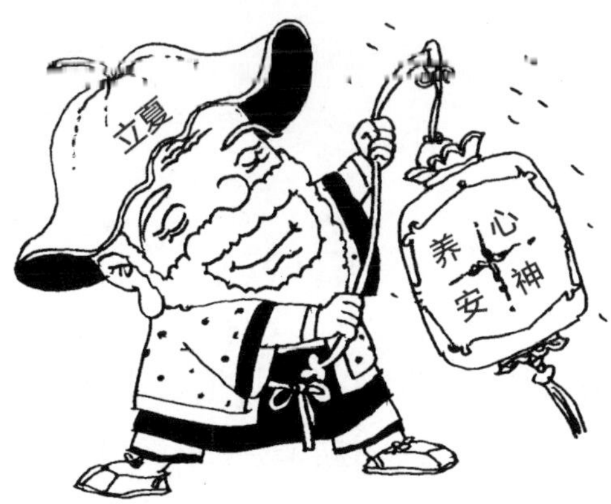

立夏“养阳”是养生的重点，顺应四季是养生的重要原则。中医认为，五脏之中的心对应夏，当夏日气温升高后，人们的紧张心理与情绪，极易烦躁不定，心火过旺。养阳重心在养心，宜多吃豆制品，瘦肉以及各种菌菇类和时令蔬菜,可以补益心脾,养心安神,促进心理健康与身体健康。

(三)推荐立夏示范菜

蒜苗炒南肉片

主料:

南肉(火腿)100g

蒜苗 250g

豆干 150g

蒜 10g

姜片 3g

调料:

食用油 10g

竹盐 3g

菇粉 3g

切配:

南肉切片

蒜苗切段

豆干切片

烹制:

1. 锅里放入食用油。
2. 油加热后,倒入南肉、蒜苗、豆干,加入 50g 清水。
3. 收汁后放入竹盐、菇粉即成。
4. 装盘。

扫码看视频,
学习立夏示范菜——蒜苗炒南肉片

二、小满

小满是二十四节气中的第八个节气,属夏季的第二个节气。一般于每年公历 5 月 20—22 日交节。“满”有雨水充盈及农作物饱满程度之意,反映季节特征。小满节气高温高湿、雨水较多,且冷暖交汇频繁,风火相煽,易导致食欲缺乏、精神萎靡、嗜睡、身体乏力等症状。此时应调节心情舒畅，避免大燥大热，做好预防心脑血管等疾病。

（一）食材

小满节气饮食宜清爽清淡，忌吃甘肥厚味、生湿助湿的食物。此时食材宜多选赤小豆、薏苡仁、牛肝菌、白灵菇、黄花菜、水芹、荸荠、黑木耳、胡萝卜、山药、鲫鱼、草鱼、鸭肉、番茄、苦瓜、苦菜、扁豆、莴笋等。

（二）食养

小满节气开始后雨水增多，天气闷热潮湿。中医称之为“湿邪”，而人体的脾“喜燥恶湿”，受“湿邪”的影响很大。要顺应夏季阳消阴长的规律，重在清利湿热、健脾养胃、养阴益气。

小满节气的饮食调养宜以甘凉或甘寒，宜多食酸性的食物为主，多以汤、羹、汁的饮食方法，以促进食欲并易于消化，忌过量进食生冷食物而伤消化系统。

（三）推荐小满示范菜

杏鲍菇青鱼片

主料：

青鱼 210g

火腿：45g

杏鲍菇 140g

生姜 20g

切配：

青鱼切片

火腿切片

调料：

食用油 5g

竹盐 2g

菇粉 3g

烹制：

1. 蒸制青鱼。

2. 锅内放入食用油，放入杏鲍菇、火腿、生姜，加入竹盐 2g、菇粉 3g；倒入清水 75g，烧透，放入碗中备用。

杏鲍菇切片

生姜切片

3. 再将蒸制好的青鱼片放入，再次合蒸即成，装盘。

扫码看视频，
学习小满示范菜——杏鲍菇青鱼片

三、芒种

芒种是二十四节气中第九个节气。一般于每年公历6月5—7日交节。芒种是农耕农忙相当重要的节气，南方忙于种稻，北方忙于收麦。芒种节气也是人体补脾的最佳时节，此时人体消化功能相对较弱，宜多吃祛暑益气、生津止渴的食物。

芒种时节也是梅雨季节的开始，雨量增多，气温升高，天气潮湿闷热，应顺应旺盛的阳气，利于气血的运行，预防季节性疾病及传染病。

（一）食材

芒种的饮食调养，宜以清补最佳。此时应多食鱼肉、鸭肉、青梅、山楂、番茄、莲子、芥蓝、荞麦、生菜、荔枝、苦瓜、黄瓜、丝瓜、冬瓜、鲜南瓜花、鲜茉莉花等。

（二）食养

芒种时节开始，盛夏来临之际，雨水较多，人体易受湿邪入侵，影响脾胃功能，易引发身体浮肿、疲惫乏力、燥热便秘等。故以清补为宜，调养精神，防暑防燥，息怒安神，多食养阴生津的食物，不宜过甜和过咸。同时要注重保证睡眠时间，适当增加运动，适当注意日照。保持良好的生活方式和饮食习惯，促进身心健康。

（三）推荐芒种示范菜

虾火豆水波蛋

主料：

虾仁 100g

青豆 30g

火腿 25g

生鸡蛋 3 个

调料：

竹盐 3g

菇粉 3g

黄酒 5g

水淀粉 6g

切配：

将三个鸡蛋打入碗中，蒸制成水波蛋

火腿切粒

烹制：

1. 虾仁上浆（竹盐、菇粉、水淀粉），过水油。
2. 虾仁、火腿丁、豌豆炒制成熟。
3. 盖在已做好的水波蛋上。

扫码看视频，
学习芒种示范菜——虾火豆水波蛋

四、夏至

夏至是二十四节气的第十个节气。一般于每年公历 6 月 21—22 日交节。夏至是一年之中太阳直射地面最长的一天，立竿无影，日长夜短，气温高、湿度大且伴有雷阵雨。此时人体功能下降，容易出现疲乏燥热，心悸气短，食欲也明显下降，易伤脾胃。因此夏至的养生宜补虚损、益养脾胃，宁心安神、生津除烦。

（一）食材

夏至的饮食宜选择开胃消食的食材，此时宜多食鱼肉、鸭肉、虾皮、南瓜、黄瓜、丝瓜、冬瓜、苦瓜、绿豆、红豆、毛豆、山楂、番茄、莲子、鲜龙眼、鲜荔枝、芹菜、空心菜、生菜等食材。

（二）食养

夏天属火，对应人体五脏之心，重在养心。天气燥热，情绪容易波动，烦躁易怒，要积极做好预防急性心肌梗死、心力衰竭、脑卒中等疾病。

夏至节气饮食要以清泄暑热，增进食欲为主。多吃苦味食物，食养调节宜清补。在饮食强调清补的同时，切勿过咸和过甜。饮食方式宜四多：多吃粥、多喝汤、多饮茶、多清淡。提醒患有糖尿病的老年人不宜喝粥，以免影响血糖。

（三）推荐夏至示范菜

鲜虾皮紫菜汤

主料：

鲜虾皮 5g

紫菜 5g

白玉菇 75g

调料：

竹盐 3g

菇粉 3g

切配：

白玉菇切片

烹制：

1. 锅内请加入清水 750g，放入白玉菇煮 5 分钟。

2. 放入紫菜、虾皮，放入竹盐、菇粉调味，倒入碗中，淋上花椒油，即可装盘。

扫码看视频，
学习夏至示范菜——鲜虾皮紫菜汤

五、小暑

小暑是农历二十四节气之第十一个节气，夏天的第五个节气。小暑表示夏季时节的正式开始，一般于每年公历 7 月 6—8 日交节。小暑开始为进入伏天，“暑”指炎热，小暑表示炎热开始但还不是十分热，但已是气温高、雨水多，我国多地已进入雷暴最多的时节。

小暑时节是人体阳气最旺盛的时候，需注意确保心脏功能的健康。此时易受暑热和暑湿之邪，而耗气伤津，易出现脾胃不和及疲怠乏力等病症。

（一）食材

小暑饮食宜选择消食养心的食材，如宜多食羊肉、黄鳝、鱼肉、虾、鸡肉、南瓜、黄瓜、丝瓜、冬瓜、苦瓜、绿豆芽、绿豆、山楂、莲子、鲜荔枝、西瓜、哈密瓜、桃子、杏子、芦笋、芹菜、空心菜、生菜等。

（二）食养

小暑来袭，骄阳似火，饮食宜清心除烦、清热健脾。注重饮食平衡，适量为宜。过度饥饿会引起形体倦怠消瘦、抵抗力下降，容易出现症状。过饱会增加脾胃的消化负担与吸收功能，出现腹胀、厌食与吐泻等病症。该节气宜清淡、均衡、适量、补水等方式为宜，稳定体能，避免脱水，口干及乏力。

（三）推荐小暑示范菜

鱼露白鱼蒸肉

主料：	**切配：**
白鱼 826g	鱼洗净处理放入盘中
五花肉 120g	五花肉切大片

生姜 75g

葱 10g

调料：

黄酒 25g

竹盐 3g

菇粉 5g

鱼露 15g

烹制：

1. 鱼放盘中，盖上五花肉，放入生姜、葱、料酒、竹盐、菇粉、鱼露。

2. 用沸水蒸 12 分钟，即成。

3. 装盘。

扫码看视频，
学习小暑示范菜——鱼露白鱼蒸肉

六、大暑

大暑是二十四节气中第十二个节气，夏天的第六个节气，一般于每年公历 7 月 22—24 日交节。天气烈于小暑，称作大暑，是一年中阳光最强、最热的节气。高温酷热、雷暴频繁，雨量充沛，是万物生长的时节。

大暑是全年天气最热、湿气最重的时节，此时应顺应天时，坦然接受太阳的热力，也是冬病夏治最好的时机。

（一）食材

大暑节气饮食宜选择化湿健脾的食材，可宜多食鸭肉、羊肉、猪蹄、火腿、鱼肉、虾、鸡肉、南瓜、黄瓜、丝瓜、冬瓜、苦瓜、豆芽、绿豆、菊花、荷叶、莲子、姜、鲜荔枝、西瓜、哈密瓜、桃子、西蓝花、芦笋、芹菜、空心菜、生菜、菠菜、番茄、茄子等。

（二）食养

大暑处于“三伏天”中的中伏前后，此时节外湿偏重，易造成脾胃气停滞，运行不畅，所以防暑和祛湿最为重要。饮食应清淡，多食苦味食物，及时补充水分，忌食冷饮及冰冻食品。饮食养生宜多苦多酸、益气祛湿、清淡健脾、补水防暑。注意保护饮食的正确摄入，保护好消化系统的正常功能。

（三）推荐大暑示范菜

彭祖伏羊炙羹

主料：

羊里脊 100g

羊蹄筋 15g

羊杂 80g

豆腐 150g

金针菇 60g

调料：

酱油 20g

竹盐 5g

菇粉 5g

水淀粉 15g

花椒油 3g

切配：

羊里脊切丝

羊蹄筋泡发

金针菇切小段

豆腐切片

烹制：

1. 炙烧羊里脊，羊里脊加入酱油、胡椒粉、沙茶酱、菇粉，放入锅中过油、烧熟。

2. 烧制：锅内放入清水 750g，放入豆腐、金针菇、羊蹄筋、羊杂烧制 8 分钟，加入酱油、竹盐、菇粉调味。

倒入炙烧好的羊里脊，水淀粉勾薄芡，淋上花椒油即可装盘。

扫码看视频，
学习大暑示范菜——彭祖伏羊炙羹

第三节　秋季节气的食养特性与养生

一、立秋

立秋是二十四节气的第十三个节气，秋季的第一个节气，一般于每年公历 8 月 7—8 日交节。“立”指开始，“秋”有禾谷成熟之意，是阳收阴长的转折，在自然界中的万物开始趋向成熟。

立秋意味着该节气降水和湿度趋于减少或下降。由于台风雨季渐渐离去，天气更加酷热。传统医学认为立秋到霜降前这段时间称为“长夏”，气候特点以干燥为主，肺脏很容易因秋燥而伤，故需注重肺部的养护。夏秋之交，做好健脾养胃和祛湿益肺仍是重要的。

（一）食材

立秋饮食宜选择清火除燥的食材，此时宜多食甲鱼、鸭肉、鸭蛋、火腿、鱼肉、虾、乌鸡、蜂蜜、南瓜、黄瓜、冬瓜、苦瓜、大豆、海带、芝麻、山楂、荸荠、柑橘、梨、柿子、葡萄、石榴、苹果、秋桃、橄榄、菠菜、山药、银耳、生菜、莲藕、番茄、茄子、胡萝卜等。

（二）食养

立秋属中医学的“长夏”，脾主长夏，这期间湿热交错，影响运化而容易损伤中焦脾胃，出现腹胀反酸，胃痛而无食欲等症状，同时要注意防暑和降温，避免中暑和热射病的发生。

饮食上要多选清热祛湿、益肺生津、滋阴益胃的食物，多食酸甘少食辛辣的食物。

秋季的第一个节气是立秋，做好食养特别重要。关注平衡膳食合理营养，努力学习知识，提高生命质量。

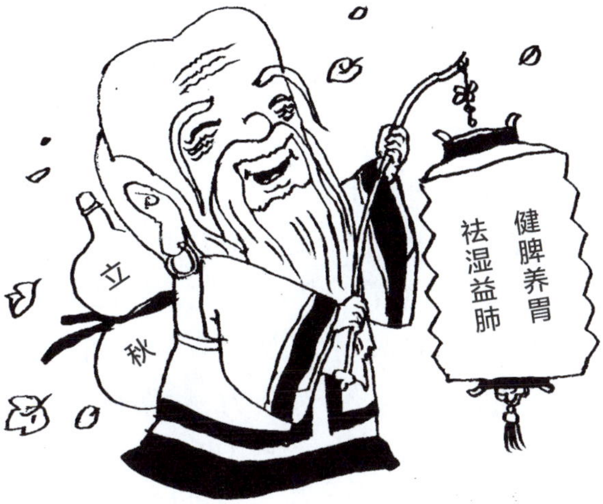

（三）推荐立秋示范菜

清水牛腱子肉

主料：

新鲜牛腱子肉 340g

芹菜 50g

胡椒粉 2g

调料：

竹盐 3g

菇粉 3g

白酒 2g

切配：

牛腱子切麻将块

芹菜切小段

烹制：

1. 预制牛腱子肉：锅内放入 750g 清水，放入牛腱子肉，倒入白酒、生姜 50g、小葱 50g；压制 8 分钟，取出。

2. 烧制：将高压锅内的原汤 600g 烧沸放入芹菜，加上竹盐、菇粉调味，放入牛腱子肉，撒上胡椒粉即可。

扫码看视频，
学习立秋示范菜——清水牛腱子肉

二、处暑

处暑是二十四节气的第十四个节气，也是秋季的第二个节气，一般于每年公历8月22—24日交节。处暑节气，已高是温炎热天气“三暑”中的“末暑”，寓意着炎热煎熬的天气已至尾声。气温慢慢下降，白昼温差增大。雷暴减弱，开始进入少雨期。

处暑时节，要预防秋燥。中医认为，秋燥是人在秋季感受燥邪而发生的疾病。病邪从口鼻侵入，易引发声音沙哑、鼻咽干燥、鼻腔敏感、干咳少痰、皮肤干燥、头发易脱、容易便秘等。

（一）食材

处暑饮食宜选择清热健脾的食材，此时宜多食猪肝、瘦肉、鸭子、鱼肉、猪蹄、羊肉、蜂蜜、芋头、黄瓜、冬瓜、苦瓜、花生、蘑菇、海带、芝麻、山楂、荸荠、菱角、红薯、土豆、秋葵、梨、香蕉、葡萄、石榴、苹果、百合、橄榄、菠菜、山药、银耳、生菜、黑木耳、番茄、茄子、胡萝卜等。

（二）食养

处暑是反映气温变化的一个节气，气候特征是湿热交错，白昼温差变化明显。此时人体内的水盐代谢功能渐渐恢复平衡，进入生理休整时期，人体容易出现烦躁疲惫感，出现“秋乏”，容易伤津亏阴。

食养注重养脾祛湿，清心健胃，同时做好起居规律，保证充足睡眠，饮食宜清淡适量，多食碱性食物和含钾的食品，增强免疫力。选对该节气的宜吃食物，可以合理组合，科学搭配，颜色互补，合理烹调，促进健康。

（三）推荐处暑示范菜

天目笋干鸭子

主料：

鸭子 2400g

笋干 200g

火腿 60g

调料：

竹盐 3g

菇粉 5g

白酒 3g

切配：

鸭子洗净处理

笋干切大片

火腿切片

烹制：

1. 将鸭子放入锅内，加入清水；水漫过鸭子，加入笋干，倒入白酒，上文火炖煮四小时；(3.5 小时加入火腿片)。

2. 出锅后加入竹盐、菇粉调味即成。

扫码看视频，
学习处暑示范菜——天目笋干鸭子

三、白露

白露是二十四节气中的第十五个节气，秋季的第三个节气，一般于每年公历 9 月 7—9 日交节。白露节气暑气渐消，气候由夏季风转为冬季风，冷空气渐渐频繁，早晚与白天温差较明显，是反映自然界寒气渐长的重要节气。

白露是一年中温差最大的节气，空气中缺少水分滋润，形成秋凉加干燥的气候。中医认为秋季主燥，燥性干涩容易伤津伤肺，则会出现呼吸道症状或疾病，如咳嗽或咳痰、支气管炎、肺炎、哮喘病、鼻腔疾病等。

（一）食材

白露饮食宜选择辛润宜口的食材，此时宜多食牛肉、瘦肉、乌鸡、鱼肉、猪蹄、羊肉、蜂蜜、白萝卜、芋头、黄瓜、冬瓜、苦瓜、花生、香菇、金针菇、茶树菇、芝麻、核桃、荸荠、菱角、红薯、土豆、秋葵、梨、香蕉、葡萄、石榴、苹果、百合、蜜枣、甘蔗、菠菜、山药、银耳、花菜、黑木耳、番茄、胡萝卜等。

（二）食养

白露时节心气弱，肺金主事，空气干燥，昼夜温差大，容易形成风燥之邪，也是人体气血由外行内的时节，胃肠气血不够充裕，易引起各种肺胃肠道的疾病。

食养注重养心护肺，健胃益脾及助筋补血，饮食上宜减苦增辛，同时要增加适量运动，预防秋燥，保持情绪稳定。

（三）推荐白露示范菜

豆豉肉茶树菇

主料：

五花肉 300g

茶树菇 400g

豆豉 50g

调料：

黄酒 25g

竹盐 3g

菇粉 5g

胡椒粉 3g

切配：

五花肉切大片

茶树菇撕开成丝状

烹制：

1. 五花肉蒸熟，切成大片，用黄酒、酱油、菇粉腌制，炸成豉油肉备用。

2. 锅内放油烧热，倒入沥干的茶树菇、豆豉，再倒入豉油肉片，翻炒；烹入黄酒、竹盐、菇粉，翻炒；撒上胡椒粉即成。

3. 装盘。

食用油 15g

酱油 5g

扫码看视频，
学习白露示范菜——豆豉肉茶树菇

四、秋分

秋分是二十四节气的第十六个节气，秋季的第四个节气。一般于每年公历 9 月 22—24 日交节。秋分这天太阳几乎直射地球赤道，全球各地昼夜等长，秋分平分昼夜之外，还平分了秋季。秋分日之后，开始昼短夜长，昼夜温差加大且气温逐日下降。

秋分开始后天气逐步转凉，寒凉加重，同时空气比较干燥，是多种疾病的多发季节，如呼吸道感染、慢性支气管炎、哮喘、咽炎、鼻炎、虚寒性胃肠病、风湿性关节炎、腰腿痛及肩周炎等。此时宜滋阴润燥、补肺益气为主，中医以扶助阳气，提高人体的免疫力来预防疾病。

（一）食材

秋分饮食宜选择清润甘酸的食材，此时宜多食鸭肉、大闸蟹、瘦肉、鸡肉、鱼肉、猪蹄、羊肉、豆腐、蜂蜜、白萝卜、芋头、玉米、南瓜、莲藕、苋菜、白菜、花生、桂花、菜花、生菜、芹菜、豆芽、韭菜、黑木耳、番茄、胡萝卜、菠菜、山药、香菇、金针菇、芝麻、核桃、鲜枣、菱角、红薯、黄豆、赤豆、秋葵、柚子、甘蔗、梨、葡萄、石榴、苹果、百合、蜜枣、银耳、枸杞等。

（二）食养

秋风节气，天气转凉，空气干燥，人体的呼吸系统疾病多发。每日需饮温开水1600ml。每次约150ml。做好一日三餐的主食副食合理搭配,确保身体健康预防上呼吸道感染。秋分时令内应于肺,情绪主忧,气候变化明显,极易影响人体的循环和代谢功能,引发各种疾病。食养以润燥益肺为重,健脾养肝为要,饮食上以酸和甘为主,少食辛辣燥热的食物,避食寒凉性的食物。同时调节好情绪,收敛神气,加以适量运动。

（三）推荐秋分示范菜

莲子芡实猪脚

主料:

猪脚 500g

莲子 40g

芡实 20g

生姜 20g

小葱 20g

调料:

竹盐 3g

菇粉 5g

白酒 3g

切配:

猪脚切成小块状

生姜切大块

小葱切段

芡实、莲子炮制

烹制:

1. 猪脚预制。高压锅注入清水,放入猪脚,淋入白酒,放入葱姜;高压五分钟,备用。

2. 烧制。锅内放入原汤(高压锅内);芡实莲子煮透,放入猪脚,汤烧至奶白,放入竹盐、菇粉调味,即成。

扫码看视频,
学习秋分示范菜——莲子芡实猪脚

五、寒露

寒露是二十四节气的第十七个节气，秋季的第五个节气，一般于每年公历10月7—9日交节。寒露气候从凉爽开始变成寒冷，且露水加重，万物开始凋零，天气干燥带有冷意，是热与冷交替气候变化特征的节气。

寒露时节，万物随寒气增长慢慢萧落，阴阳二气开始转变，阳气渐退，阴气渐生，人体的生理活动要适应自然的变化，确保阴阳平衡。秋季神经兴奋，食欲渐增，饮食上应遵循平衡膳食，食物多样的总体原则。应多食养阴润燥与和肺益胃的食物，可预防凉燥引发的疾病。此节气易诱发呼吸道和消化系统的病症，是脑卒中和心肌梗死发病的高峰期，同时冷热气候交替，容易诱发支气管炎、肺气肿和肺心病。

（一）食材

寒露饮食宜选择淡而滋润的食材，此时宜多食鹅肉、牛肉、动物肝脏、鸭肉、秋蟹、瘦肉、鸡肉、鱼肉、猪蹄、羊肉、豆腐、蜂蜜、白萝卜、芋头、玉米、南瓜、莲藕、紫菜、苋菜、白菜、花生、桂花、菜花、生菜、芹菜、菠菜、韭菜、黑木耳、番茄、胡萝卜、山药、杏鲍菇、海鲜菇、芝麻、核桃、鲜枣、菱角、红薯、白扁豆、黄豆、赤豆、柚子、甘蔗、梨、葡萄、石榴、苹果、提子、百合、蜜枣、银耳、枸杞等。

（二）食养

寒露时节以燥主事，燥邪易伤肺伤胃，肠胃抗病能力下降，脾阳不振影响运化水湿，极易引发季节性疾病。食养以滋润肺气，收敛阳气，养阴益精为主，饮食以多食酸味，多饮汤水，少食辛辣，慎食瓜果。起居应有常有律，运动适当，足部保暖为宜。

寒露节气气温逐渐下降，酌情添衣预防凉意入体。多喝温开水，确保一日的适宜能量，碳水化合物及脂肪的摄入。忌喝凉水、冷饮、冷食。保护胃肠道健康。

（三）推荐寒露示范菜

虾滑扒金针菇

主料：

虾滑 150g

金针菇 100g

蟹味菇 100g

调料

竹盐 3g

菇粉 3g

水淀粉 10g

切配：

蟹味菇切条

金针菇切段

烹制：

1. 虾滑制丸。

2. 锅内放水，倒入金针菇、蟹味菇，加入竹盐、菇粉调味，倒入虾滑勾芡，即成。

3. 装盘。

扫码看视频，
学习寒露示范菜——虾滑扒金针菇

六、霜降

霜降是二十四节气中第十八个节气，秋季的最后一个节气，一般于每年公历 10 月 23—24 日交节。进入霜降节气，冷空气频繁来袭。此时节的万物成熟，阳气收敛于地，阴气开始凝成，气候变寒开始，是一年之中昼夜温差最大的时节。

霜降时节是秋季与冬季气候的转折点，也是阳气从收到藏的转变，昼夜温度变化骤增，而燥邪依然，湿邪和寒邪开始入侵。中医认为肺主一身之气，应以平补养阴为主调养脾胃，选用滋阴益气的食材，顺应时令的要求，注重肺部的进补，只有肺旺才能提高人体对抗寒冷气候，预防疾病的发生。此时易发的疾病有：胃病、心血管病、关节炎、脑出血、高血压、肛肠病等。

（一）食材

霜降饮食宜选温而生津的食材，宜多食鹅肉、牛肉、动物肝脏、鸭肉、兔肉、瘦肉、鸡肉、鱼肉、猪蹄、羊肉、豆腐、蜂蜜、白萝卜、芋头、玉米、南瓜、莲藕、紫菜、苋菜、白菜、花生、芹菜、菠菜、韭菜、黑木耳、番茄、胡萝卜、山药、杏鲍菇、海鲜菇、芝麻、核桃、红薯、白扁豆、黄豆、赤豆、柚子、甘蔗、梨、葡萄、石榴、苹果、提子、百合、蜜枣、银耳、枸杞等。

（二）食养

霜降节气主肺事，脾脏功能旺盛，是肺、胃、肠部疾病的高发期，应以平补为主，注意保暖和劳逸结合。饮食上以食物的性味和归经加以区别，少吃过热和辛燥的食物，如姜、蒜、辣椒、烧烤、油炸等。此时节也是进补的好时机，应以滋阴润燥的温性食物为宜。

（三）推荐霜降示范菜

奶白菜滑鸡脯

主料：

奶白菜 150g

鸡脯肉 300g

平菇 50g

调料：

食用油 10g

切配：

鸡脯肉切小片

奶白菜切柳状

平菇切小片

烹制：

1. 奶白菜过水烫熟，放入盘中，备用。

竹盐 3g

菇粉 5g

水淀粉 10g

2. 平菇、鸡脯肉水煮，成熟后，放入竹盐、菇粉、水淀粉勾芡；扒在煮好的奶白菜上即可装盘。

扫码看视频，
学习霜降示范菜——奶白菜滑鸡脯

第四节　冬季节气的食养特性与养生

一、立冬

立冬是二十四节气中第十九个节气，冬季的第一个节气，一般于每年公历 11 月 7 日—8 日交节。从节气划分冬季起始，自然界万物处于休藏的状态。从气温划分，南北差异较大，气候由秋季少雨干燥转向冬季阴雨冻寒过渡且气温开始渐渐下降。

冬天是天寒地冻生机潜伏闭藏的季节，人体的阳气转化随着大自然的变化沉潜含藏于体内。中医认为冬季主肾水。主闭藏和主咸。随着气温变化阳气潜藏、阴气旺盛，易患肺炎、肺心病、哮喘、慢性支气管炎、心血管病及关节疾病。起居调养切记“养藏”，少食生冷。多温补，注重保暖。有利于阳气内存，肾精闭藏。

（一）食材

立冬饮食宜选清补甘温的食材，宜多食海参、牛肉、动物肝脏、鸭肉、鹌鹑、鸡肉、鱼肉、虾、羊肉、豆腐、蜂蜜、白萝卜、芋头、玉米、土豆、莲藕、莴苣、包心菜、白菜、花生、芹菜、菠菜、韭菜、黑木耳、番茄、胡萝卜、山药、杏鲍菇、平菇、草菇、芝麻、核桃、红薯、白扁豆、黄豆、赤豆、柚子、甘蔗、梨、石榴、苹果、猕猴桃、百合、蜜枣、银耳、枸杞等。

(二)食养

立冬之后气温变化明显,寒与肾相应,敛阴护阳为根本,控制情志,保持精神情绪安宁,寒而不露,保持体内阳气潜藏,应以温补为主。饮食上禁忌盲目进补,少食生冷辛辣食物,避选烧烤干燥类食物,减少海鲜类寒性食物,应以滋阴助阳的温性食物为宜,忌选冷饮冷菜,避免冷水浴。

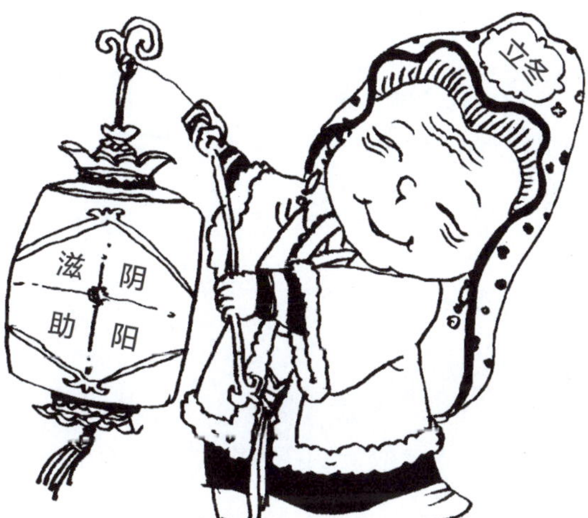

(三)推荐立冬示范菜

三清山姜母鸭

主料:	**切配:**
母鸭 3000g	将母鸭切块
老姜 150g	老姜切小块
草果 10g	鲜红椒切丁

鲜红椒 7g

配料：

竹盐 5g

菇粉 5g

食用油 100g

黄酒 30g

白糖 10g

米酒 10g

烹制：

1. 将鸭块、米酒、草果、老姜、白糖等放入高压锅内，压透。

2. 锅内放入食用油、老姜、黄酒、预制好的鸭块，炒透。

3. 加入竹盐、菇粉、黄酒、白糖调味；即成。

4. 装盘。

扫码看视频，
学习立冬示范菜——三清山姜母鸭

二、小雪

小雪是二十四节气中第二十个节气，冬季的第二个节气，一般于每年公历 11 月 22—23 日交节。小雪是反映降水与气温的节气，寒潮和强冷空气频数较高，天气逐冷，降水量不大而空气多干燥。

在小雪节气，大自然会处于“阴盛阳衰”状态，这种状态的存在将会严重影响人们身体健康，极易引起哮喘、肺炎、慢性支气管炎、心脑血管等疾病。中医推荐：“顺时养生”，宜吃温润益肾的食物。

（一）食材

小雪饮食宜选择温润益肾的食材，此时宜多食海参、牛肉、动物肝脏、鹌鹑、鸡肉、鱼肉、虾、羊肉、豆腐、蜂蜜、白萝卜、土豆、莲藕、莴苣、包心菜、白菜、花生、芹菜、菠菜、韭菜、黑木耳、番茄、胡萝卜、山药、杏鲍菇、平菇、草菇、芝麻、腰果、核桃、红薯、黑豆、黑米、紫米、柚子、甘蔗、梨、冬枣、苹果、猕猴桃、百合、黑枣、枸杞等。

（二）食养

小雪节气应当遵循秋冬养阴、无扰护阳的原则，即不食生冷，也不食燥热的食物，宜食用滋阴潜阳和能量较高的食物。冬令适当早睡晚起，做好保暖防寒，温和的有氧运动。

养成一日三餐坚持热饭、热菜。每天均有12种的食物和带有红色、绿色、黄色、白色、黑色等多种新的食物搭配。冬天干燥，在空调房间或烤炉取暖及使用热水袋。注意补温开水或温茶水。每天1200～1600ml。

（三）推荐小雪示范菜

群鲜菌扒豆腐

主料：

豆腐300g

杏鲍菇50g

秀珍菇50g

白玉菇25g

蟹味菇25g

海鲜菇25g

灰树花25g

香菇10g

调料：

食用油10g

切配：

豆腐切丁

群菇切丁

烹制：

1. 锅内放入食用油，加热。
2. 群菇爆炒2分钟。
3. 加入放入豆腐；放入竹盐、菇粉调味；水淀粉勾芡，即成。
4. 装盘。

水淀粉 5g

菇粉 5g

竹盐 3g

扫码看视频，
学习小雪示范菜——群鲜菌扒豆腐

三、大雪

大雪是二十四节气中第二十一个节气，冬季的第三个节气，一般于每年公历 12 月 6—7 日交节。属于反映气候特征的一个节气，气温显著下降，降水量同比增多，标志着仲冬时节正式开始。

大雪节气前后的天气比较寒，阳气潜藏于内，寒邪容易入侵。中医认为“寒则凝、凝则滞、滞则不通”，寒冷可导致血管收缩，血液黏稠度增高，极易引起心脑血管病、消化道疾病。起居调养宜加强对阳气的养护，重点在于温阳散寒，养血补肾，少食生冷，饮食足量。

（一）食材

大雪饮食宜选择益气通阳的食材，此时宜多食鹅肉、牛肉、动物肝脏、鹌鹑、鸡肉、鱼肉、虾、羊肉、豆腐、蜂蜜、白萝卜、土豆、莲藕、莴苣、包心菜、白菜、花生、芹菜、菠菜、韭菜、黑木耳、番茄、胡萝卜、山药、杏鲍菇、白玉菇、猴头菇、香菇、芝麻、腰果、核桃、红薯、黑豆、黑米、紫米、柚子、甘蔗、梨、橘子、苹果、猕猴桃、山竹、百合、黑枣、枸杞等。

（二）食养

大雪是“进补”的好时节，素有“冬天进补，春天打虎”的说法。冬令进补能提高人体的免疫功能，促进新陈代谢，改善畏寒的症状，使营养物质转化的能量，以最大限度贮存于体内，有助于体内阳气的升发。此时宜温补助阳、补肾壮骨、养阴益精食材，烹调成品。

体重正常者适当选择动物肉类的脂肪含量。适量选用猪肉、牛肉、鸡肉的热汤。体重超标或者肥胖症者，把肉汤的脂肪过滤且控制汤量摄入。努力保持适当的科学运动消耗能量，保持健康体重。

（三）推荐大雪示范菜

酱汁棒棒羊排

主料：

羊排 550g

腌料：

白酒 25g

沙茶酱 50g

酱油 20g

胡椒粉 7g

白糖 10g

菇粉 5g

切配：

羊排切段

烹制：

1. 将主料放入盆中加入腌料腌制 30 分钟即可。
2. 将腌制好的羊排过油，炸至金黄色，即成。
3. 装盘。（佐料可选花椒盐）

扫码看视频，
学习大雪示范菜——酱汁棒棒羊排

四、冬至

冬至是二十四节气中第二十二个节气,冬季的第四个节气,一般于每年公历12月21—23日交节。其是反映气候特征的一个节气,是一年中白昼最短,黑夜最长的一天。至此白天越来越长,是一个节气循环的开始,同时标志着即将进入严寒。

冬至后各地气候都进入一个最寒冷的阶段,天气寒冷,体内阳气刚生发而比较弱,需要调节体内平衡、顺应自然。此时极易引起心脑血管病、呼吸道疾病、高血压等。起居调养切记增强对阳气的闭藏,重在于养心,护阳助阴,补肾填精,少食生冷辛辣菜品,饮食适度。因人而异。

(一)食材

冬至节气饮食宜选择清淡温热的食材,此时宜多食羊肉、鸭、狗肉、动物肝脏、鹌鹑、鸡肉、鱼肉、虾、豆腐、油菜、白萝卜、白菜、花生、芹菜、莲藕、莴苣、包心菜、菠菜、韭菜、黑木耳、洋葱、胡萝卜、山药、杏鲍菇、茨菇、猴头菇、香菇、芝麻、腰果、核桃、红薯、栗子、杏仁、黑豆、黑米、紫米、柚子、甘蔗、梨、橘子、苹果、猕猴桃、百合、黑枣、枸杞等。

(二)食养

冬至是阴极之至,阳气始生与阴阳转化的关键节气,原则上是顺应体内阳气的潜藏,以敛阳护阴为根本,味宜减咸而增苦。养生要藏阳气,避三躲为“躲暴食、躲寒凉、躲是非”,宜三补为“晒背、搓腰、泡脚”,有助于体内阳气的升发。此时宜温肾阳、温脾阳。

切忌选冷食、冰食。易致消化系统的胃肠道收缩而导致腹痛腹泻。一日三餐饭菜保持热食,避免冷菜冰汤。如果冰箱冷藏剩菜需加温后食用为妥。

（三）推荐冬至示范菜

宴遇西夏羊汤

主料：

羊里脊 340g

山药 150g

洋葱 50g

枸杞 5g

调料：

食用油 5g

竹盐 3g

菇粉 5g

白酒 2g

切配：

羊里脊切柳

洋葱切丝

山药切段

烹制：

1. 羊里脊加白酒、竹盐、水淀粉腌制，备用。

2. 锅内放油，煸炒洋葱、山药，加水，放入羊里脊熬汤。

3. 熬制十分钟，后加入竹盐、菇粉调味，即可装盘。

扫码看视频，
学习冬至示范菜——宴遇西夏羊汤

五、小寒

小寒是二十四节气中第二十三个节气，冬季的第五个节气，一般于每年公历 1 月 5—7 日交节。小寒是一年中雨量最少的时段，天气寒冷但还没有到极点的意思，冷气积久而寒，表示气温由冷变寒的变化的节气。

小寒节气，寒为冬季的主气，小寒又是一年中最冷的季节。寒为阴邪,易伤人体阳气,寒主收引凝滞。小寒时节,肾的功能强健,则可调节人体适应严冬的变化,此时极易引起心脑血管病、呼吸道疾病、流感、胃病、皮肤病等。养生最重要的一点就是“养肾防寒”,多选用一些温热食物以补身体,防御寒冷气候对人体的侵袭。

(一)食材

小寒节气饮食宜选择微咸温热的食材,此时宜多选食羊肉、兔肉、狗肉、鹌鹑、鸡肉、鱼肉、虾、豆腐、花菜、油菜、黄芽菜、白萝卜、小白菜、花生、芹菜、莲藕、莴苣、卷心菜、菠菜、韭菜、黑木耳、洋葱、胡萝卜、山药、杏鲍菇、茨菇、猴头菇、香菇、芝麻、腰果、核桃、红薯、栗子、杏仁、黑豆、黑米、紫米、柚子、甘蔗、梨、橘子、苹果、猕猴桃、黑枣、枸杞、百合等。

(二)食养

小寒节气标志着冬季寒冷时节开始,寒湿是小寒节气的主要致病因素。冬季宜补肾,宜食黑色食物,宜保暖防寒,以进补精气调节免疫功能,保持旺盛的精力。小寒养生:是养肾为先宜温补,气血阴阳同兼顾。

(三)推荐小寒示范菜

原味白水萝卜

主料:

白萝卜 700g

鲜虾皮 5g

调料:

竹盐 2g

菇粉 3g

切配:

白萝卜切大片

烹制:

1. 白萝卜装盆,加入清水;放入锅内蒸 5 分钟。

2. 撒上虾皮、放入竹盐、菇粉调味,即成。

扫码看视频，
学习小寒示范菜——原味白水萝卜

六、大寒

大寒是二十四节气中第二十四个节气，冬季的第六个节气，一般于每年公历1月20—21日交节。大寒是一年中雨量最少的时段，天气寒冷到极点的意思，是一个生机潜伏、万物闭藏的时令节气。大寒节气的特点是一年中最严寒的日子，也是一个由冬季到春季过渡的时期，南北差异在于寒冷较为明显。

大寒节气，寒冷干燥，疾病多发，其寒气最容易伤害肾的阳气。此时做好肾脏的保养，可以有效防寒强身健体，做好补肾养肾。对人体的新陈代谢十分重要。养生重点是顺应自然界万物封藏的规律和人体内阳气潜藏的规律，育阴护阳护好肾脏。

（一）食材

大寒节气饮食宜选择微苦助阳的食材，宜多食鹅肉、羊肉、兔肉、鱼肉、狗肉、鹌鹑、鸡肉、虾、豆腐、花菜、油菜、黄芽菜、白萝卜、小白菜、花生、芹菜、莲藕、莴苣、卷心菜、菠菜、韭菜、黑木耳、洋葱、胡萝卜、山药、杏鲍菇、猴头菇、香菇、芝麻、腰果、核桃、红薯、栗子、黑豆、黑米、紫米、杏仁、柚子、甘蔗、梨、橘子、苹果、猕猴桃、黑枣、枸杞、百合等。

（二）食养

大寒节气到来标志着进入一年中最寒冷时节，气温干燥。冬季为肾经旺盛之时，而肾主咸，心主苦。从医学五行理论分析，咸胜苦，肾水克心火。如果咸味吃多会使原偏亢的肾水更亢，使心阳力量减弱，故应多食些微苦味的食物，以助心阳。故大寒的饮食原则是减咸增苦，抵御肾水，滋养心气。以保心肾相助，阴阳平衡。同时注意保暖防寒，室内保持空气流通。

（三）推荐大寒示范菜

姬松茸煲排骨

主料：

仔排 400g

姬松茸 20g

黑木耳 10g

调料：

竹盐 3g

菇粉 5g

切配：

姬松茸切厚片

泡发黑木耳

烹制：

1. 高压锅内放水，加入排骨、姬松茸，压制 10 分钟。

2. 开锅后放入黑木耳，加入竹盐、菇粉调味，即成。

3. 装盘。

扫码看视频，
学习大寒示范菜——姬松茸煲排骨

（赵水梁　谢钢苗）

第十章
中医食疗与食养

第一节　中医食疗与食养的基本概念

中医学以阴阳五行作为理论基础，将人体看成气、形、神的统一体，通过“望、闻、问、切”四诊合参的方法，探求病因、病性、病位，分析病机及人体内五脏六腑、经络关节、气血津液的变化，判断邪正消长，进而得出病名，归纳出证型，以辨证论治原则，制定“汗、吐、下、和、温、清、补、消”等治法，使用中药、针灸、推拿、按摩、拔罐、气功、食疗等多种治疗手段，使人体达到阴阳调和而康复。

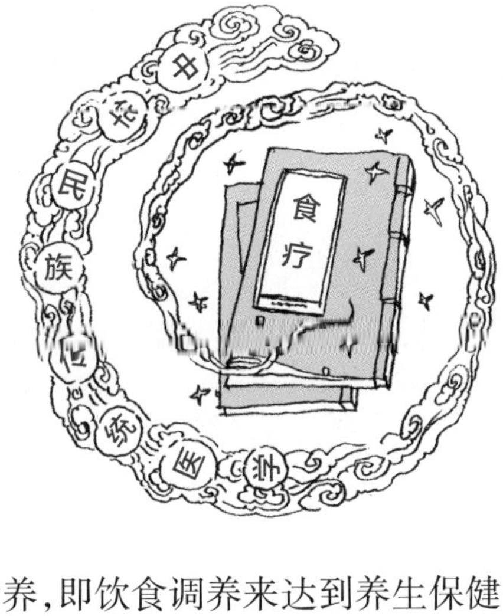

食疗是指在中医理论指导下，结合现代营养学知识，利用食物的特性或根据膳食中的营养成分进行调节，药食同源，因人而异，因时而异，因地而异。个性化调理，以达到治疗疾病、恢复人体健康为目的的一种中医传统疗法。它强调食物不仅能为人体提供必需的营养，还能在预防和治疗疾病方面发挥重要作用。

食养是通过调节正常的膳食营养，即饮食调养来达到养生保健的目的。食养的主要意义在于均衡饮食，保持健康。根据食物的四气五味，通过辨别个体的体质、季节等因素，搭配不同的食物，使人体获得足够的营养，同时避免营养过剩或不足，以达到平衡阴阳、补益人体正气，从而达到预防疾病、延年益寿的效果。

一、食疗的民间应用

《黄帝内经》关于饮食的讨论，主要集中在《素问·脏气法时论》和《灵枢·五味》等篇章中。书中强调了饮食调养在维护健康和预防疾病中的重要作用，并提出了一系列饮食原则和建议。其中提到的，“五谷为养，五果为助，五畜为益，五菜为充”的饮食原则至今仍对我们的健康饮食生活有着重要的指导意义。

食疗在民间有广泛的应用，例如治尿血可用葡萄根和白糖煎服，治红眼病可用桑叶和菊花煎水温洗患眼等。这些食疗方法都是基于中医理论，通过食物的药性来达到治疗疾病的目的。下面的民间食疗供参考。

（一）糯米阿胶粥（出自《食医心鉴》）组成

1. 配料 阿胶 30g，糯米 60g，红糖少许。

2. 制法 先用糯米煮粥，待粥将熟时，放入捣碎的阿胶，边煮边搅匀，稍煮两三沸即可。晨起空腹食用。

3. 效用 养血补虚，止血安胎。适用于血虚引起的妇女月经过少，胎动不安，虚劳咳嗽，久咳咯血，或吐血、衄血、大便出血。

（二）百合鸡子黄汤（出自《金匮要略》）组成

1. 配料 百合 7 枚，鸡子黄 1 枚，白糖适量。

2. 制法 百合脱瓣，清水浸泡一夜，待白沫出，去其水，放入锅中，加清水，旺火烧沸后再改用小火煮约半小时，然后加入鸡子黄搅匀，再沸，调以白糖（或冰糖）进食。

3. 效用 滋阴润肺，清心安神。适用于百合病，神情不宁，沉默少言，欲睡不能睡，欲行不能行，欲食不能食，似寒无寒，似热无热，口苦，尿黄。

（三）川贝蒸雪梨组成

1. 配料 大雪梨1个，川贝2g，冰糖20g。

2. 制法 将梨洗净，去皮，挖去核，放入川贝，加冰糖放锅蒸10分钟。每次1个，每日2次。

3. 效用 滋阴润肺，清心安神。适用于肺热咳嗽，阴虚咳嗽，干咳无痰，肺虚久咳者。

（四）核桃仁炒韭菜（出自《方脉正宗》）组成

1. 配料 核桃仁60g，韭菜白250g，麻油30g，食盐1.5g。

2. 制法 将核桃仁先用沸水焯约2分钟，捞出后撕去表皮，冲洗干净，滤干水装于碗内，韭菜白择洗后，切成3cm长的段待用。炒锅烧热后，倒入麻油，油热时下入核桃仁翻炒至色黄，再下韭菜白一起翻炒至熟，起锅时撒入食盐，炒匀后装盘即成。

3. 效用 补肾壮阳，温肾固气。用于肾阳不足之阳痿、乏力、腰膝酸痛，肾气不固之遗精、带下、小便频数，以及便秘等。

（五）实用的小方子

1. 治水肿 西瓜皮、冬瓜皮、赤小豆各30g，水煎服。

2. 止外伤出血 西瓜叶，晒干，研末，撒患处，立即止血。

3. 治闪腰岔气 西瓜皮阴干，研末，加盐少许，以酒调和，每服9g，日服2次。

4. 治咳嗽 大梨1个，洗净连皮切碎，加冰糖炖服，见效迅速。

5. 治冻疮 将干辣椒煮水，每日早晚洗1次，连洗数日即愈。

6. 治关节扭伤 大葱叶适量，捣烂，敷患处，数次即愈。

7. 治类风湿关节炎 生姜、大葱、辣椒各9g。同面条煮食，趁热吃下，以出汗为度，连服10天，每天2次，主治腰痛、腿痛。

8. 治胃痛 生姜30g，鸡蛋1个，香油30ml。生姜切碎，打入鸡蛋，用油煎，一日 3 次分服，连用 3 ～ 5 日，并治风寒侵袭咳嗽。

9. 治受寒腹痛 鲜姜 3 片，白胡椒 7 粒，红糖 1.5g，水煎服，祛寒止痛。

10. 治月经痛 鲜姜 15g，红糖 30g，水煎服，祛寒痛。

二、药食同源的食养

唐朝时期的《黄帝内经太素》一书中写道：空腹食之为食物，患者食之为药物，反映出“药食同源”的思想。药食同源的食养理念强调了食物与药物之间的紧密联系。在中医看来，许多食物不仅具有营养价值，还具有药用价值。

（一）药食同源的食品

丁香、八角茴香、刀豆、土人参（人参菜）、小茴香、小蓟、山药、山楂、马齿苋、乌梢蛇、乌梅、木瓜、火麻仁、代代花、玉竹、甘草、白芷、白果、白扁豆、白扁豆花、龙眼肉（桂圆）、决明子、百合、肉豆蔻、肉桂、余甘子、佛手、杏仁（甜、苦）、沙棘、牡蛎、芡实、花椒、赤小豆、阿胶、鸡内金、麦芽、昆布、枣（大枣、酸枣、黑枣）、罗汉果、郁李仁、金银花、青果、鱼腥草、姜（生姜、干姜）、枳椇子、枸杞子、栀子、砂仁、胖大海、茯苓、香橼、香薷、桃仁、桑叶、桑葚、橘红、桔梗、益智仁、荷叶、莱菔子、莲子、高良姜、淡竹叶、淡豆豉、菊花、菊苣、黄芥子、黄精、紫苏、葛根、黑芝麻、黑胡椒、槐米、槐花、蒲公英、蜂蜜、榧子、酸枣仁、鲜白茅根、鲜芦根、蝮蛇、橘皮、薄荷、薏苡仁、薤白、覆盆子、藿香、玫瑰茄等。

（二）药食同源与营养素

1. 红枣既是一种常见的食物，也可补脾和胃，益气生津，调营卫，解药毒。治胃虚食少、脾弱便溏、气血津液不足、营卫不和、心悸怔忡、妇人脏躁。

2. 山药除富含B族维生素、维生素C、维生素A和维生素E等多种营养成分，能够为身体提供全面的营养供给，可作为主食服用外，还具有健脾，补肺，固肾，益精。治脾虚泄泻，久痢，虚劳咳嗽，消渴，遗精、带下，小便频数。补脾养胃，生津益肺，补肾涩精。用于脾虚食少、久泻不止、肺虚喘咳、肾虚遗精、带下、尿频、虚热消渴。麸炒山药补脾健胃。用于脾虚食少，泄泻便溏，白带过多这种理念体现了中医对食物与药物关系的深刻认识，也展示了中医食疗与食养的独特魅力。

3. 枸杞子含枸杞多糖，又含甜菜碱、阿托品、天仙子胺；另含玉蜀黍黄素、酸浆红素、隐黄质、东莨菪素、胡萝卜素、核黄素、烟酸、维生素 B_1、维生素 B_2 及维生素C。种子含氨基酸：天冬氨酸、脯氨酸、丙氨酸、亮氨酸等。可作为常见水果，中医认为枸杞子具有滋补肝肾，益精明目的作用。用于肝肾阴虚证。本品甘平质润，平补肝肾，有滋补强壮作用，凡肝肾阴虚诸证均可应用。

4. 山楂作为一种常见水果，富含氨基酸、蛋白质、糖类、矿物质、维生素等多种营养物质，丰富了人们的味蕾。在中医学中，具有消食健胃、行气散瘀、化浊降脂功效，用于肉食积滞，胃脘胀满，泻痢腹痛，瘀血经闭，产后瘀阻，心腹刺痛，胸痹心痛，疝气疼痛，高脂血症。焦山楂消食导滞作用增强。用于肉食积滞，泻痢不爽。

5. 木瓜中含有大量的维生素C、胡萝卜素、纤维素、钾、镁多种营养元素及木瓜碱、木瓜蛋白酶、凝乳酶，并富含氨基酸。中医学认为，木瓜有舒筋活络，和胃化湿的功效，可用于治疗湿痹拘挛，腰膝关节酸重疼痛，暑湿吐泻，转筋挛痛，脚气水肿等疾病。

6. 杏仁具有丰富的营养价值，每100g杏仁中含蛋白质25～27g，油脂47～56g，碳水化合物及粗纤维12～19g，还含有钙、磷、铁、硒等多种矿质元素和维生素E、维生素 B_1、维生素 B_2、维生素 B_5、维生素C等多种维生素。杏仁具有良好的药用价值，如镇咳、平喘、增强人体免疫力、延缓衰老、调节血脂、补脑益智等。中医认为，杏仁降气止咳平喘，润肠通便。用于咳嗽气喘，胸满痰多，血虚津枯，肠燥便秘等。

第二节　食疗与食养的特点及应用

一、食疗与食养的基本特点

（一）食疗的基本特点

1. 个体化　食疗强调根据每个人的体质、病情和生活环境等因素制订个性化的饮食方案。例如，体质不同的人可能需要摄取不同类型的食物，以达到调节身体的目的。

2. 综合性　食疗综合运用中医学、营养学、食品科学等多个学科的知识，旨在全面地改善人体健康。它不仅关注食物的营养成分，还考虑其性味、归经、功效等方面的特点。

3. 防病为主　食疗注重预防疾病，通过调整饮食结构、选择适当的食物来增强机体的免疫力和抵抗力，从而减少疾病的发生。

4. 五味调和　食疗强调食物的五味（酸、甜、苦、辣、咸）要适度搭配，以达到平衡身体阴阳、调和气血的目的。

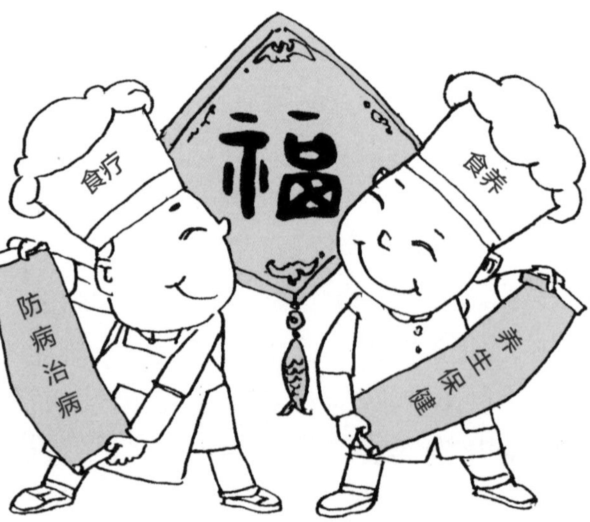

（二）食养的基本特点

食疗与食养都强调饮食对人体健康的重要性，但食疗更注重利用食物来治疗疾病或调节身体状态，而食养则更侧重于通过饮食来预防疾病、保持身体健康。在实际操作中，食疗与食养往往相互结合，共同维护人体的健康。

1. 及早食养 食养强调在身体尚未出现明显问题时就开始进行饮食调养，以达到预防疾病、保持健康的目的。

2. 饮食有节 食养注重饮食的定时定量，避免暴饮暴食或偏食挑食，以保持身体的平衡状态。

3. 因人择食 食养会根据不同人的年龄、性别、体质等因素来选择合适的食物，以满足其营养需求和健康需求。

4. 全面膳食 食养强调饮食的多样化，建议摄入各种类型的食物，以获取全面的营养。

（三）食疗的辨证施治

食疗的辨证施治是中医治疗疾病的指导原则，即根据病情的寒热虚实和患者的体质来选择合适的食物进行食疗。这体现了中医对个体差异的重视，也保证了食疗的有效性。例如，对于寒性体质的人，可以选择温性和热性的食物来温阳散寒；而对于热性体质的人，则应选择凉性和寒性的食物来清热泻火。

二、食物的性味功能

食物的性味功能也是中医食疗的重要组成部分。中医认为食物具有酸、苦、甘、辛、咸五味，以及寒、热、温、凉四性。不同的食物性味功能不同，对人体的作用也不同。例如，酸味能收能涩，酸味食物可收敛固涩，但过食会导致胃酸过多，引起胃部不适；辛味能散能行，辛味食物能发散解表、行气行血，但过食辛辣会刺激胃黏膜；甘味能补能和能缓，甘味食物能滋补和中、调和药性，因此，在选择食物时，需要根据自身的体质和病情，合理选择食物的性味，以达到食疗的最佳效果。

（一）食物的四气含义

食物的四气即食物的四种特征，在中医理论中是指药物有寒热温凉四种不同的药性，又称四性。四气反映药物对人体阴阳盛衰，寒热变化的作用倾向，为药性理论的重要组成部分，是说明药物作用的主要理论依据之一（表 10-1，表 10-2）。

表 10-1　食物四气、代表食物及功效

四气	代表食物	功效	适用人群	注意事项
寒	1. 蔬菜类：藕（生）、马齿苋、莼菜、鱼腥草、芦荟、海带、菜瓜、紫菜、草菇、黄豆芽、绿豆芽、苦瓜（生）、仙人掌、江蓠、空心菜、粉丝、石花菜、蕨菜、蕨根粉、榆钱、瓠子、黄鹌菜、地耳、野白菜、薇菜、苦菜、葵菜、竹叶菜、车前、野韭菜、酢浆草、地肤苗、蒲公英、干苔、荸荠、芝麻叶、苎麻头、猪牙菜、羊栖菜、落葵、木耳菜、发菜（龙须菜）、蕺菜等。 2. 蛋类：松花蛋、鸭蛋等。 3. 肉类及水产品：牛蹄、鸭肉、鸭蛋、鸭血、海螺、海粉、蚬（河蚬）、螺蛳、蛏子、螃蟹、鱿鱼等。 4. 水果：香蕉、柿子、哈密瓜、西瓜、柚子、杨桃、桑葚、金丝瓜、杜梨、猕猴桃、甘蔗、无花果、甜瓜（香瓜）、李子、梨等。 5. 干果：柿饼等。	清热、凉血、解毒、泻火、滋阴、止渴等。	面红目赤、狂躁妄动、神昏谵语、颈项强直、口舌糜烂、牙龈肿痛、口干渴、喜冷饮、小便短赤、大便燥结、舌红苔黄燥、脉数的等实火病症，可以之为原料烹制食用，有助于清火祛除疾病。在炎热的夏季适当服用。	对于体质偏寒，不适于多吃寒性食物。寒性食物应适量服用，过服易伤脾阳。

续表

四气	代表食物	功效	适用人群	注意事项
寒	6. 饮品：金莲花茶、木蝴蝶茶、人参叶茶、凌霄花茶、番泻叶茶、苦丁茶、绞股蓝茶、箬叶茶、栀子花茶、金银花、苦瓜茶等。 7. 调味品：食盐、面酱、酱油、白矾等。 8. 鱼类：甲鱼、鳗鱼、黑鱼等。			
凉	1. 水果：包括草莓、橙子、鲜梨、柿子、香瓜、山竹、火龙果以及枇杷等。 2. 蔬菜：包括慈姑、竹笋、白菜、莴笋、芹菜、菠菜、黄瓜、丝瓜、生菜、白萝卜以及冬瓜等。 3. 豆类以及豆制品：包括红小豆、豆浆、豆腐皮、腐竹以及豆腐等。 4. 饮品：包括绿茶、菊花茶、金银花茶以及蜂蜜等。 5. 谷物：包括小米、小麦、荞麦、大麦以及薏米等。	清热、解表、解毒、泻火、滋阴、利尿等。	适用于阴虚或阳亢，或者暑、热、燥外邪导致的内火、虚热等“热”证。如肺阴不足引起的干咳少痰、痰黏难咯、咯血等；心阴不足引起的心悸怔忡、潮热盗汗、失眠健忘等；肾阴不足引起的头痛眩晕、尿赤便秘等。	对于阳虚体质的人，不宜长期或过量食用凉性食物，以免诱发或加剧阳气不足，从而出现“寒”症，如手足不暖、腰膝酸冷、形寒肢冷等。
温	1. 蔬菜：有大蒜、蒜薹、洋葱、芥菜、韭菜、香菜、南瓜、大葱、生姜、熟白萝卜等。 2. 肉类：有河虾、鹿肉、鸡肉、黄鳝、猪肝、鲢鱼等。 3. 水果：山楂、桃子、杨梅、石榴、金橘、杏、荔枝、龙眼、大枣、橘子、樱桃等。	温中、散寒、助阳、补气、活血等。	主要适合于阳虚胃寒、体质偏寒或需要补益的人群，在寒冷季节适合服用。	实热或阴虚之人应减少服用。

续表

四气	代表食物	功效	适用人群	注意事项
温	4. 坚果:核桃、葵花子、松子、板栗等。 5. 调味品:红糖、醋、饴糖、茴香、花椒、芥末、大料等。 6. 奶:羊奶。 7. 五谷杂粮类:高粱、糯米及其制品等。 8. 饮品类:玫瑰花茶、桂花茶等。			
热	1. 蔬菜类:辣椒等。 2. 肉类:羊肉、狗肉、乌鱼子等。 3. 水果类:榴莲等。 4. 奶及奶制品:奶酪等; 5. 调味品:胡椒等。	散寒、温中、助阳、补火、温经等。	适用脾阳虚、手脚冰凉怕冷等寒性体质的人或寒冷季节食用,有助于温暖身体、增强体质。	食用过多易导致咽喉肿痛、口舌生疮、尿黄便秘等上火症状,不利于身体健康。

表 10-2　食物五味、归经及功效

五味	归经五脏	功效	过食不良反应	代表食物
酸	肝	收敛固涩、生津止渴	导致胃酸过多,引起胃部不适	柠檬、橙子、葡萄柚等柑橘类水果;米醋等醋制品;奶酪、黄油等乳制品;山楂、柿子、猕猴桃、酸菜等常见食品
苦	心	清泄火热、泄降气逆、通泄大便、燥湿、坚阴	胃部胀满、消化不良、腹痛、腹泻、呕吐等胃部胀满、消化不良、食欲缺乏、腹痛、腹泻、呕吐等	苦茶、苦瓜、苦菜(苦苣)、生菜、莴苣、黄花菜、杏、莲子、薤白等

续表

五味	归经五脏	功效	过食不良反应	代表食物
甘	脾	滋补和中、调和药性	引起肥胖和龋齿等	各种糖果、甜点、饼干、西瓜、地瓜、白糖、红糖等
辛	肺	发散解表、行气行血	刺激胃黏膜等	辣椒、洋葱、生姜、大蒜、花椒、胡椒等
咸	肾	泻下通便、软坚散结	伤害肾功能、引发盐敏感性高血压、增加癌症发病率、导致骨质疏松等	海鲜类食品、盐腌制食品、卤货类

食疗膳食一般不应采取炸、烤、煎、爆等烹调方法，以免破坏其有效成分或改变其性质而失去治病作用。人体患病之后，脾胃功能减弱，以炸、烤、煎、爆等方法烹调的膳食，不易被消化吸收，难以发挥其治病功能。所以，食疗膳食应采取蒸、焖、炖、煮、煲汤、制作药酒等方法烹调制作。

水滑法可以减少肉类食物中的脂肪含量，适合高血压、冠心病患者。

加醋煮骨头可以让钙、磷等元素更多融入汤中，增加营养。这些操作技巧既保证了食物的美味，又发挥了其食疗作用。

药酒一般是将食物或药物用酒浸渍而成，也有用糯米与其他食物或药物同煮，再加酒曲经发酵制成。药酒具有温阳散寒、活血通络、健胃、行气止痛等作用，因所用食物或药物不同，其作用也不相同。

中医食疗与食养是一门实用的学问，它结合了中医理论和现代营养学知识，通过合理的饮食搭配和烹饪技巧，达到预防和治疗疾病、保持身体健康的目的。在日常生活中，我们可以根据自身的体质和病情，选择适合自己的食疗方法，享受健康美食的同时，也达到养生的效果。

第三节　食疗的食物相关营养

食疗的核心在于食物的营养成分，这些成分对于身体的健康至关重要。例如，红枣富含铁元素和维生素 C，有助于补血；枸杞含有丰富的胡萝卜素和维生素 A，对眼睛有益；红豆和薏米具有健脾祛湿的功效。黑芝麻含不饱和脂肪酸、卵磷脂和蛋白质等成分。可滋养强身、润肠和血、补肝肾、乌须发。用于治疗早年白发、神经衰弱、动脉粥样硬化等。山药含淀粉酶、胆碱、黏液质、精氨酸、蛋白质、脂肪、维生素、糖和矿物质等成分。具有补脾胃、益肺肾之功效，可治疗糖尿病等。生姜含姜油酮成分。具有健胃、发汗、止吐和解毒等功效，系芳香性辛辣健胃药。芹菜营养成分较高，含有蛋白质、碳水化合物、脂肪和黄酮类、甘露醇、环乙六醇、多种维生素、烟醇、铁、钙、磷和纤维素等成分。可降压、镇静、健胃、通便利尿、调经等。大蒜含蒜氨酸、大蒜辣素、矿物质等成分。“久食令人血清”“消谷、化肉食”。大蒜中还含有一种配糖体，有降压作用。可降血脂，预防心肌梗死，动脉粥样硬化及防癌益肺，并具有杀菌作用。洋葱也有类似功效，可生食或煮熟食用。因此，在选择食物时，我们应根据自己的身体状况和需求，选择富含所需营养成分的食物。

一、补气补血的食疗食养

（一）补血补气的食物

常见有红枣、鸭血、菠菜、桂圆、枸杞、鸡肉、牛肉、山药等。

1. 红枣　补脾和胃，益气生津，调营卫，解药毒。治胃虚食少，脾弱便溏，气血津液不足，营卫不和，心悸怔忡。妇人脏躁。具有抗肿瘤、抗Ⅰ型变态反应，具有显著降压作用并对中枢神经有抑制作用。

2. 鸭血 味咸，性凉，归肝经。具有补血、解毒的功效。主治劳伤吐血，贫血虚弱，药物中毒。高胆固醇血症、肝病、高血压和冠心病患者应少食；脾阳不振，寒湿泻痢者忌食。

3. 菠菜 性甘、平，解热毒，通血脉，利肠胃，主治头痛、目眩、目赤、夜盲症，消渴引饮，便秘、痔疮。根中含有菠菜皂苷，有抗菌之效；"菠菜籽儿"为菠菜的种子，也可入药，舒缓平滑肌，清肝明目，止咳平喘。

4. 桂圆 味甘、温、平。补心脾，益气血，健脾胃，养肌肉。治思虑伤脾，头昏，失眠，心悸怔忡，虚羸，病后或产后体虚，及由于脾虚所致之下血、失血。含有丰富的能直接被人体吸收的葡萄糖。营养学家研究发现，桂圆果肉亦含有大量的蛋白质、维生素、多种氨基酸、皂素、X-甘氨酸、鞣质、胆碱、蔗糖、硫胺素、钙、磷等。脾胃虚弱、食欲缺乏、气血不足者适宜服用；阴虚内热、痰火、痛风患者忌用。

5. 枸杞 性平，味甘；归肝、肾、肺经。枸杞子中含有大量的蛋白质、氨基酸、维生素和铁、锌、磷、钙等人体必需的营养成分，有促进和调节免疫功能、保肝和抗衰老三大药理作用，具有不可代替的药用价值。中医认为枸杞子功能：养肝、滋肾、润肺。枸杞叶功能：补虚益精，清热明目。适合所有人食用。用眼过度者及老人更加适合。枸杞性质比较温和，食用稍多无碍，但若毫无节制，进食过多也会令人上火。外邪实热、脾虚有湿及泄泻者忌服。

6. 鸡肉 味甘，性微温。含有B族维生素、维生素E等，蛋白质的含量比例较高，种类多，而且消化率高，很容易被人体吸收利用，有增强体力、强壮身体的作用，另外含有对人体生长发育有重要作用的磷脂类，是中国人膳食结构中脂肪和磷脂的重要来源之一。鸡肉对营养不良、畏寒怕冷、乏力疲劳、月经不调、贫血、虚弱等有很好的食疗作用。中医认为，鸡肉有温中益气、补虚填精、健脾胃、活血脉、强筋骨的功效。其中，乌鸡入肾经，具有温中益气、补肾填精、养血乌发、滋润肌肤的作用。鸡肝性味甘微温，能养血补肝，凡血虚目暗、夜盲翳障者可多食之。另外,能养心安神、滋阴润肤。

(二)饮食禁忌

1. 食时不应饮汤弃肉。

2. 禁忌食用多龄鸡头。

3. 禁忌食用鸡臀尖。

4. 不宜与兔肉同时食用。

5. 不宜与鲤鱼同时食用。鸡肉与鲤鱼:鸡肉甘温,鲤鱼甘平。鸡肉补中助阳,鲤鱼下气利水,性味不反但功能相乘。鱼类皆含丰富蛋白质、微量元素、酶类及各种生物活性物质;鸡肉成分亦极复杂。

6. 鸡肉与李子相克,食则拉痢。

7. 鸡肉与大蒜。大蒜性辛温有毒,主下气消谷,除风、杀毒。而鸡肉甘酸温补,两者功用相佐,且蒜气熏臭,从调味角度讲,也与鸡不合。

8. 鸡肉与芥末。这两种食物如果同食后,会伤元气。因芥末是热性之物,鸡属温补之品,恐助火热,无益于健康。

9. 牛肉含有丰富的蛋白质,氨基酸。能提高机体抗病能力,对生长发育及手术后、病后调养的人在补充失血和修复组织等方面特别适宜。寒冬食牛肉,有暖胃作用,为寒冬补益佳品。中医认为主治脾弱不运,痞积,水肿,腰膝酸软。适用于中气下陷、气短体虚,筋骨酸软和贫血久病及面黄目眩之人食用。牛肉富含肌氨酸,牛肉中的肌氨酸含量比任何其他食品都高,它对增长肌肉、增强力量特别有效。在进行训练的头几秒钟里,肌氨酸是肌肉燃料之源,有效补充三磷酸腺苷,使训练能坚持得更久。

牛肉含有足够的维生素 B_6,可帮助人增强免疫力,促进蛋白质的新陈代谢和合成,从而有助于紧张训练后身体的恢复;牛肉含很高肉毒碱,肉毒碱主要用于支持脂肪的新陈代谢,产生支链氨基酸,是对健美运动员增长肌肉起重要作用的一种氨基酸;牛肉含钾,钾是运动员饮食中比较缺少的矿物质。钾的水平低会抑制蛋白质的合成以及生长激素的产生，影响肌肉生长；牛肉是亚油酸的低脂肪来源，牛肉中脂肪含量很低，却富含结合亚油酸，潜在的抗氧化剂可以有效对抗举重等运动中造成的组织损伤。另外，亚油酸还可以作为抗氧化剂保持肌肉块；牛肉含锌、镁，锌是一种有助于合成蛋白质、促进肌肉生长的抗氧化剂。锌与谷氨酸盐、维生素 B_6 共同作用是：能增强免疫系统。镁支持蛋白质的合成、增强肌肉力量，更重要的是可提高胰岛素合成代谢的效率。

牛肉含铁，铁是造血必需的矿物质。鸡、鱼、火鸡中少得可怜的铁含量形成对比的是，牛肉中富含铁质；牛肉含丙氨酸，丙氨酸的作用是：从饮食的蛋白质中产生糖分。对碳水化合物的摄取量不足，丙氨酸，能够供给肌肉所需的能量以缓解不足，能够继续进行训练。这种氨基酸最大的好处就在于它能够把肌肉从供给能量这一重负下解放出来；牛肉含维生素 B_{12}，维生素 B_{12} 对细胞的产生至关重要，红细胞的作用是：将氧带给肌肉组织。维生素 B_{12} 能促进支链氨基酸的新陈代谢，供给身体进行高强度训练所需的能量。

牛肉的禁忌：不宜食用反复蒸热或冷藏加温的牛肉食品；内热盛者禁忌食用；不宜食用熏、烤、腌制制品；不宜用不适当烹制方法烹制食用；不宜食用未摘除甲状腺的牛肉；不宜使用炒其他肉食后未清洗的炒菜锅炒食牛肉；与猪肉、白酒、韭菜、薤（小蒜）、生姜同食易致牙龈炎症；不宜与牛膝、仙茅同用；服氨茶碱时禁忌食用；有皮肤病、肝病、肾病的人最好不要吃牛肉。

10. 山药功能主治为健脾、补肺、固肾、益精。治脾虚泄泻，久痢，虚劳咳嗽，消渴，遗精、带下，小便频数。补脾养胃，生津益肺，补肾涩精。用于脾虚食少、久泻不止、肺虚喘咳、肾虚遗精、带下、尿频、虚热消渴。麸炒山药补脾健胃。用于脾虚食少，泄泻便溏，白带过多。

（1）《神农本草经》：主伤中，补虚，除寒热邪气，补中益气力，长肌肉，久服耳目聪明。

(2)《别录》:主头面游风,风头(一作"头风")眼眩,下气,止腰痛,治虚劳羸瘦,充五脏,除烦热,强钥。

(3)《药性论》:补五劳七伤,去冷风,止腰痛,镇心神,补心气不足,患人体虚羸,加而用之。

(4)《食疗本草》:治头疼,助阴力。

(5)《日华子本草》:助五脏,强筋骨,长志安神,主泄精健忘。

(6)朱震亨:生捣贴肿硬毒,能消散。

(7)《伤寒蕴要》:补不足,清虚热。

(8)《本草纲目》:益肾气,健脾胃,止泻痢,化痰涎,润皮毛。有实邪者忌服。

(三)补气补血的食疗

1. 红枣木耳汤 将红枣和木耳一起煮汤,红枣补中益气,木耳补气血,两者搭配可起到补气养血的作用。

2. 当归乌鸡汤 将当归与乌鸡一同炖煮,可补血虚。乌鸡富含优质蛋白质和多种氨基酸,有助于增强体力;当归则具有补血活血的功效。

3. 猪肝菠菜汤 猪肝是补血的佳品,富含铁质和维生素A,对于缺铁性贫血有很好的改善作用。菠菜同样富含铁质及多种维生素,二者搭配煮汤,不仅味道鲜美,还能有效促进铁的吸收,增强补血效果。

4. 阿胶糯米粥 将阿胶与糯米煮粥,可补血虚。阿胶含有丰富的胶原蛋白和多种微量元素,对补血有益;糯米则具有健脾养胃的作用。

5. 黄芪炖鸡 黄芪,被誉为"补气之长",具有补中益气、固表止汗的功效。将其与鸡肉同炖,不仅味道鲜美,更能有效补充人体所需的气血。

6. 红枣桂圆茶 红枣与桂圆,皆是中医里常用的补血食材。红枣补中益气、养血安神,桂圆则能补益心脾、养血安神。

7. 红糖姜茶 红糖性温味甘，具有益气补血、健脾暖胃的作用；生姜则能温中散寒、促进血液循环。在寒冷的季节里，一杯暖暖的红糖姜茶，不仅能驱散体内的寒气，还能有效补充气血。

二、健脾祛湿的食疗食养

（一）健脾祛湿的食物

包括白扁豆、苦瓜、红豆、山药、薏米、老鸭肉、黄豆、鲫鱼及茯苓等。

1. 白扁豆 白扁豆具有健脾和中、消暑化湿的功效，可以改善脾胃不和、湿气过重的问题，如果有皮肤湿疹、暑湿吐泻或者食少便溏等症状，可以常吃些白扁豆。

2. 苦瓜 苦瓜味苦性寒，可以入脾经、心经、肝经以及肺经，具有清热祛暑以及明目解毒的功效，也能益气清心、利尿凉血，常吃些苦瓜可以缓解湿疹、疥疮或者痱子等病症。

3. 红豆 红豆性平、味甘酸，具有清热除湿、健脾利水及消肿解毒之功效，经常用红豆煮水喝，可以促进体内的湿气排出，改善脾胃的运化功能。

4. 山药 山药虽然并不能直接除湿，但是山药有较好的补脾作用，可以增强脾胃功能，从而间接排出体内的湿气，所以健脾祛湿也可以多吃山药。

5. 薏米 薏米在中国栽培历史悠久，是中国古老的药食皆佳的粮食之一，《本草纲目》谓其："健脾益胃，补肺清热，祛风散湿。炒饭食，治冷气；煎饮，利小便热淋"。薏米营养价值很高，含有蛋白质、脂肪、多种维生素及微量元素等。

6. 老鸭肉 老鸭肉所含B族维生素和维生素E较多，鸭子吃的食物多为水生物，故其肉性味甘、寒，入肺胃肾经，有滋补、养胃、补肾、除痨热骨蒸、消水肿、止热痢、止咳化痰等作用。凡体内有热的人适宜食鸭肉，体质虚弱，食欲缺乏，发热，大便干燥和水肿的人食之更为有益。

7. 黄豆　黄豆是一种理想的优质植物蛋白食物，多吃大豆及豆制品，有利于人体生长发育和健康。

黄豆的营养成分非常丰富，其蛋白质含量高于谷类和薯类食物 2.5～8 倍，除糖类较低外，其他营养成分，如脂肪、钙、磷、铁和维生素 B_1、维生素 B_2 等人体必需的营养物质，都高于谷类和薯类食物，它是一种理想的优质植物蛋白食物。具有宽中导滞、健脾利水、解毒消肿的功效和作用。用于食积泻痢、腹胀食呆、疮痈肿毒、脾虚水肿、外伤出血。

8. 鲫鱼　鲫鱼可以健脾利湿，而且含有丰富的动物性蛋白质，能解决脾胃不和的问题，长时间吃些鲫鱼可以缓解脾虚食少、虚弱乏力以及小便不利等病症。

9. 茯苓　茯苓功效为利水渗湿，健脾，宁心。主要用于水肿尿少，痰饮眩悸，脾虚食少，便溏泄泻，心神不安，惊悸失眠。久食茯苓可使人"除百病、润肌肤，益寿延年"。

（二）健脾祛湿的食疗

1. 薏米红豆粥　将薏米和红豆一同煮粥，具有健脾祛湿的功效。薏米含有丰富的膳食纤维和矿物质，有助于促进肠道蠕动；红豆则具有利尿排湿的作用。

2. 冬瓜老鸭汤　将冬瓜和老鸭一起炖汤，可健脾祛湿。冬瓜具有利尿排湿的作用，老鸭则富含蛋白质和多种氨基酸，有助于增强体力。

3. 莲子百合红豆粥　患者出现脾虚湿气重，还可以口服莲子百合红豆粥里面含有丰富的膳食纤维以及矿物质，可以促进患者睡眠，并且还能够促进肠胃蠕动，起到润肠通便的作用，而且适当地喝一些莲子百合红豆粥，还能够增加患者的饱腹感，还能够缓解患者体内湿气重的现象。

4. 山药莲子粥 主要是由山药和莲子一起熬制而成，山药具有健脾益胃、补肺益肾的功效，莲子具有补脾止泻、益肾涩精、养心安神的功效。如果患者适当食用，可以起到健脾祛湿的作用。

5. 茯苓赤小豆粥 主要是由茯苓、赤小豆、粳米一起熬制而成，茯苓具有健脾渗湿、利水消肿的功效，赤小豆具有利水消肿、解毒排脓的功效。适当食用可以起到健脾祛湿的作用，还可以起到消肿利尿的作用。

三、制作食疗时需要注意的事项

1. 根据个人体质和病情选择合适的食疗方案。不同的体质和病情需要不同的食疗方案，因此在选择食物和搭配时，最好咨询专业医生或营养师的意见。观察食疗应用之后的效果。

2. 注意食物的烹饪方式和食用量。烹饪方式应尽量选择煮、炖、蒸等健康方式，避免油炸、烧烤等不健康方式。提醒食用量也要适量，过量食用可能会导致营养过剩或消化不良等临床问题。学会做食疗前后的感觉与体验心得。

3. 坚持长期食用。食疗需要长期坚持才能取得良好的效果，因此不要因为短期内没有看到明显的效果就放弃。不必求快，不需焦虑，认真仔细观察微观变化，善于总结经验，在实践中学习与提高。

总之，食疗是一种健康的生活方式，通过合理的食物搭配和烹饪方式，人们可以达到补气补血、健脾祛湿等效果，从而改善身体健康状况，增强体质。

（尹　丽）

第十一章 推进养老机构食堂的合理营养

随着老龄化社会的加剧,老年人的健康管理成为养老机构中不可忽视的核心内容,而营养管理是其中的关键环节之一。养老机构的食堂不仅是提供膳食的场所,更是实施食养和营养健康教育的重要平台。通过科学的膳食搭配、合理的营养支持,以及食养理念的推广,养老机构可以帮助老年人维持身体健康,提升生活质量。本章将围绕如何在养老机构食堂中推进合理营养、促进老年人健康这一主题展开探讨。

第一节　老年人的用餐与食养

在养老机构中,老年人的饮食是影响健康的关键因素之一。老年人的饮食需求不仅仅是满足饱腹感,更重要的是如何通过科学的饮食调养身体、预防疾病并延缓衰老。因此,养老机构在提供膳食时,必须结合食养理念,通过合理饮食帮助老年人提高健康水平。下文将具体分析如何在养老机构中提升老年人的食养认知,并制订操作性强的食养方案。

一、老年人用膳注重食养的认知

养老机构要提升老年人对食养的认知,可以采取以下措施。

1. 营养讲座与培训 定期组织营养讲座，由营养师为老年人讲解科学饮食的重要性，特别是如何合理搭配蛋白质、维生素和膳食纤维。这类讲座需要简洁易懂，通过图解或视频让老年人更容易理解。

2. 个性化饮食指导 根据老年人的健康状况，提供个性化的饮食指导。通过一对一的健康评估，营养师可以为每位老人设计适合其身体状况的饮食计划。例如，有慢性病的老年人需要特别关注饮食的低糖、低盐和低脂，而体质虚弱的老年人则需通过温补食物增强体质。

3. 参与式的食养活动 为老年人设立“健康饮食日”或“营养食谱设计比赛”，鼓励他们参与日常菜单的设计，通过实际操作理解如何搭配健康饮食。这样的活动不仅能增强老年人的参与感，还能让他们更积极接受健康饮食理念。

4. 简化的饮食指南与健康提示 养老机构可以制作简洁的饮食提示卡片，列出哪些食物适合多吃，哪些食物需要少吃，并标注出简单的搭配方式。这些卡片可以放在餐桌上，方便老年人随时参考，帮助他们逐渐形成健康饮食习惯。

二、促进老年人用膳营养与健康

食养是通过合理的饮食调节身体功能的中医养生理念，特别适合老年人群体。随着老年人身体功能逐渐退化，消化系统功能减弱，营养吸收能力下降，因此，仅满足营养需求还不够，还需要通过食养调节身体，维持健康、预防慢性疾病和延缓衰老。为了让老年人更好地了解食养的好处，养老机构需要制订有针对性的教育和实践方案，确保食养理念的广泛应用。

许多老年人对食养的理解局限在传统观念上，认为“吃饱、吃好”就是保持健康的关键。具体表现为：偏好高糖、高盐、高脂肪的食物：这类食物能够带来味觉上的满足，但长期摄入可能导致健康问题。

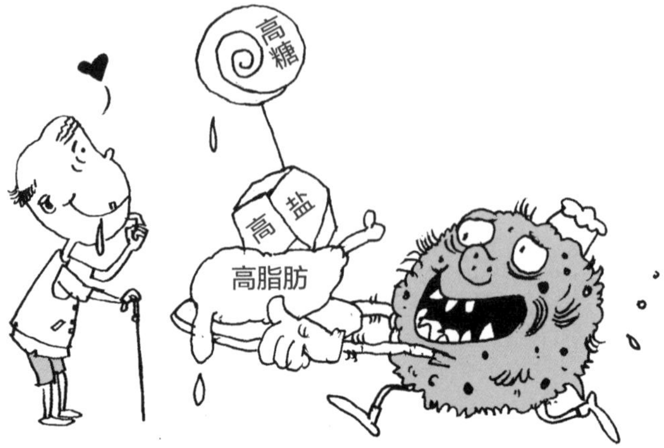

缺乏营养意识：一些老年人不了解蛋白质、维生素和矿物质的重要性，导致他们的饮食结构不均衡，不能满足身体的全面需求。

例如，许多老年人喜欢甜食或腌制食品，因为这些食物味道浓郁，能带来愉悦感。但摄入过多高糖、高盐食物会引发高血压、糖尿病、心血管疾病等问题。因此，养老机构必须针对这些不健康的饮食偏好进行有效引导，帮助老年人认识饮食结构单一的风险，并通过调整饮食方式逐步改变他们的认知。

（一）老年人面临的健康问题

1. 慢性病高发　高糖、高盐、高脂饮食是慢性病的主要诱因，长期如此会导致血压升高、血糖波动和心脏病风险增加。

2. 肌肉流失与行动能力下降　随着年龄增长，蛋白质摄入不足会导致肌肉流失，影响老年人的行动能力，并增加跌倒和骨折的风险。

3. 维生素和矿物质缺乏　钙、维生素 D 等营养素不足，会导致骨质疏松、贫血等问题，增加骨折风险。

4. 消化系统问题　膳食纤维摄入不足会导致消化功能减弱，容易出现便秘、胃酸过多等问题。

养老机构要通过食养教育，帮助老年人改善这些问题，提升健康水平。

（二）结合老年人个体差异制订食养方案

不同老年人有不同的健康需求和饮食偏好，因此需要个性化的食养方案。以下是几类老年人常见的食养需求及建议。

1. 慢性病患者的食养方案 许多老年人患有糖尿病、高血压等慢性病，需要严格控制糖分、盐分和脂肪摄入。养老机构可以为他们提供低糖、低盐、低脂的食物，如全谷物、豆类、蔬菜和鱼类。对于糖尿病患者，增加膳食纤维的摄入有助于稳定血糖。

2. 体质虚弱和消化不良的老年人 这些老年人需要易消化、温补的食物，如粥类、蒸煮蔬菜和清汤类食物，以促进消化并增强体质。通过增加温热、软糯的食物，可以改善他们的消化功能，避免食物对肠胃的刺激。

3. 个性化营养支持 养老机构应根据定期健康评估结果，为每位老年人量身定制营养支持方案。对于体重下降或免疫力减弱的老年人，适当增加蛋白质摄入；对于骨质疏松的老年人，应增加富含钙质和维生素 D 的食物，如奶制品和绿叶蔬菜。

4. 灵活调整食养方案 老年人的健康状况随时间变化，因此养老机构应根据老年人身体的反馈情况，及时调整食养方案。例如，某位老年人如果近期需要增加蛋白质摄入，机构应增加鸡蛋、鱼类和豆制品的供应；若发现某位老年人出现消化不良症状，应减少油腻食物，增加软食和流质食品。

第二节 老年人选择菜品的传统意识现状

一、老年人对菜品的评价与期望

1. 定期更换菜谱 为防止老年人对固定菜单产生饮食疲劳，养老机构应每月更新一次菜谱，引入季节性食材，保持菜品的新鲜感和多样性。例如，在冬季增加富含维生素C的蔬菜和水果，如橙子、红枣等，以增强免疫力。

2. 合理搭配主副食 主食应以富含膳食纤维的谷物为主，如糙米、全麦面包等，搭配富含优质蛋白质的食材，如鱼类、瘦肉、豆制品等，以保证均衡的营养摄入。每天的膳食应包含丰富的蔬菜，提供充足的维生素和矿物质。

3. 低糖、低盐、低脂食物的推广 养老机构应逐渐减少高糖、高盐、高脂肪食品的供应，取而代之的是清淡健康的食物。通过减少食物中的加工糖和钠含量，并推广用蒸、煮、炖等健康烹饪方式，可以有效降低老年人的慢性病风险。

4. 增加小吃时间 对于食量较小的老年人，可以在三餐之外增加小份的健康小吃时间，如提供坚果、水果或酸奶。这不仅能增加老年人的营养摄入，还能提升他们对饮食的兴趣。

在养老机构中，食养不仅仅是满足老年人营养需求的方式，更是帮助他们维持健康、延缓衰老、预防疾病的重要手段。通过个性化的食养方案、科学的营养教育和健康饮食的实际操作，养老机构可以帮助老年人更好地管理饮食，提升整体生活质量。

二、老年人要学会对菜品的科学选择

在养老机构中，合理的膳食管理不仅关系到老年人的日常生活质量，还直接影响他们的整体健康状况。老年人随着年龄增长，身体功能逐渐退化，营养需求也发生了显著变化。通过科学的膳食管理，养老机构能够有效改善老年人的营养状况，减少慢性疾病的发生，延缓衰老进程。因此，养老机构必须将老年人的营养需求与食养理念紧密结合，制订科学的膳食计划，以达到促进健康的目标。

（一）均衡营养的摄入

老年人的营养需求与年轻人不同，随着新陈代谢的减慢，他们对能量的需求减少，但对蛋白质、维生素和矿物质等营养素的需求却有所增加。养老机构在制订膳食计划时，必须确保老年人能够摄入均衡的营养，这对于维持他们的身体功能、增强免疫力以及预防慢性疾病至关重要。

1. 蛋白质的充足摄入 蛋白质是老年人维持肌肉质量、修复组织和增强免疫功能的重要营养素。然而，随着年龄增长，老年人的蛋白质吸收效率下降，如果蛋白质摄入不足，可能导致肌肉流失和免疫力下降。因此，养老机构应确保老年人每日摄入足够的优质蛋白质，如瘦肉、鱼类、禽蛋、豆制品和奶制品。通过合理搭配这些食材，可以帮助老年人保持肌肉力量，增强抵抗力，预防感染和疾病。

2. 维生素和矿物质的补充 老年人由于消化功能减弱，对某些维生素和矿物质的吸收能力下降，尤其是钙、维生素 D、维生素 B_{12} 和铁等。钙和维生素 D 的不足容易导致骨质疏松，增加骨折的风险；维生素 B_{12} 和铁的缺乏则可能引发贫血。因此，养老机构应特别关注老年人对这些营养素的需求，确保食物中富含深绿色蔬菜、奶制品、瘦肉、鸡蛋等食物，并适当增加户外活动时间以促进维生素 D 的合成。

3. 膳食纤维的增加 膳食纤维对于老年人的消化健康至关重要，它能够促进肠道蠕动，预防便秘，并有助于控制血糖和胆固醇水平。老年人常常由于饮食结构不合理而摄入膳食纤维不足，因此养老机构应确保每日膳食中含有足够的纤维食物，如全谷物、豆类、蔬菜和水果。这不仅可以改善老年人的消化问题，还能降低心血管疾病的风险。

4. 控制能量和脂肪摄入 老年人由于体力活动减少，能量需求明显下降。因此，养老机构在安排膳食时应避免提供过多高能量、高脂肪的食物，以防止肥胖和相关慢性疾病的发生。通过减少油炸食品、甜点、含糖饮料的供应，增加低能量、营养丰富的食物（如蔬菜、水果、鱼类等），可以有效控制老年人的能量摄入，避免体重过度增加。

（二）食养促进健康的路径

除了注重营养均衡，食养（即通过合理饮食调养身体）的理念也在老年人膳食管理中发挥着重要作用。食养不仅关注营养摄入，还强调饮食与身体调理的结合，通过合理的食物搭配和烹调方法，帮助老年人改善健康状况、预防疾病和延缓衰老。

1. 针对不同健康状况的食养 养老机构中老年人的健康状况各异，因此食养方案必须因人而异。对于消化不良、体质虚弱的老年人，食堂可以提供容易消化吸收的食物，如温热的粥类、蒸煮的蔬菜和富含蛋白质的软食。而对于血糖波动较大的老年人，则应增加富含纤维的食物，如全谷物、蔬菜、水果等，以帮助稳定血糖，减少糖分吸收。

2. 科学的烹调方法 烹调方法对食物的营养保持和老年人的食欲有重要影响。对于老年人，食物应尽量做到清淡、低盐、少油，采用蒸、煮、炖等健康烹调方式，减少油炸和高温烹调。此外，食物应易于咀嚼和消化，尤其是对牙齿和消化功能较弱的老年人，应提供软食或流食，避免影响进食的体验和营养吸收。

3. 饮食与养生的结合 食养不仅是营养支持的手段，也是帮助老年人调节身体功能、增强体质的重要方式。养老机构应根据老年人的体质和季节变化，提供适合的养生饮食。例如，冬季可以适当增加温补的食物，如羊肉、红枣、桂圆等，帮助老年人暖身、增强体质；夏季则可以提供清热解毒的食物，如绿豆汤、苦瓜等，帮助老年人去湿降火。这种饮食与养生的结合，可以帮助老年人更好地适应季节变化，预防相关疾病的发生。

（三）定期调整膳食结构

老年人的健康状况随着年龄的增加和环境的变化不断发生变化，因此，养老机构应定期评估老年人的膳食需求，根据他们的健康状况调整膳食结构，以确保营养摄入的持续适应性。

1. 健康监测与膳食调整 养老机构应定期为老年人进行健康检查，包括体重、血压、血糖、血脂等基础指标的监测。根据这些健康数据，膳食团队可以及时调整老年人的饮食计划。例如，对于体重下降或肌肉流失的老年人，应增加蛋白质摄入；对于血糖较高的老年人，应减少高糖食物的供应，并增加富含膳食纤维的食物。

2. 个性化的膳食指导 为了确保每位老年人都能从膳食中获得最佳的营养支持，养老机构可以为老年人提供个性化的膳食指导。通过营养师与老年人及其家属沟通，了解老年人的饮食偏好、健康需求和生活习惯，并在此基础上制订个性化的膳食方案，帮助老年人在享受美食的同时获得足够的营养支持。

3. 灵活调整食谱 为了确保膳食的多样性和适应性，养老机构应灵活调整每日或每周的食谱。例如，可以根据季节变化或老年人的反馈，定期更换食材或烹调方式，避免食物单一导致的“饮食疲劳”。通过这种动态管理，养老机构可以确保老年人既能摄入均衡营养，又能保持对膳食的兴趣。

老年人的膳食管理在养老机构的健康管理中占据着重要的位置。通过科学合理的膳食安排，确保老年人摄入均衡的营养，结合食养理念调节身体功能，养老机构可以有效促进老年人的身体健康，延缓衰老进程。此外，定期调整膳食结构，提供个性化的饮食指导，能够确保每位老年人的营养需求得到充分满足。

三、老年人的饮食习惯和菜品选择

老年人长期形成的饮食文化和传统观念密切相关。老年人对菜品的选择不仅仅出于营养和口感的考虑，还深受他们过去的生活习惯、文化背景、家庭饮食模式以及个人口味偏好的影响。因此，了解老年人对菜品的传统意识现状，对于养老机构优化膳食管理、提升老年人用餐满意度至关重要。

老年人对菜品的评价与期望往往综合了多方面的因素，包括食物的味道、烹调方式、营养价值、文化传统以及食物所带来的情感回忆。养老机构在为老年人提供膳食服务时，既要考虑他们的健康需求，也要充分理解老年人在菜品选择中的传统意识和情感期望。

（一）味道与烹调方式

老年人对菜品的第一印象通常来自味道，而他们对味道的喜好大多建立在多年形成的饮食习惯基础上。例如，北方地区的老年人可能更喜欢咸鲜的口味，而南方的老年人则偏好清淡、稍甜的饮食。老年人在家庭生活中形成的饮食偏好会直接影响他们对养老机构提供的菜品的评价。

此外，烹调方式对老年人来说同样重要。许多老年人更倾向于蒸、煮、炖等较为传统、清淡的烹调方法，而对油炸、重油重盐的菜品则较为排斥。他们不仅关注菜品的美味，还希望食物能让他们吃得健康、消化得好。因此，养老机构在设计食谱时，必须兼顾老年人的口味偏好与健康需求，尽量避免过度复杂、重油重调味的菜肴，采用更符合他们需求的烹调方式。

（二）文化与情感的体现

菜品不仅仅是营养的载体，它还承载着老年人对过去生活的记忆和情感连接。老年人对某些传统菜品有着深厚的情感依赖，这些菜品可能代表了他们过去的家庭生活、节日庆祝或某些重要的生活时刻。因此，养老机构在制订菜谱时，应该考虑将老年人熟悉的传统菜肴融入日常膳食或节日餐中，让老年人通过这些菜品重温过去的美好回忆。

例如，北方的老人可能更习惯在冬季吃饺子，而南方的老人则喜欢在元宵节吃汤圆。养老机构可以通过设置传统菜品日或节日特餐，将这些传统食物纳入菜单，让老年人从饮食中感受到文化的传承和熟悉的情感归属感。

（三）营养与健康的期望

随着健康意识的提高，许多老年人对菜品的营养价值有了更多的关注。他们希望通过饮食保持身体健康、预防疾病，特别是在患有慢性疾病的老年人群体中，营养均衡的重要性愈发突出。老年人通常期望养老机构提供的菜品能够兼顾口味和健康,既要满足他们的味觉需求,又要有利于身体健康。

具体来说,老年人往往期望膳食中减少高盐、高脂的食物比例,增加富含蛋白质、维生素和膳食纤维的健康食材。他们希望看到更多的蔬菜、豆类、鱼类等食物,而不愿意频繁摄入油腻、重口味的菜肴。因此,养老机构在设计食谱时,应根据老年人的健康需求和饮食期望,合理安排食材的选择与搭配,确保膳食既美味又健康。

(四)食物的感官体验

对于老年人来说,食物的感官体验(如食物的颜色、质地、香气等)在影响菜品评价中同样具有重要作用。随着年龄的增长,老年人的味觉和嗅觉逐渐减弱,因此养老机构在准备食物时,需特别注重食物的色香味搭配。视觉上的丰富多彩、味觉上的清淡适口以及食物本身的香气,都会增强老年人对食物的兴趣,促进他们的食欲。

此外,食物的质地也是老年人关心的重要因素。由于许多老年人存在牙齿和消化功能的减退,他们更倾向于选择质地较软、易咀嚼、易消化的食物。因此,养老机构在烹调时,应注意确保食物的质地适中,既有营养,又能被老年人轻松消化。

(五)满足老年人期望的策略

为满足老年人对菜品的评价与期望,养老机构在菜品设计和食谱安排上需要采用多种策略,以平衡传统饮食习惯与健康需求,提升老年人的用餐满意度。

(六)综合口味与健康的平衡

养老机构应尽可能在传统味道与现代健康饮食需求之间找到平衡。例如,可以在保证老年人喜欢的咸鲜口味的基础上,适当降低盐分,通过天然调料增强菜肴的鲜味。同时,可以在保留传统菜肴烹调方法的同时,引入健康的改良手段,如减少油炸,增加蒸、煮等烹调方式。

（七）文化与传统的尊重

在老年人的日常餐单中融入文化与传统菜品，能够让他们在养老机构中感受到家庭的温暖和文化的归属感。例如，在节日或重要的家庭纪念日中，养老机构可以准备具有地方特色的传统菜肴，帮助老年人通过饮食重温记忆中的情感连接，缓解对家庭生活的怀念。

（八）注重营养搭配与健康教育

养老机构在设计食谱时，除了考虑菜品的口味，还应注重营养的科学搭配。可以通过与营养师合作，确保菜品中的蛋白质、维生素和矿物质摄入均衡。此外，养老机构可以定期为老年人举办营养健康讲座，帮助他们了解科学饮食的重要性，增强他们对健康饮食的认知，提升用餐体验。

（九）提升食物的感官体验

养老机构应注重食物的色香味搭配和质地设计，增加菜肴的多样性和吸引力。通过使用色彩丰富的蔬菜、天然调味品以及合理的烹调手段，可以提升老年人对菜品的感官体验，增强他们的食欲。老年人在养老机构中的用餐不仅是生理需求的满足，更是文化、情感和健康的综合体现。通过了解老年人对菜品的评价与期望，养老机构可以更好地设计膳食方案，提升老年人的用餐满意度。既要保留老年人所熟悉的传统饮食习惯，又要结合现代营养理念，确保他们在享受美味的同时保持健康。

第三节　老年人的膳食选择与健康促进

科学选择菜品是老年人健康管理的重要组成部分，既涉及对营养素的均衡摄入，也需要控制不健康成分的摄取。通过合理搭配、多样化选择和营养教育，老年人能够在养老机构中学会如何选择健康的菜品，从而在享受美食的同时保持身体健康。养老机构应通过提供多样化的膳食选择、个性化的营养指导，帮助老年人提升健康饮食意识，促进他们的营养与健康管理。

老年人的健康不仅依赖于身体活动，还与他们的日常饮食选择密切相关。科学的膳食选择可以帮助老年人保持体力、预防疾病、增强免疫力，从而提升整体生活质量。特别是在养老机构中，老年人的膳食管理需要注重营养的均衡和合理搭配。通过合理规划一日三餐，并根据老年人不同的健康需求提供个性化的饮食方案，养老机构可以有效促进老年人的健康。

一、重视一日三餐的营养合理搭配与应用

老年人随着年龄的增长，身体的代谢和吸收能力逐渐下降。因此，在一日三餐的设计上，不仅要保证营养的全面摄入，还应关注营养的合理搭配和食物的易消化性。养老机构通过科学规划一日三餐的结构和食材，帮助老年人在一天的不同时间段摄取到所需的营养物质，促进身体的正常运转和健康维持。

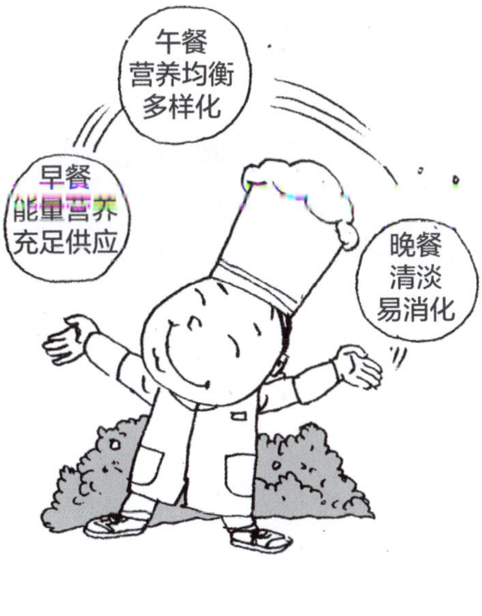
午餐
营养均衡
多样化
早餐
能量营养
充足供应
晚餐
清淡
易消化

（一）早餐——能量和营养的充足供应

早餐是一天中最重要的一餐，尤其对老年人而言，早餐的营养摄入直接关系到他们一整天的精神状态和身体能量供应。然而，许多老年人由于早晨食欲不佳，往往会忽视早餐的重要性，吃得过于简单或摄入的量不足。

养老机构在设计老年人的早餐时，必须确保早餐提供足够的能量和营养。早餐应富含蛋白质、碳水化合物和纤维素，以保证老年人在早晨能够获取充足的能量和营养。例如，可以提供全谷物类食物（如燕麦、全麦面包）、富含蛋白质的食物（如鸡蛋、豆浆、酸奶），以及新鲜水果或蔬菜，以促进消化和补充维生素。

同时，早餐不宜过于油腻，尤其应避免高糖、高脂的食物，防止老年人在上午时段出现能量波动或血糖上升。清淡而营养丰富的早餐不仅能提升老年人的精神状态，还能为一天的营养摄入打下良好的基础。

（二）午餐——营养的均衡与多样化

午餐通常是一天中摄入营养最全面的一餐，也是老年人获取能量和维持体力的重要来源。老年人的午餐应注重营养的均衡与多样化，确保每一餐中包含不同类型的食物，以满足身体对各种营养素的需求。

在午餐的设计中，养老机构应提供多样化的蛋白质来源，如瘦肉、鱼类、禽肉、豆制品等。此外，应增加蔬菜和粗粮的比例，确保老年人摄入足够的维生素、矿物质和膳食纤维，促进消化系统健康。例如，可以搭配蒸鱼、清炒蔬菜、红薯等食物，既能满足老年人的营养需求，又能避免高脂、高糖、高盐的食物对健康带来的负面影响。

午餐还应考虑老年人的咀嚼能力和消化功能，选择易于咀嚼和消化的食物，避免过硬或过于油腻的菜肴。通过提供色香味俱佳、营养丰富的午餐，养老机构可以增强老年人对饮食的兴趣，提高他们的食欲,确保他们在中午这一餐中摄入足够的营养。

(三)晚餐——清淡与易消化的原则

晚餐是老年人一天中的最后一餐,考虑到晚间的活动量较少,晚餐应以清淡、易消化为主,避免高能量、重口味的食物,以防止消化不良、夜间血糖波动等问题。晚餐提供的食物应控制在适量范围内,既要补充老年人一天所需的营养,又要防止过多的能量摄入影响睡眠质量。

养老机构在设计老年人的晚餐时,可以提供汤类、蒸煮类菜肴和蔬菜为主的餐食,避免油炸、烧烤等重口味的食物。比如,清蒸鱼、蔬菜豆腐汤、杂粮粥等都是适合老年人晚餐的健康选择。这些食物既能为老年人提供必要的蛋白质、维生素和矿物质,又能促进消化、帮助老年人获得良好的睡眠。

同时,晚餐时间不宜过晚,通常应在晚上 6:00—7:00 之间用餐,以避免影响老年人的消化功能和夜间休息。通过控制晚餐的时间和食量,养老机构可以有效减少老年人夜间消化不良和代谢紊乱的发生。

二、一日三餐的合理搭配策略

为了确保老年人从一日三餐中获得全面的营养,养老机构在膳食搭配上应采取科学合理的策略,根据老年人的生理特点和营养需求进行调整。这些策略不仅有助于提升老年人的膳食质量,还能预防慢性疾病的发生,促进整体健康。

(一)确保每日摄入足够的蛋白质

蛋白质是老年人维持肌肉质量、修复组织、促进免疫功能的关键营养素。因此,养老机构在设计一日三餐时,必须确保每餐中含有适量的蛋白质来源。例如,早餐可以通过鸡蛋、牛奶或豆浆提供蛋白质;午餐和晚餐则可以通过鱼类、禽肉、豆制品等食物满足蛋白质需求。通过均匀分布蛋白质的摄入，老年人可以避免肌肉流失，维持身体的基本功能。

（二）增加膳食纤维的摄入

老年人常常面临便秘等消化问题，因此，他们需要摄入足够的膳食纤维以促进肠道蠕动、改善消化功能。养老机构可以通过在每一餐中添加高纤维的食物，如燕麦、全麦面包、豆类、蔬菜和水果，帮助老年人保持消化系统的健康。纤维素的合理摄入还能帮助老年人控制血糖水平，降低心血管疾病的风险。

（三）控制盐、糖和脂肪的摄入

高盐、高糖和高脂肪饮食会对老年人的心血管健康和代谢系统产生负面影响。因此，养老机构在一日三餐的设计中，应减少盐、糖和脂肪的使用。例如，在早餐中避免使用含糖量高的糕点，在午餐和晚餐中减少高盐腌制食品和油炸食品的供应。取而代之的是，养老机构可以使用天然的调味品（如香草、香料等）提升菜品的味道，同时确保菜品的健康。

（四）避免食物重复与营养失衡

为了确保膳食的多样性和均衡，养老机构应避免一日三餐中食物种类的重复。例如，如果早餐提供了谷物类食物，午餐和晚餐应适当增加蔬菜、蛋白质和其他营养素的比例，确保老年人能够在一天内摄入多样化的食物。此外，避免过多摄入同类食物（如高糖水果、油炸食品等），以防止营养失衡和慢性疾病的发生。

三、一日三餐合理搭配对健康的促进作用

通过科学合理的一日三餐搭配，老年人可以从饮食中获取充足的能量和营养，有效维持身体功能和预防疾病。合理的膳食搭配不

仅能够满足老年人的基本生理需求，还能通过调节饮食结构改善慢性疾病症状，增强身体抵抗力。

（一）预防慢性疾病

通过控制糖、盐、脂肪的摄入，并增加富含蛋白质、膳食纤维和维生素的食物，养老机构可以帮助老年人预防高血压、糖尿病、心血管疾病等常见慢性病。同时，合理的膳食搭配还能调节血脂、稳定血糖水平，减轻老年人身体的负担，提升健康状况。

（二）增强免疫力和体质

老年人的免疫系统随着年龄的增长逐渐衰退，而合理的饮食可以通过提供充足的营养素（如维生素C、蛋白质等）帮助增强免疫力。通过增加蔬菜、水果等富含抗氧化物质的食物，养老机构能够提升老年人的免疫功能，降低感染和疾病的风险。

（三）改善消化功能

膳食纤维和清淡的饮食有助于老年人改善消化功能，减少便秘和消化不良的发生。通过在一日三餐中合理安排富含膳食纤维的食物，养老机构可以帮助老年人维持良好的肠道健康，增强整体消化能力。

一日三餐的合理搭配是老年人健康饮食管理的核心内容。通过科学规划一日三餐的结构和内容，养老机构不仅可以满足老年人日常的营养需求，还能够有效促进他们的健康。合理搭配的膳食不仅能预防慢性疾病、增强免疫力，还能改善消化功能，帮助老年人在晚年生活中保持身体健康、精神愉快。

案 例

王叔今年80岁，平时总觉得早餐简单应付一下就可以了，因此常常只是喝杯咖啡或吃几片饼干了事。由于长期营养不足，他的身体逐渐出现了一些问题，如低血糖、消化不良等。营养师发现后，建议他重视早餐，并为他制订了一份营养丰富的早餐计划，包括全麦面包、鸡蛋、蔬菜沙拉和牛奶等。

刚开始，王叔觉得这些早餐虽然健康，但准备起来太麻烦，因此经常懒得去做。为此，养老机构的工作人员采取了一些措施来帮助他坚持这个计划。首先，工作人员在早餐时间段安排了“健康早餐分享会”，邀请所有老人一起共进早餐，并分享各自的健康食谱。王叔看到大家都在积极地享用营养早餐，逐渐感受到了健康早餐的重要性。

此外，工作人员还为他提供了简便的早餐制作工具，如小型三明治机和煮蛋器，这大大简化了早餐的准备过程。王叔发现，原来准备一顿健康早餐并不需要花费太多时间，只需几分钟，他就能为自己做出美味又营养的早餐。

经过几个月的坚持，王叔不仅习惯了每天吃营养早餐，还感觉到身体有了明显的改善。他说：“现在每天早上吃好一点，一整天都觉得有劲儿，再也不会因为低血糖感到头晕了。”

【案例分析】

王叔的案例表明，帮助老年人坚持科学食养，特别是像健康早餐这样的日常习惯，需要通过便利的工具和鼓励性活动来提高他们的依从性。养老机构可以为老年人提供便捷的食物准备工具，并通过集体用餐和分享活动，增强他们对健康饮食的兴趣。

另外，机构还可以制订一些简单易行的“健康食养习惯养成计划”，为老年人提供逐步实施的指导。例如，在早餐时间，可以组织“健康早餐分享会”，不仅让老年人有机会交流，还能形成一种积极向上的集体氛围，激励他们坚持健康的饮食习惯。

四、加强食养与营养促进健康

在养老机构中，老年人的健康管理不仅依赖于科学的饮食搭配，还需要将食养理念与营养促进相结合。食养是一种通过合理的饮食和饮食调节来维持和改善健康的传统方法，特别适合老年人这种对健康和营养有特殊需求的群体。将食养融入日常膳食，不仅可以帮助老年人维持身体功能，还能有效预防慢性疾病、增强免疫力，提升整体健康水平。

（一）食养与营养的结合：维持身体平衡

随着年龄增长，老年人的新陈代谢逐渐减慢，器官功能衰退，容易患上各种慢性疾病。因此，食养与营养的结合是保持身体平衡、预防疾病的重要手段。通过合理调节饮食，老年人可以在日常膳食中获得调养身体的益处。

1. 调整身体功能的个性化食养 每位老年人的体质、健康状况和营养需求各不相同，个性化的食养方案能够针对个人的健康问题进行调节。例如，对于容易疲劳的老年人，可以适当增加补气益血的食材，如牛肉、枸杞、红枣等；而对于消化功能较弱的老年人，则可以通过增加富含膳食纤维的食物（如糙米、绿叶蔬菜）来促进消化。

通过个性化的饮食调养，老年人可以根据身体状况调整膳食结构，达到增强体质、延缓衰老的目的。养老机构可以为每位老年人进行健康评估，并根据评估结果制订个性化的食养方案，帮助老年人在饮食中实现身体的全面调理。

2. 增强体质与抵抗力的食养 食养不仅能够帮助老年人维持日常健康，还可以通过饮食增强他们的体质和免疫力。富含维生素C、锌和抗氧化物质的食物，如柑橘类水果、胡萝卜、菠菜等，有助于增强免疫系统的功能，预防感染和疾病。同时，养老机构可以通过定期提供温补食物，如羊肉汤、枸杞炖鸡等，帮助老年人在寒冷季节增强体质，抵御外部环境的侵袭。

此外，老年人常常面临骨质疏松等问题，钙质和维生素D的补充对于骨骼健康至关重要。奶制品、深绿色蔬菜、坚果和豆类都是钙和维生素D的良好来源，养老机构应确保这些食材在日常膳食中的适当供应，以帮助老年人保持骨骼强健。

3. 食养促进慢性病的管理 老年人是慢性疾病的高发群体，包括高血压、糖尿病、心血管疾病等。通过科学的食养和营养调理，养老机构可以帮助老年人有效管理慢性病，减少病情加重的风险，改善生活质量。

4. 控制血糖的食养方案 糖尿病是老年人中常见的慢性病，控制血糖的关键在于合理饮食。养老机构在为老年人设计膳食时，应避免高糖、高脂肪的食物，增加富含纤维的食材，如燕麦、糙米、绿叶蔬菜、豆类等。这些食物有助于稳定血糖，避免血糖波动过大。同时，少食多餐的进食方式可以帮助糖尿病患者更好地控制血糖水平。

养老机构还可以通过推广低糖甜品、无糖饮料等健康替代方案，满足老年人的味觉需求，避免摄入过多的糖分。

5. 降低血压的食养调理 高血压是另一种常见的老年人慢性病，饮食控制对血压的管理具有重要作用。养老机构应减少高盐食品的供应，鼓励老年人选择低盐饮食。同时，可以增加富含钾的食物（如香蕉、土豆、菠菜等），有助于调节体内钠、钾平衡，从而降低血压。

此外，含有丰富ω-3脂肪酸的食物，如深海鱼类、亚麻籽、坚果等，有助于改善心血管健康，降低血压。养老机构应将这些食材融入日常膳食中，帮助高血压患者通过饮食调理血压。

6. 控制血脂的食养方法 血脂异常（如高胆固醇）会增加老年人心脏病和脑卒中的风险。通过合理的膳食调节，养老机构可以帮助老年人有效控制血脂水平。首先，应减少富含饱和脂肪和反式脂肪的食物，如油炸食品、加工肉类等。同时，增加富含不饱和脂肪酸的食物（如橄榄油、坚果、鳄梨等），促进血脂平衡。

膳食中的高纤维食物（如燕麦、豆类、全谷物等）有助于降低胆固醇水平，养老机构可以通过提供这类食物，帮助老年人改善血脂健康，预防心血管疾病。

7. 季节性食养与身体调节 季节的变化会影响老年人的身体功能和健康状况，因此，食养也应根据季节的不同进行调整，以帮助老年人适应外部环境的变化。通过季节性食养，养老机构可以帮助老年人维持身体的平衡，增强体质，减少季节变化带来的健康风险。

（二）冬季的温补食养

冬季气温较低，老年人容易感到寒冷，免疫系统也会受到影响。因此，在冬季，养老机构可以为老年人提供温补的食物，如羊肉、姜汤、枸杞炖鸡等，以帮助老年人增强体质、抵御寒冷。同时，富含能量和蛋白质的食物可以为老年人提供额外的能量，避免体温过低。

此外，冬季老年人活动减少，消化功能减弱，食物的烹调应注重清淡易消化，避免过于油腻的菜肴。

（三）夏季的清热解毒食养

夏季气温高，老年人容易出现食欲缺乏、口干舌燥等问题。因此，养老机构应在夏季提供清热解毒的食物，如绿豆汤、苦瓜、冬瓜、黄瓜等，帮助老年人降温解暑、增强体力。水果如西瓜、梨等富含水分，可以有效补充水分，预防脱水。

同时，夏季食物的选择应注重清淡，避免高盐、高脂肪的食物，以减轻老年人的消化负担。可以通过凉拌菜、清蒸鱼等方式，提供清爽而健康的饮食，保持老年人身体的舒适。

（四）秋季和春季的滋养调节

秋季和春季是身体调理的关键时节。秋季气候干燥，老年人容易出现皮肤干燥、咳嗽等问题，食养应注重润燥滋阴。可以提供银耳汤、雪梨汤等富含水分的食物，帮助老年人滋润肺部、缓解干燥。

春季是养肝的好时机，养老机构可以为老年人提供富含维生素

A 和抗氧化物质的食物，如胡萝卜、菠菜、枸杞等，帮助老年人调养肝脏，增强免疫力。

（五）老年人参与食养教育

为了有效加强食养和营养促进健康，养老机构还应通过营养教育和互动，帮助老年人更好地理解和应用食养理念。在提供个性化食养方案的同时，让老年人主动参与到食养实践中，不仅可以增强他们的健康意识，还能提升他们对健康饮食的依从性。

1. 定期营养讲座 养老机构可以定期举办食养和营养教育讲座，向老年人介绍不同食材的营养价值和食养功效，帮助他们了解如何通过饮食调节身体。同时，可以邀请营养师为老年人提供个性化的饮食建议，让他们学会根据自身健康需求选择合适的食材和饮食结构。

2. 参与式食养活动 养老机构可以组织老年人参与食谱设计或食材选择的活动，鼓励他们将个人的食养需求融入日常饮食中。例如，可以定期举办“健康食谱设计比赛”，让老年人在选择健康食材的同时，增强他们对食养理念的理解和兴趣。

通过这些互动式的食养教育活动，老年人不仅能够提升营养知识，还能在参与中获得更多的成就感和参与感，进而更好地实践健康饮食。

加强食养与营养的结合是促进老年人健康的有效途径。通过个性化的食养方案、慢性病管理的饮食调理、季节性食养和营养教育，养老机构可以为老年人提供全方位的健康支持。食养不仅能够帮助老年人改善体质、增强免疫力，还能有效预防和控制慢性疾病，提升老年人整体的生活质量和健康水平。

案 例

刘叔今年 78 岁，是个注重养生的老人，他相信根据季节变化进行饮食调理可以帮助他保持健康。然而，刘叔的养生方法主要基于一些传统的民间经验，缺乏科学依据。有时，他过度依赖某些食物，反而造成营养失衡。

在养老机构的四季食养课程中，营养师为刘叔详细讲解了不同季节的食养原则，如春季应多吃滋补肝脏的绿色蔬菜，夏季则应注意清热解暑，秋季滋阴润燥，冬季补肾温阳。营养师还结合刘叔的体质，为他推荐了适合各季节的食材和菜谱，例如春季的荠菜豆腐汤，夏季的绿豆百合粥，秋季的银耳莲子羹，冬季的羊肉枸杞汤等。

为了让刘叔更好地理解四季食养的原理，营养师还在课程中穿插了现代营养学的知识，如食物的能量、维生素含量以及对人体的具体作用。这种科学与传统相结合的方式，让刘叔对四季食养有了全新的认识。

经过一年的四季食养调理，刘叔的体质明显增强，他变得精力更加充沛，抵抗力也有所提高。

【四季食养课程】

四季食养是中国传统养生文化的重要组成部分，结合现代营养学的四季食养课程不仅能够满足老年人对传统文化的兴趣，还能帮助他们掌握科学的季节性饮食调理方法。养老机构可以根据季节变化，定期为老年人举办四季食养专题课程，讲解各季节的养生要点，并结合具体的菜谱和食材推荐，帮助老年人更好地进行季节性食养调理。

此外，课程中应注重将传统食养知识与现代营养学相结合，帮助老年人理解为什么某些食物在特定季节对身体有益，以及如何在不违背科学原则的情况下进行饮食调理。这种结合传统与现代的学习方法，不仅增强了老年人的健康管理意识，还能让他们更好地享受养生的乐趣。

（卓　雷）

第十二章 社区老年人的食养与健康促进

随着社会逐渐进入老龄化，越来越多的老年人选择在家庭环境中度过他们的晚年生活。而在家庭中，饮食是影响老年人健康和生活质量的最重要因素之一。想象一下，每天用心准备的一日三餐，既是对身体的滋养，也是一份温暖的家庭情感的传递。合理的家庭膳食，不仅能给老年人带来味蕾上的满足，更能提升他们的健康水平，延缓衰老，预防和控制各种慢性疾病。

第一节　家庭用膳与疾病管理的现状

在家庭环境中，饮食是影响老年人健康的重要因素之一。随着年龄的增长，老年人的身体功能逐渐退化，消化能力减弱，很多老年人面临营养摄入不足或不均衡的问题。家庭用膳是老年人获得营养的重要途径之一，因此，如何通过家庭用膳有效管理疾病并提升老年人的生活质量，成为每个家庭都需要重点关注的问题。特别是如何在家庭用餐中，兼顾老年人的情感需求和健康需求，这既关乎老年人的身心健康，也有助于促进家庭的和谐氛围（表 12-1）。

表 12-1　老年人营养问题情况表

问题类别	数据	说明
对营养知识的缺乏	80% 的老年人对营养知识了解有限	大多数老年人对饮食中的营养成分了解不足

续表

问题类别	数据	说明
对营养知识的缺乏	70% 的子女不清楚如何为父母准备科学饮食	子女对老年人的科学饮食不够重视或不具备足够的知识
	60% 的老年人因不良饮食习惯导致营养失衡	许多老年人因饮食习惯不佳而出现健康问题
家庭共餐时间较少	50% 的老年人在共餐时食欲提升和情感连接增强	共餐可以通过情感连接促进老年人的健康饮食习惯
	65% 的子女通过共餐发现并干预饮食问题	子女在共餐过程中发现老年人的饮食问题并干预
	75% 的老年人在定期共餐后心情更好,饮食均衡	定期共餐能够提升老年人的情绪,改善饮食习惯
缺少温馨的就餐环境	55% 的老年人在色彩丰富的餐桌上食欲增加	温馨、舒适的用餐环境可帮助提升老年人食欲
	播放轻柔音乐时进食时间延长 20%	音乐等环境因素可以让老年人更加放松,延长进餐时间
	65% 的家庭通过环境设计提高老年人对健康食物摄入	环境优化增加了老年人对健康食材的接受度,减少偏食

一、子女与长者用膳习俗的良性沟通

在家庭中,子女和长者之间关于用膳习惯的沟通是影响老年人饮食行为的关键。子女通常希望为父母提供科学、健康的膳食,而老年人则更倾向于坚持多年养成的饮食习惯。这种代际观念的差异,常常引发冲突,进而影响老年人的营养摄入和心理健康。因此,如何通过良性沟通找到兼顾老年人饮食习惯和健康需求的平衡点,是提升老年人家庭膳食质量和促进全家健康的重要内容。

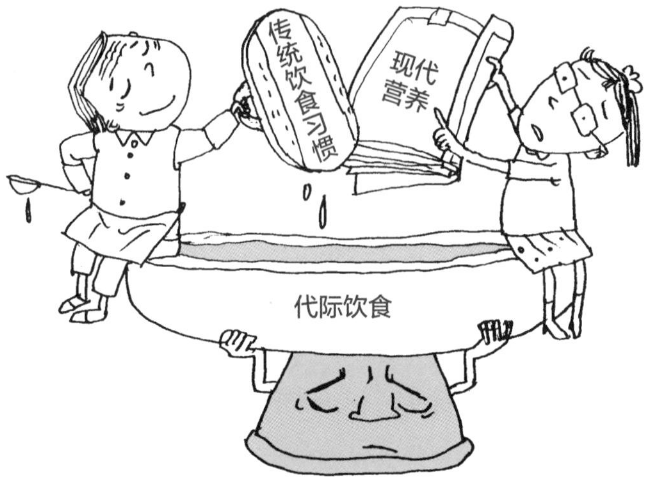

（一）代际饮食观念的差异

1. 传统饮食习惯与现代营养观念的冲突 许多老年人习惯于长期以来的传统饮食方式，例如多以白米饭、馒头等精细主食，喜欢高盐、高油的口味，而现代营养学提倡粗细搭配、少盐少油的健康饮食。因此，子女与长者在饮食观念上常常产生冲突，这种冲突如果处理不当，可能会对老年人的营养摄入造成不良影响。

案　例

张姨今年75岁，习惯于每天早晨吃几片油炸馒头片，再配上一碗浓稠的米粥。她的儿子小李觉得母亲的早餐缺乏营养且脂肪过高，希望她改吃全麦面包和牛奶，但张姨总觉得全麦面包“没味儿”，牛奶“喝了肚子不舒服”，于是，每天早晨的用餐时间都变成了争执时间。

【建议方案】

渐进式饮食调整：直接改变老年人习惯多年的饮食方式会引发

抵触心理。子女可以采用渐进式的饮食调整方式，比如将油炸馒头片逐渐替换为烤馒头片，或将米粥中加入一些粗粮如燕麦，以增加膳食纤维摄入，帮助张姨逐渐适应更健康的饮食。通过这种循序渐进的方式，张姨可以在保持熟悉食物的基础上逐步增加营养摄入。

增加早餐的多样性：为了让张姨的早餐更营养丰富，可以在她习惯的早餐之外，增加一些小食，如一小碗水果或坚果，这样不仅能丰富早餐的营养，还能逐步引导她尝试新的食物。

情感沟通与陪伴：在调整饮食的过程中，儿子小李可以与张姨一起准备早餐，通过互动和陪伴让张姨感受到儿子的关爱，这样可以有效地减少因饮食习惯改变而引发的抵触情绪，增强母子的情感联系。

2. 情感寄托与健康需求的平衡 对于许多老年人来说，食物不仅是营养的来源，更是情感的寄托。一些传统家常菜承载着他们重要的情感记忆，而子女们常常只关注食物的营养成分，忽略了其情感意义，从而引发了饮食上的抵触情绪，影响了老年人的心理和生理健康。

案 例

李叔今年80岁，年轻时在北方生活多年，对羊肉炖粉条这样的“家乡菜”有着特殊的情感记忆。然而，李叔的女儿为了控制他的胆固醇摄入，禁止他吃羊肉炖粉条，这让李叔感到非常失望，认为女儿“不理解他”，甚至在用餐时情绪低落，导致食欲缺乏。

【建议方案】

情感需求的理解与替代选择：对于像李叔这样对家乡菜有特殊情感依赖的老年人，子女不应该简单地强制禁止他们吃这些菜肴，而应该理解并尊重他们的情感需求。女儿可以用更健康的食材替代羊肉和传统粉条，比如使用瘦牛肉和魔芋粉条，这样既保留了“家乡菜”的味道，又能满足健康需求。

制订“健康家乡菜”食谱：与李叔一起制作“健康版”家乡菜，这不仅可以保留李叔对家乡味道的情感寄托，也能增强他对健康饮食的接受度。在这个过程中，女儿可以与李叔讨论如何在保证口感的同时减少胆固醇，增进父女之间的沟通和理解。

家庭共餐的温情：在李叔的女儿为他准备“家乡菜”的时候，可以鼓励全家一起共同进餐，共同享受这道特别的菜肴。这样不仅能满足李叔的情感需求，还能通过温馨的家庭氛围增强他的食欲，促进心理健康。

（二）良性沟通的重要性与策略

良性沟通是促进老年人接受健康饮食的关键。子女通过良性沟通，不仅能更好地理解老年人的饮食需求和习惯，还能逐步引导他们建立更加健康的饮食模式，从而提升家庭整体的健康水平。

1. 理解和尊重老年人的饮食习惯 子女需要理解老年人饮食习惯背后的情感因素，避免直接改变他们的饮食习惯。通过与老年人多沟通，了解他们的饮食喜好，并结合现代营养学知识，找到可以替代或改良的健康食材。例如，如果老年人喜欢吃煎炸食品，可以用烤制或蒸煮的方式代替，以减少油脂摄入。

【建议方案】

用心准备健康的“老味道”：在老年人熟悉的菜肴中进行健康改良，例如将传统的红烧肉换成使用瘦肉的低油版，或者将油炸菜换成烤制版，既能满足老年人的口味，又能减少脂肪摄入，保持健康。

尊重与引导结合：子女可以在日常对话中表达对父母饮食偏好的尊重，同时积极引导他们了解健康饮食的益处，并以自己的健康饮食为榜样，潜移默化地影响老年人。

2. 逐步引导改变饮食习惯 改变长期的饮食习惯不可能一蹴

而就,强制性改变只会增加老年人的抵触心理。子女可以采用逐步改变的方法,例如逐渐减少盐的使用量,逐步引入粗粮、蔬菜等健康食材,帮助老年人慢慢适应新饮食。

3. 共同参与饮食决策 老年人希望被尊重,并且希望对自己的生活拥有控制权。子女可以通过邀请老年人共同参与到家庭饮食的决策中来,例如一起制订每周的菜单、一起采购食材,增强老年人的参与感和对健康饮食的积极性。

家庭健康菜单的制订:子女可以邀请老年人每周一起制订菜单,选择既健康又符合老年人口味的菜肴。通过这种方式,老年人可以参与到饮食决策中,感受到被尊重,并且愿意尝试新的食物。

共同购物与食材选择:子女可以带老年人一起去超市或菜市场采购食材,在购买过程中向他们介绍哪些食材有助于健康,以及如何搭配烹饪,这样老年人对健康饮食的理解会更加深刻。

(三) 用膳习俗沟通中的常见挑战与应对策略

1. 情感因素的影响 老年人对某些食物的情感依赖在某些特殊情境中(如身体不适、情绪低落)会更加明显。此时,子女更需要及时地捕捉老年人的情感需求。

老年人情感寄托找到健康替代:例如,在特定节日或家庭聚会中,子女可以特别准备这道菜,与全家人一起享用,既能满足情感上的寄托,又能保持健康。多与老年人分享与讨论:子女可以在与老年人沟通时,不只是讲述健康饮食的好处,还可以询问他们对某些健康食物的看法,并尝试结合他们的建议来改良菜品,让老年人在饮食变化中感受自己的意见被重视。

2. 营养知识的缺乏 很多老年人对营养知识了解不足,子女也未必对老年人饮食有足够的科学认知。因此,通过家庭营养教育提升双方的健康意识,是解决家庭用膳中观念冲突的重要手段。

开展家庭营养讲座:社区或养老机构可以定期举办面向老年人及其子女的营养讲座,帮助他们理解不同营养成分的作用,以及如何通过饮食改善健康;老年人与子女要互动学习,子女可以与老年人一起学习营养知识,尝试在家中进行“营养小实验”,例如对比使用不同食材烹饪的健康效果,通过趣味性的互动活动来加深对健康饮食的理解。

(四)鼓励子女与老年人一起用餐

家庭共餐对老年人的心理和身体健康有重要影响,能够增强老年人的幸福感和归属感。子女通过与老年人共餐,不仅能够观察他们的饮食情况,还能通过示范作用,影响老年人的饮食习惯。

1. 子女与老年人共餐的价值 子女尽量抽出时间与老年人一起用餐,这样不仅可以加强情感联系,还能有效观察老年人的饮食习惯。共餐是一个子女潜移默化影响老年人饮食行为的好机会,可以通过言传身教,展示健康饮食的意义。

2. 创造温馨的共餐环境 为了增强老年人用餐的愉悦感,子女应尽可能创造温馨的用餐氛围,例如播放轻柔的音乐,准备色彩丰富的餐具,或者在用餐时进行轻松愉快的交流。这样的环境可以提升老年人的食欲,使他们在心理上获得愉快的体验。

二、子女要关心长者摄食行为与健康

子女关心长者的摄食行为与健康,是维持老年人生活质量的重要因素之一。老年人的饮食习惯直接影响他们的身体健康和情绪状态。因此,子女在日常生活中,不仅要关注老年人饮食摄入是否充足,还需要仔细观察他们的摄食行为,及时发现问题并提供帮助和支持。这样做不仅有助于老年人的身体健康,还能提升他们的心理幸福感,促进家庭和谐。以下内容将详细讨论子女如何通过观察和干预,关心长者的摄食行为与健康。

(一)老年人摄食行为的常见问题

在日常生活中,老年人可能因身体功能的减退、心理状态的变化和疾病的影响，表现出各种摄食行为方面的问题。这些问题如不及时解决，可能会影响他们的营养摄入，甚至加重健康风险。因此，子女应密切关注这些问题，及时采取措施。以下是一些常见的摄食行为问题和应对策略（表 12-2）。

表 12-2 老年人摄食行为的常见问题

摄食问题	原因	应对策略	数据支持
食欲下降和进食量减少	消化能力减弱、味觉退化、孤独感或抑郁	丰富食物的色香味、调整食物质地、少量多餐	40% 老年人因情绪问题导致食欲下降，影响健康
偏食与饮食不均衡	牙齿健康问题、饮食习惯、对某些食物的排斥	引入健康替代食品、隐性搭配法、营造愉悦用餐体验	55% 老年人存在不同程度的偏食问题，影响整体营养摄入
进食速度过快或过慢	长期饮食习惯、牙齿问题、口腔干燥或情绪低落	定时用餐、调整食物大小与质地	30% 的老年人由于进食速度不当出现消化不良问题
饮水不足	口渴感减弱、记忆力下降	设定饮水提醒、提供多样化且健康的饮品	65% 老年人每日饮水量不足，易引发便秘及尿路感染问题
牙齿松动与口腔健康问题	牙齿松动或脱落、口腔干燥	选择易咀嚼食物、定期口腔检查、佩戴假牙、保持口腔清洁	70% 老年人因牙齿问题限制了食物选择，影响营养摄入
独自用餐与孤独感	独自用餐导致情绪低落、孤独感增强	家庭共餐、邀请亲友或社区邻居一起用餐	50% 独自用餐的老年人表示孤独感强烈，食欲显著下降
因病或药物影响的饮食问题	慢性疾病或长期服药影响食欲、口腔不适、恶心、味觉变化	调整饮食时间与药物时间、咨询医生或营养师	60% 的老年人因药物副作用导致饮食问题，如口干或恶心

1. 食欲下降和进食量减少

（1）原因：随着年龄的增长，老年人的消化系统功能减弱，胃酸分泌减少，消化能力下降，使他们常常感到不适，进而影响食欲。此外，味觉和嗅觉的退化，使得食物在他们看来“无味”，难以引起进食兴趣。心理因素如孤独、抑郁等也可能导致食欲下降。

（2）应对策略

1）丰富食物的色香味：子女可以通过改善食物的外观、香气和味道来增强老年人的食欲。例如，使用色彩丰富的蔬菜和水果进行摆盘，并使用天然香料（如姜、蒜、香草）来增强食物的香气，使食物看起来更加吸引人。

2）调整食物的质地和温度：为老年人准备易于咀嚼和消化的食物，避免过硬或难消化的食物，确保食物的温度适中，这样可以减少进食的困难感，帮助他们更好地享受食物。

3）分餐制与少量多餐：对于食欲不佳的老年人，可以采取少量多餐的方式，将一日三餐分为五到六餐，避免一顿饭吃太多，以免给消化系统带来的压力，同时确保营养摄入的总量。

2. 偏食与饮食不均衡

（1）原因：老年人由于牙齿健康问题、饮食习惯及对某些食物的排斥，常常出现偏食的情况，例如偏爱甜食、拒绝蔬菜、讨厌粗粮等。这些偏食行为容易导致营养不均衡，无法满足身体对多种营养素的需求，进而影响健康。

（2）应对策略

1）引入健康替代食品：子女可以找到一些能代替老年人不喜欢食物的健康替代品。例如，如果老年人不喜欢蔬菜，可以用水果来补充维生素，或者将蔬菜与其他食物混合烹饪，使蔬菜不那么明显。

2）采用隐性搭配法：在老年人喜欢的菜肴中加入他们平时不愿吃的健康食材。例如，将不喜欢的菠菜与鸡蛋一起做成饼，或者将胡萝卜切成小块加入肉类或汤中，通过这种隐性的搭配方法，可以帮助老年人逐渐适应更多种类的食物。

3）营造愉悦的用餐体验：子女应通过轻松的氛围和积极的鼓励，引导老年人尝试多种食物。共同用餐、聊天或在愉快的氛围下品尝新食材，可能使老年人更加愿意接受新食物。

3. 进食速度过快或过慢

（1）原因：一些老年人遵循长期的饮食习惯，可能会进食过快，未能细嚼慢咽，导致消化不良。另一些老年人则由于牙齿状况不佳、口腔干燥或情绪低落等原因，进食速度过慢，甚至吃完一餐需要很长时间，影响食物的消化吸收。

（2）应对策略

1）定时用餐，控制节奏：子女应帮助老年人建立规律的用餐时间，同时引导他们用餐时保持适度的进食速度。例如，通过与老年人一起用餐，起到示范作用，引导他们细嚼慢咽，以利于消化。

2）调整食物的大小与质地：对于进食速度过慢的老年人，可以将食物切成小块，或做成糊状、半流质的食物，减少咀嚼的困难，帮助他们更好地进食。

4. 饮水不足

（1）原因：老年人的口渴感逐渐减弱，加上记忆力下降，他们往往不能及时补充水分，容易出现饮水不足的问题。饮水不足会导致便秘、尿路感染等健康问题。

（2）应对策略

1）设定饮水提醒：子女可以为老年人设定饮水时间提醒，或在家中放置易于携带的水杯，确保老年人随时可以喝水。还可以通过智能手表、手机闹钟等技术手段提醒老年人按时饮水。

2）提供多样化饮品：除了普通的白开水，可以为老年人准备一些其他饮品，如淡茶水、柠檬水或用天然果蔬制成的健康饮品，以增加饮水的多样性和趣味性，提高老年人对补充水分的积极性。

5. 牙齿松动与口腔健康问题

（1）原因：许多老年人因牙齿松动或脱落，导致咀嚼困难，进而影响食物的选择和营养的摄入。同时，口腔干燥也使得进食变得不适，影响老年人的进食体验。

（2）应对策略

1）选择易咀嚼的食物：子女应选择易咀嚼、软糯的食物，避免过硬或过于黏稠的食物。例如，可以准备蒸鸡蛋、炖菜、煮软的米饭等。

2）口腔健康护理：子女应定期带老人去牙科进行检查，确保口腔健康。如果牙齿缺失或松动严重，必要时可以考虑佩戴假牙，以帮助恢复正常的咀嚼能力。此外，子女应指导老年人每日进行适当的口腔清洁，保持口腔卫生，减少因牙齿问题引发的进食困难。

6. 独自用餐与孤独感

（1）原因：独自用餐会增加老年人的孤独感，特别是那些失去配偶的老年人，独自用餐可能让他们感到情绪低落，进而影响食欲和营养摄入。

（2）应对策略

1）家庭共餐：尽量抽时间与老年人一起用餐，营造温馨的家庭氛围。在用餐过程中与老年人聊聊天，增进彼此间的情感连接。共同进餐不仅能增强老年人对饮食的兴趣，也有助于提升他们的心理健康。

2）邀请亲友或社区邻居一同用餐：如果家庭成员不常在身边，可以邀请老年人的朋友或社区邻居一同用餐，增加社交互动。社区老年活动中心的集体用餐也是一个很好的选择，这样老年人可以在吃饭时感受到陪伴的快乐。

7. 因病或药物影响的饮食问题

（1）原因：一些老年人由于患有慢性疾病或长期服药，可能会出现食欲下降、口腔不适等问题，从而影响饮食。比如服用某些药物后可能导致口干、恶心，甚至影响味觉。

（2）应对策略

1）合理调整饮食时间与药物时间：根据医生建议，调整药物服用的时间与饮食时间，以减少药物对进食的影响。例如，某些药物可以在饭后服用，以避免对胃肠的刺激。

2）咨询医生或营养师：如果因药物引发饮食问题，子女应及时咨询医生或营养师，了解是否可以通过更换药物或调整饮食来缓解这些问题。医生可能会推荐一些适当的饮食调节措施，帮助老年人更好地适应药物治疗。

（二）老年人心理因素对饮食行为的影响

老年人的心理状态与他们的饮食行为密切相关。抑郁、孤独、焦虑等负面情绪会直接影响老年人的食欲和营养摄入。而积极的情绪、良好的社会关系则能促使老年人保持健康的饮食。子女在关心父母饮食的同时，还应关注他们的心理健康，帮助他们保持积极的情绪状态，从而改善他们的饮食行为，提升整体生活质量。

1. 孤独和抑郁对饮食行为的影响

（1）原因：孤独和抑郁是许多老年人常见的心理问题，特别是失去配偶、子女不在身边或搬离熟悉的生活环境后，老年人很容易产生孤独感和抑郁情绪。这些负面情绪会削弱他们对食物的兴趣，导致进食量减少，甚至出现厌食的情况。

（2）应对策略

1）家庭共餐与陪伴：子女应尽量抽出时间与老年人一起用餐，通过家庭共餐不仅能观察他们的饮食行为，还能在用餐时进行情感交流，缓解老年人的孤独感。

2）心理关怀：子女应在日常生活中多关心父母的情感需求，通过聊天、散步等活动与父母保持情感联系，让他们感受到家人的关爱，缓解其孤独感。

3）引入社交元素：鼓励父母参加社区的社交活动或老年兴趣小组，例如书法班、合唱团、舞蹈队等，让他们通过社交互动获得情感支持，增强对生活的兴趣，进而提高食欲。

2. 缺乏饮食的兴趣

（1）原因：随着年龄的增长，味觉和嗅觉逐渐退化，很多食物在老年人看来变得“无味”，难以引起进食欲望。此外，一些老年人可能因为长期食用单一的食物而感到乏味，逐渐失去对饮食的兴趣。

（2）应对策略

1）增加饮食多样性：子女可以通过增加食物的种类和烹饪方式

的多样性，激发老年人对饮食的兴趣。例如，尝试不同风味的料理，或者通过改变食物的颜色和摆盘来增加视觉吸引力。

2）引入趣味性的用餐活动：可以为老年人举办“小型美食会”或“家庭烹饪日”，让他们在愉快的氛围中体验美食，增加对饮食的兴趣。还可以带老年人去体验不同的餐馆或特色餐饮，感受多样化的美食文化。

3. 焦虑与不安对饮食行为的影响

（1）原因：一些老年人在面对健康问题、身体退化等现实问题时，可能会感到焦虑和不安。这种情绪状态也会影响他们的饮食行为。例如，因担心糖尿病而拒绝进食某些食物，或者因担心肥胖而过度节食，进而导致营养不良。

（2）应对策略

1）营养知识教育：子女可以陪同父母一起学习基本的营养知识，帮助他们了解哪些食物适合他们的身体状况，并且适量食用即可，而不必完全回避，这样可以减轻他们对食物的焦虑。

2）鼓励老年人参与饮食决策：让老年人参与饮食决策，例如一起讨论每周的菜单，这样他们会对饮食有更多的控制感，减少对饮食的不安情绪。

4. 过度担心饮食卫生与食物安全

（1）原因：一些老年人可能对食品安全问题的担忧而拒绝进食某些食物，特别是外面的食品或加工食品，导致他们的饮食范围变得非常有限，从而影响到营养摄入的多样性和均衡性。

（2）应对策略

1）提供可信赖的食材：子女应为父母提供新鲜、可信赖的食材，例如在有机农场、信誉良好的超市购买食材，并向他们解释这些食材的来源，以缓解他们的担忧。

2）让老年人参与食材的清洗和处理：让老年人参与到食材的清洗和处理过程中，这样他们可以亲自看到食物的处理过程，增强对食品安全的信心。

5. 健康状态的变化导致情绪波动

(1)原因:老年人的健康状态可能时常波动,如慢性疾病的发作或身体不适,这些都会影响他们的情绪,进而影响进食行为。有些老年人因为身体不适而不愿进食,或者由于疾病发作而感到沮丧,丧失进食兴趣。

(2)应对策略

1)提供易于消化的食物:在老年人身体不适的时期,子女可以为他们准备一些易于消化的食物,如清粥、小米粥、炖菜等,以减少进食的困难感,同时提供营养支持。

2)情感支持与心理疏导:老年人在身体不适时,子女应给予更多的关怀与陪伴,通过聊天、倾听他们的诉说来疏导情绪。这样可以帮助他们走出情绪低谷,改善他们的进食情况。

第二节 社区老年食堂的规范管理与服务

随着老龄化社会的到来,社区老年食堂作为服务老年人日常膳食的重要场所,逐渐在城市和农村社区中得到了普及。社区老年食堂不仅是老年人获取营养的主要场所,还是他们进行社交活动的重要场所。因此,如何通过规范管理与服务来提高老年人的膳食质量,是社区老年食堂必须重点关注的问题。

一、食堂要规范制订营养食谱

为了确保社区老年人能够获得均衡的营养,食堂需要根据老年人群体的特殊营养需求,科学合理地制订营养食谱。营养食谱不仅要满足老年人对于能量、蛋白质、维生素、矿物质等营养素的需求,还应考虑到老年人的饮食习惯、健康状况和心理需求,使他们能够在享受美味的同时,保持身体的健康。

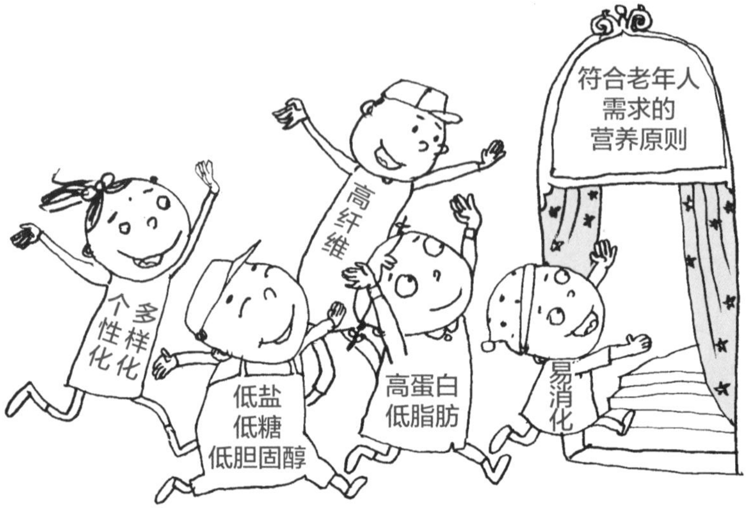

（一）符合老年人需求的营养原则

在制订社区老年食堂的营养食谱时，首先要了解老年人的营养需求和身体状况。老年人群体由于生理功能逐渐退化，普遍存在消化能力减弱、吸收不良、慢性疾病高发等问题。因此，食堂在制订食谱时，应以以下营养原则为基础（表 12-3）。

表 12-3　符合老年人需求的营养原则

营养原则	老年人群体需求	食堂建议措施	目标改善
高蛋白、低脂肪	老年人肌肉量减少，需增加蛋白质摄入	每餐提供优质蛋白质来源：鱼类、禽肉、蛋类、豆类、奶制品；减少动物脂肪摄入	增加肌肉质量，减少动脉硬化风险
数据支持	70% 的老年人存在肌肉量流失问题	建议每日摄入 80 ～ 100g 蛋白质	
低盐、低糖、低胆固醇	高血压、糖尿病、胆固醇高是老年人常见慢性病	严格控制盐、糖、胆固醇摄入：使用天然香料代替盐，减少糖分和高胆固醇食品的摄入，如加工肉类和甜食	控制血压、血糖水平，预防心血管疾病
数据支持	60% 老年人患有高血压或糖尿病	每餐盐摄入量不超过 5g，减少高糖、高胆固醇食物	

续表

营养原则	老年人群体需求	食堂建议措施	目标改善
高纤维	便秘和肠道问题较为普遍，纤维摄入量不足	增加全谷物、豆类、蔬菜、水果：早餐提供杂粮粥，午餐和晚餐中增加富含纤维的食物	促进肠道蠕动，减少便秘
数据支持	50% 老年人面临便秘问题	每日摄入膳食纤维 25～30g，食物选择如杂粮、豆类、蔬菜、全谷物	
易消化	消化系统功能减弱，易消化食物有助于营养吸收	选择蒸、煮、炖等烹饪方式，避免油炸、爆炒等方式	减少消化不良，促进营养吸收
数据支持	40% 老年人存在消化不良问题	75% 食物烹饪方式应以蒸、煮、炖为主	
多样化和个性化	季节变化、个体差异需要满足，慢性病患者需特殊饮食管理	提供多样化的季节性菜品，满足个体化需求	增加营养摄入，提升进餐兴趣，预防慢性病
数据支持	65% 老年人需要个性化饮食方案，慢性病管理需求高	为糖尿病患者提供糖尿病餐食，为高血压患者提供低盐餐食	

1. 高蛋白、低脂肪 老年人的肌肉量会随着年龄增长而减少，因此需要补充足够的蛋白质来维持肌肉质量和功能。食堂在设计菜谱时，应保证每餐都有优质蛋白质来源，如鱼类、禽肉、蛋类、豆类和奶制品。同时，减少高脂肪食品的摄入，特别是动物脂肪，减少动脉硬化的风险。

2. 低盐、低糖、低胆固醇 高血压、糖尿病和高胆固醇血症是老年人中较为常见的慢性疾病。食堂在制订食谱时应严格控制盐、糖和胆固醇的摄入量。可以用天然香料如姜、蒜、香草等来提升菜品的风味，减少盐的用量。同时，提供健康的低糖甜点，减少老年人对高糖食品的摄入。

3. 高纤维 老年人容易出现便秘，因此需要摄入足够的膳食纤维以促进肠道蠕动。食堂在菜谱中应多增加富含膳食纤维的食材，如全谷物、豆类、蔬菜和水果。可以在早餐中提供杂粮粥，在午餐和晚餐中提供富含纤维的蔬菜。

4. 易消化 由于老年人的消化系统较为脆弱，食堂在选择食材和烹调方式时应考虑到食物的易消化性。例如，烹调时可以选择蒸、煮、炖等方式，避免油炸、爆炒等容易引起消化不良的方法。

5. 多样化和个性化 食堂应根据季节变化提供多样化的食物选择，同时结合老年人合并的慢性病尽量满足个体化需求。例如，对于糖尿病、高血压等慢性病患者，应提供专门的低糖、低盐餐食。多样化的食物不仅可以提高老年人的营养摄入，还能增加他们对进餐的兴趣。

（二）科学制定每日营养摄入标准

社区老年食堂应科学制定每日的营养摄入标准，并根据标准安排一日三餐，确保老年人在每天的用餐中能够获得足够的营养素。以下是制订营养食谱时需要考虑的几个方面。

1. 能量分配 老年人的代谢率相对较低，食堂应根据老年人的活动量，合理安排每日的能量摄入。一般来说，老年人每日的能量需求应控制在 1500 ～ 1800kcal 之间。可以通过精细化的食材分配，例如减少脂肪类食物，增加蛋白质和膳食纤维，确保能量的合理分配。

例如，社区老年食堂通过每餐计算食材的能量，将午餐作为能量的主要来源，早餐和晚餐则控制在较低水平，以减少夜间脂肪囤积的风险。

2. 三餐搭配与营养均衡 每日三餐的营养搭配应均衡，确保每餐都包含碳水化合物、蛋白质、脂肪、维生素和矿物质。例如，早餐可以提供全麦面包、鸡蛋、低糖豆浆；午餐提供肉类、蔬菜、糙米饭；晚餐则可以提供粥、炖菜和水果，确保每餐的营养丰富且均衡。

3. 营养素的合理搭配 食堂应确保老年人在每日的饮食中摄入足够的蛋白质、钙、铁、锌、维生素D等营养素。例如,可以提供乳制品来补充钙,提供瘦肉和豆类来补充铁和锌,特别注意富含维生素D的食物,如海洋鱼类,以帮助老年人骨骼健康。

(三) 营养师参与食谱制订

社区老年食堂在制订食谱时,应聘请专业的营养师参与指导,确保食谱的科学性和合理性。营养师应根据老年人的健康状况、身体需求和饮食偏好,制订符合老年人营养需求的个性化食谱。

1. 定期营养评估 营养师应对食堂的饮食进行定期评估,根据老年人的身体健康反馈来调整食谱。例如,某段时间内老年人反映食物过于单一,营养师可以在菜品中增加不同的食材,确保营养的全面性。

2. 个性化营养需求分析 营养师还应根据老年人的个性化需求制订特殊食谱。例如,对于糖尿病、高血压患者,提供专门的饮食建议;对于消化功能不好的老年人,提供易消化的膳食,确保每个老年人都能获得最合适的营养支持。

(四) 食谱多样化与季节性调整

食堂应根据季节变化,灵活调整食谱,提供符合季节特点的时令食材,不仅保证食材的新鲜度,还能增加老年人的饮食趣味性,提升他们的进餐体验。

1. 季节性食材的应用 通过使用季节性新鲜食材,食堂可以为老年人提供最适宜的营养。例如,春季可以多提供清淡的绿叶蔬菜,如菠菜和春笋;夏季提供清凉解暑的食材,如苦瓜、绿豆;秋季注重润肺养生,可以提供银耳、雪梨等;冬季则应多提供滋补类食物,如羊肉、红枣等。

2. 烹调方式的季节性调整 在寒冷的季节,可以选择炖、煮等保温性好的烹调方式,为老年人提供温热的食物,帮助他们抵御寒冷；在炎热的季节，可以提供清淡爽口的凉拌菜或低油煮汤，让老年人保持清凉。

二、食堂规范食品卫生管理

食品卫生是保障老年人健康的重要环节，尤其是在社区老年食堂中，为大量老年人提供每日膳食，卫生管理的规范性尤为关键。老年人因免疫力下降，容易受到食品污染的影响，从而引发食源性疾病。因此，社区老年食堂必须严格规范食品卫生管理，确保老年人用餐的安全与健康。

（一）食材采购的卫生管理

1. 供应商选择与食材来源 社区老年食堂在食材采购环节，应优先选择有信誉、资质齐全的供应商，确保采购的食材安全、合规。所有供应商应具备相关资质证明，如食品经营许可证等，以确保食材的质量。

实施：社区老年食堂每月与经过认证的农场合作，采购新鲜的蔬菜和肉类，并定期检查供应商的资质，确保供应链的安全和可追溯性。

2. 食材采购的卫生标准 采购的食材应确保新鲜无污染，避免采购即将变质或质量不达标的食品。肉类、鱼类等易腐食品应冷藏保鲜，蔬菜应清洗后分类存放，确保无泥沙和腐败叶片。同时，食材的保质期要严格记录，确保在有效期内使用。

实施：老年食堂在采购鱼类时，专门安排负责人员检查鱼鳃颜色和鱼肉的弹性，以确认新鲜度。蔬菜采购回来后，安排志愿者对蔬菜进行分拣，去除不合格部分，并在清水中浸泡一段时间以去除农药残留。

（二）食材存储的卫生管理

1. 食材分类存放 食材的存储必须规范化，生食和熟食要分开存放，避免相互污染。蔬菜、水果、肉类和海鲜应分类放置在不同的区域，确保不会互相污染。特别是肉类和鱼类，应放置在专用的冷冻区域，蔬菜和水果则存放在通风良好的环境中。

实施：社区老年食堂设置了多个存储区，使用不同颜色的标签来标识食材类别。例如，红色标签用于标记生肉类，绿色标签用于蔬菜和水果。这样可以确保工作人员在存取时能够快速分辨，避免相互污染。

2. 温度与湿度控制 易腐食物（如肉类、海鲜、乳制品等）必须存放在低温冷藏设备中，温度应控制在 0 ～ 4℃之间，以延长食材保质期并抑制细菌的生长。而干货、调料等应放置在干燥的地方，避免潮湿导致霉变。

实施：老年食堂在冷藏室内安装了温度计和湿度计，确保每天定时记录温湿度变化。如果温度超标，第一时间进行调整或修理设备，确保食品存储在合适的条件下。

（三）食品加工的卫生管理

1. 对加工环境的卫生要求 食品加工区域的卫生管理至关重要，加工环境应保持干净整洁，避免灰尘、油渍和杂物积聚。食品加工用具、案板、刀具等应分类使用，生熟分开，使用后及时清洗和消毒。

实施：社区老年食堂将切菜区、肉类处理区和烹饪区分为不同的工作区，每个区域配备专用工具，例如肉类处理使用红色案板和刀具，蔬菜处理使用绿色案板和刀具。每次使用后，所有用具都要进行严格消毒处理。

2. 对工作人员的卫生要求 食品加工人员的个人卫生管理也是确保食品安全的关键。工作人员应穿戴干净的工作服、围裙、帽子和口罩，避免头发、口水等异物污染食品。每天进入加工区前，工作人员必须规范洗手，保持手部卫生。此外，工作人员应定期进行健康体检，确保无传染性疾病。

实施：社区老年食堂规定，每位厨房工作人员进入加工区前，必须经过洗手消毒,并穿戴统一发放的清洁工作服。同时,每年安排一次健康体检,确保所有人员身体健康,没有传染病或其他不宜接触食品的健康问题。

3. 食品加工的流程规范 食品加工过程应严格按照规范操作,避免污染。生食与熟食应分开处理,加工后的熟食应立即装盘并覆盖,避免接触空气中的灰尘和细菌。加工过程中要避免用手直接接触食物,尽量使用干净的工具操作。

实施:在食品加工过程中,社区老年食堂规定所有熟食在加工完成后,必须立即使用保鲜膜覆盖,并放置在专用的熟食区,以防止生熟食混放而引起污染。

(四)餐具与设备的卫生管理

1. 餐具的清洗与消毒 餐具的卫生管理是老年食堂食品卫生的重要组成部分。所有餐具在使用后必须进行彻底的清洗与消毒。可以采用热水消毒或消毒柜等设备,以杀灭残留的细菌和病毒,确保餐具的清洁与卫生。

实施:社区老年食堂为所有餐具配置了专业消毒柜,每天用餐结束后,餐具都需要清洗并放入消毒柜中进行高温消毒,确保老年人使用的每一个碗、每一双筷子都是无菌的。

2. 厨房设备的定期保养 厨房设备如炉灶、油烟机、冷藏设备等,必须定期进行清洁和保养,以防止油污积累、细菌滋生。油烟机应定期除油,确保空气流通良好,冷藏设备应每月清理一次,以免滋生霉菌。

实施:社区老年食堂每周对炉灶、油烟机进行清洁,每月对冷藏设备进行一次彻底清洗,确保设备内外部的干净整洁。同时,为冷藏设备安排了专人进行温度监控,确保其处于最佳工作状态。

(五)餐食供应过程的卫生管理

1. 分餐管理 为了避免交叉污染,老年食堂应采取分餐制,由工作人员将菜肴分装到每个老年人的餐盘中,避免老人直接从大盘中夹菜。此外,分餐时应佩戴手套,确保餐具清洁,杜绝手部细菌的接触。

实施:社区老年食堂在供餐时由专职人员进行分餐,每位工作人员都佩戴一次性手套,使用专用勺子分装每个老年人的餐盘,确保分餐过程的安全卫生。

2. 餐食保温与时间控制 为了确保老年人能吃到温热的饭菜,餐食的保温管理非常重要。食堂应配备保温台或保温箱,在餐食出锅后进行保温,确保菜肴在适宜的温度下供应。同时,餐食的供应时间应严格控制在合理范围内,避免因存放时间过长而导致变质。

实施:社区老年食堂在每个餐台上安装了保温灯,以保持菜肴温热,特别是冬季,确保每位老年人能吃上热乎乎的饭菜。所有餐食的供应时间严格控制在两小时内,未及时食用的菜肴会被及时丢弃,避免食用过期食品。

(六) 餐后卫生管理

1. 餐后清洁 每次用餐结束后,食堂应及时进行清洁,桌面、地面应彻底清扫干净,垃圾桶内的垃圾要及时清理,确保用餐区域干净卫生。食堂还应定期进行彻底的卫生大扫除,以防止虫害滋生。

实施:社区老年食堂每天安排专人负责餐后的全面清洁工作,尤其是在夏季,特别注重垃圾的清理和地面的清洗,以防招引蚊虫,确保用餐环境卫生。

2. 餐具的收纳 所有清洗消毒后的餐具应合理收纳,避免受到二次污染。餐具应分类放置于密闭的橱柜内,并定期检查收纳橱柜的卫生情况,避免灰尘、杂物落入。

实施:社区老年食堂设立了专用的密闭橱柜来存放已消毒的餐具,每天安排专人检查橱柜内的卫生情况,防止灰尘积累,以确保下次使用时餐具的洁净无污染。

三、强化食堂工作人员食养与营养教育

社区老年食堂承担着为老年人提供健康营养膳食的重要任务。由于老年人身体功能逐渐退化，他们在营养需求上与普通人群有着明显的差异。因此，食堂工作人员应具备足够的食养与营养知识，以满足老年人的特殊需求。考虑到食堂工作人员工作繁忙且以实践为主，我们需要设计出灵活、有效、实用的培训计划，以提升他们的食养与营养教育水平。

（一）食养与营养基础知识的培训

社区营养师定期培训

（1）培训形式与频率：社区老年食堂可以与社区保健服务中心合作，由社区营养师每月一次定期为食堂工作人员提供简短的基础营养知识培训。这些培训可以安排在食堂的相对空闲时间，例如午后工作完成后，或者清晨准备工作开始之前，确保不会影响食堂的正常运作。

（2）培训内容

1）老年人营养需求：包括老年人所需的主要营养素（如蛋白质、钙、维生素 D、铁等），为什么这些营养素对老年人尤为重要，缺乏可能带来的健康问题。

2）慢性病管理与饮食：介绍常见慢性病（如糖尿病、高血压、心脏病等）的饮食管理方法，哪些食材适合这些疾病患者，哪些食材需要避免或限制。

3）营养知识与实践结合：培训中注重结合实际，告诉工作人员如何将这些营养知识应用到日常食物制作中。

实际操作方法如下：

简短培训：每月固定一天由营养师来食堂进行 30 ～ 40 分钟的现场培训。内容可通过幻灯片展示、视频演示或者讲解的形式，生

动有趣，同时结合食堂当天的食材，进行现场指导。

互动环节：培训中可以设置问答环节，让工作人员提出他们在实际操作中遇到的问题，并由营养师对其进行详细解答。

（3）营养知识手册的制作与使用：为了使工作人员能够在日常工作中快速查阅与应用营养知识，制作一份简明易懂的《老年人营养指导手册》是非常必要的。

（4）手册内容

1）老年人营养需求概述：介绍不同类型老年人的饮食需求，例如活动量大的老年人与行动不便老年人的需求不同。

2）食材选择指南：详细列出哪些食材是适合老年人的，如何选择新鲜健康的食材。

3）健康烹调方法：如何减少烹调过程中油、盐、糖的使用，采用哪些替代品提升菜品风味和健康度。

（5）实际操作方法：易读手册。手册使用图文结合的方式，用通俗易懂的语言，避免过多专业术语。每位工作人员都配备一份，方便随时查阅。

（6）放置位置：手册放置在食堂显眼的地方，例如工作台上，确保工作人员在有疑问时可以快速找到参考内容。

（二）日常工作的即时指导

1. 餐前“微培训”与每日知识点 利用每天餐前准备的空闲时间，进行 5 ～ 10 分钟的“微培训”，这是加强食养教育的高效方法。通过这种“每日一课”的方式，可以帮助工作人员逐步积累营养知识。

（1）微培训内容

1）每日营养知识点：每天早晨或者午餐前，由社区营养师或者食堂管理者分享一个与当天工作相关的小知识点。例如，“今天的重点是减少盐的使用量，可以用柠檬汁和其他天然香料来增加味道，减少对盐的依赖”。

2）食材选择与烹饪技巧：讲解如何选择当天食用的食材，如何利用不同的烹调方式来保留营养成分，例如如何利用蒸、煮来替代油炸，减少对老年人健康的威胁。

（2）实际操作方法

1）短时间、高频率：利用 5 ～ 10 分钟进行知识分享，避免占用过多工作时间，确保在短时间内获取最关键的信息。

2）结合实际食材：若当天提供特定食材，营养师将负责指导，包括食材的清洗、处理以及烹饪方法，旨在最大限度地保留其营养价值。

2. 烹饪过程中的即时指导与反馈 营养教育不仅仅是理论，实际操作中的指导尤为重要。社区营养师或者食堂管理者可以在烹饪过程中现场指导工作人员，针对他们在准备食材和烹调过程中的问题给予即时反馈和建议。

（1）实际操作方法：工作中观察指导。每周至少一次，社区营养师在现场观摩工作人员的烹饪工作，给予建议。例如，“肉类在煮之前焯水，可以减少油炸，保持菜肴的低脂低盐”“切菜时可以注意刀法，减少营养成分流失”。

（2）及时反馈和调整：工作人员完成某一烹饪步骤后，营养师可以及时指出改进之处，如减少油量、改用其他烹调方式等，使他们能更快掌握正确的方法。

（三）激励与考核机制

为了激励食堂工作人员主动学习食养知识，可以设计简单的知识考核和奖励机制，定期考核他们所学的内容，并给予一定的奖励。

1. 每月考核与小奖品激励

（1）考核形式：每月进行一次简短的知识考核，考核内容主要是当月培训的知识点。例如，如何为糖尿病患者设计低 GI（血糖指数）的饮食计划，如何替代高盐调味等。考核应以轻松的形式进行，例如以问答、团队竞赛等方式，增加趣味性和参与度。

（2）奖励机制：对表现优秀的工作人员，可以设置“小奖品”奖励，例如购物券、额外的休息时间等。

设立“月度营养之星”称号，对考核成绩优秀者给予奖励，并将其名字公示在食堂的展示板上，鼓励其他工作人员学习和提高。

2. 通过实操考核巩固知识 除了理论考核，还可以在日常工作中结合实操考核。例如，在准备特定食材时，检查工作人员是否正确使用了低油、低盐的方法。考核可以在不打扰日常工作的情况下进行，重点在于提高操作的标准化和科学性。

（四）健康饮食示范餐与实操演练

每月健康示范餐制作 每月安排一次健康示范餐的制作活动，由营养师与工作人员共同完成，以展示符合老年人健康需求的膳食制作。通过亲身参与，工作人员可以更加直观地理解和掌握营养知识与烹饪技巧。

（1）示范餐内容

1）食材选择：每次示范餐都选择不同的食材，营养师现场讲解如何挑选这些食材，为什么它们对老年人的健康有好处。

2）健康烹饪演示：现场展示如何用最少的油、盐和糖来进行烹饪，如何利用健康的烹饪方法（如蒸、煮、炖等）来保持食物的美味与营养。

（2）实际操作方法

1）参与互动：示范餐的制作过程中，工作人员可以亲自动手操作，营养师在一旁进行指导与调整。

2）分组学习：食堂人员可以分组进行制作，每组制作一部分菜品，这样不仅提高了学习的参与感，也能通过分组讨论来强化理解。

（五）利用线上资源灵活进行学习

1. 短视频课程与学习小组 为食堂工作人员提供营养教育的短视频，利用微信群等线上渠道进行传播。每周发布一段 5 ～ 10

分钟的视频,内容涵盖基础营养知识、老年人健康饮食的重要性、如何挑选和处理健康食材等。

实际操作方法:

1)线上发布:通过微信或其他社交平台,将视频课程发布给每位工作人员。视频可以是实操演示,例如如何在炒菜时控制油量,或者如何选择低糖的食材。

2)学习分享与讨论:鼓励工作人员在微信群里分享观看心得,并提出实际操作中的疑问。社区营养师也可以在群中回答这些问题,形成一个良好的学习和互动氛围。

2. 线上测试与反馈 为了确保视频学习的有效性,可以每周安排一次线上测试,考核工作人员对视频内容的掌握情况。测试题目简单明确,着重于实践应用部分。根据测试成绩给予反馈,让他们了解自己在知识掌握中的薄弱点,并进行针对性学习。

(六)简化可行的菜谱设计与食材选择

工作人员参与菜谱设计 每季度一次,组织食堂工作人员进行菜谱设计活动,依据他们的学习情况,结合老年人日常营养需求,设计符合老年人特点的健康菜谱。通过这种方式,使工作人员能够在实践中理解营养知识并进行具体的应用。

实际操作方法:

1)小组活动:每个小组负责设计一周的菜谱,要求菜谱中必须包括蛋白质、维生素、膳食纤维的合理搭配,并考虑低盐低糖的饮食习惯。

2)营养师点评:社区营养师对各小组的菜谱进行点评,指出优缺点,并给出改进建议。最后选出最佳菜谱应用于实际操作,鼓励其他小组向其学习。

(李　峰)

第十三章 特殊老年人的家庭营养促进

本章将带领您深入探讨如何通过科学的营养支持与治疗，帮助这些特殊的老年人群体重新找回健康的希望与活力。无论是家庭护理者、社区健康工作者，还是专业医疗人员，这些方法和知识都可以为您提供一定的参考，帮助您更好地照顾您的家人或患者。

第一节　失智老年人的家庭营养促进

失智且伴有营养失衡老年人的营养管理

阿尔茨海默病、血管性痴呆是影响老年人认知功能的一类常见疾病，患者在认知、记忆和行为上逐渐出现障碍。这些问题导致失智老年人在饮食方面面临诸多挑战，进而增加了营养失衡的风险。因此，科学的营养管理对失智且伴有营养失衡的老年人至关重要。以下将详细探讨如何进行失智老年人的营养管理，包括阿尔茨海默病、血管性痴呆特有的情况、营养失衡的常见表现以及具体的解决方法。

（一）营养管理的目标

对于失智且伴有营养失衡的老年人，营养管理的目标如下。

1. 保持充足的营养摄入　保证失智老年人能够摄入充足的能量、蛋白质、维生素和矿物质，以维持体力和身体功能。

2. 改善认知功能 通过科学的饮食支持，保护大脑健康，减缓认知功能退化。

3. 提升生活质量 通过优化饮食方式，减少阿尔茨海默病、血管性痴呆引发的行为问题，改善老年人的整体健康和生活满意度。

（二）失智且伴有营养失衡老年人的常见问题

阿尔茨海默病、血管性痴呆患者可能面临的营养失衡问题是多方面的（表 13-1）。

表 13-1 失智老年人常见问题情况

常见问题	具体表现	影响	说明
1. 食欲丧失与食欲异常	老年失智患者经常表现出对食物缺乏兴趣，导致食欲下降，或出现过度进食的情况	食欲丧失导致营养不良，过度进食可能导致肥胖和相关慢性病（如糖尿病）	失智患者食欲丧失的发生率为 20% ～ 45% 体重减轻超过 10% 提示严重营养不良
2. 对饮食缺乏兴趣与认知障碍导致的饮食混乱	老年失智症患者可能不记得吃饭或忘记如何使用餐具，进而导致饮食混乱或拒绝进食	导致无法获取足够的营养摄入，严重时可能引发低血糖、体重下降等健康问题	70% 的阿尔茨海默病患者存在饮食混乱问题
3. 进食行为异常与进食安全问题	进食过程中容易出现行为异常，如咀嚼困难、口腔残留、吞咽困难等，容易呛咳或误吸	误吸可能引发吸入性肺炎，甚至可能危及生命	失智症患者误吸风险高于普通老年人群 3 倍
4. 偏食、挑食导致的营养不足	对某些食物的过度偏好或排斥，导致饮食单一，营养摄入不足，无法均衡提供必要的营养素	导致维生素和矿物质摄入不足，长期偏食会影响免疫功能，增加患病风险，如贫血、骨质疏松	20% 以上的失智患者长期存在偏食、挑食行为

续表

常见问题	具体表现	影响	说明
5. 认知退化引发的食物误吞风险	由于认知退化，失智老年人常误把非食物物品当作食物吞下，增加误食和误吞风险	误吞可能导致肠梗阻或窒息，严重时可能需要紧急手术	误吞风险在重度失智老年人中高达 50%
6. 摄食时间异常与进食过慢	失智症患者常常需要更长时间才能完成进食，进餐时间大幅延长，可能超过 1 小时，且常常在用餐过程中分心、忘记进食	导致营养摄入不足，增加护理人员的照护负担，容易发生体重下降、疲劳和营养不良	失智老年人的进餐时间通常为正常人的 2 倍以上
7. 饮水不足与脱水风险	失智老年人常常因为认知功能退化而忽视饮水，无法意识到口渴，导致水分摄入不足，增加脱水的风险	脱水会引发一系列健康问题，包括低血压、便秘、尿路感染，甚至引发意识混乱	约有 40% 的失智老年人存在长期饮水不足问题
8. 味觉与嗅觉的退化	失智症患者的味觉和嗅觉能力退化，导致对食物的味道敏感度下降，食物失去了吸引力	味觉和嗅觉退化导致食欲下降，进而影响营养摄入和整体健康，容易导致体重下降和营养不良	失智老年人中约有 60% ～ 70% 存在味觉和嗅觉退化
9. 依赖他人进食	失智患者常因认知障碍和行动能力下降，无法自主进食，严重依赖护理人员或家庭成员进行喂养	依赖他人进食可能影响进食的自主性，容易导致心理压力，出现焦虑、抑郁等情绪问题，同时也容易因不当喂养出现营养失衡或误吸的风险	超过 50% 的中晚期失智老年人需要喂养支持
10. 用餐环境对进食的影响	失智老年人对环境变化敏感，用餐时需要安静、熟悉的环境，否则容易分心，影响进餐效果	过于嘈杂的用餐环境或陌生的场所会让失智老年人感到不安，增加进食困难，进而影响他们的营养摄入	营造温馨、安静的进餐环境可显著提高失智老年人的进食质量

（三）改善认知功能的营养支持

营养支持对于改善失智症患者的认知功能具有积极作用，尤其是 ω-3 脂肪酸、维生素 B 族和抗氧化剂对大脑健康非常有益。

1. ω-3 脂肪酸的摄入 ω-3 脂肪酸是大脑功能维持和认知健康的重要营养素，尤其是其中的 EPA（二十碳五烯酸）和 DHA（二十二碳六烯酸）。它们通过保护神经细胞、改善脑血流和降低炎症，有助于延缓认知衰退。

（1）食物来源：ω-3 脂肪酸可以通过以下食物获得。

1）深海鱼类：如三文鱼、沙丁鱼、金枪鱼，每周食用 2 ～ 3 次可以有效补充 ω-3 脂肪酸。

2）植物性来源：亚麻籽、奇亚籽、核桃等植物性食物也是很好的 ω-3 来源，但其中以 ALA 形式存在，转化为 DHA 和 EPA 的效率较低。因此，深海鱼类仍是 ω-3 脂肪酸的主要来源。

（2）营养补充剂：如果饮食中 ω-3 脂肪酸的摄入不足，医生可能会建议通过 ω-3 补充剂补充。适量补充 EPA 和 DHA 可以减缓认知功能下降。推荐剂量通常为每日 500 ～ 1000mg，但需在医生指导下使用，以避免剂量过高可能带来的副作用，如胃肠不适或血液稀释。

研究表明，长期摄入 ω-3 脂肪酸的老年人认知功能下降的速度较慢，且在阿尔茨海默病的早期阶段表现出较好的认知保护作用。ω-3 脂肪酸可以通过减少脑部炎症和增强突触功能，从而保持大脑的认知能力。

2. B 族维生素与叶酸的补充 B 族维生素，尤其是维生素 B_6、维生素 B_{12} 和叶酸，对大脑健康至关重要。这些维生素参与神经递质的合成和修复神经纤维，对维持大脑功能有重要作用。缺乏这些维生素会导致神经退化、记忆力减退和认知障碍。

（1）功能与机制

维生素 B_{12}：维持神经细胞健康，帮助制造 DNA 和红细胞。缺乏维生素 B_{12} 会引起神经损伤和认知能力下降。

维生素 B_6：参与神经递质的合成，帮助调节情绪、记忆和学习能力。

叶酸：可以降低血液中同型半胱氨酸的水平，减少脑血管疾病的风险。高同型半胱氨酸水平与阿尔茨海默病风险增加有关。

（2）食物来源

维生素 B_6：富含维生素 B_6 的食物包括鸡肉、鱼类、马铃薯和香蕉。

维生素 B_{12}：主要来源于动物性食物，如肉类、蛋类、牛奶和奶制品。老年人，尤其是素食者，常出现 B_{12} 摄入不足，可能需要额外补充。

叶酸：绿叶蔬菜（如菠菜）、豆类、坚果等是叶酸的主要来源。强化谷物也含有一定量的叶酸。

（3）补充建议：对于失智老年人，如果通过饮食难以摄取足够的维生素 B_6、维生素 B_{12} 和叶酸，医生可能会建议通过补充剂补充。每日建议摄入维生素 B_{12} 为 2.4μg，维生素 B_6 为 1.3 ～ 2mg，叶酸为 400μg。

3. 抗氧化剂的摄入 抗氧化剂在大脑健康中起着重要的保护作用，能够减少自由基对神经细胞的损伤。自由基是导致大脑衰老和认知功能下降的一个重要因素，尤其是在失智老年人中，抗氧化剂的补充显得尤为重要。

（1）维生素 E 与维生素 C

维生素 E：是一种强效抗氧化剂，能够保护神经细胞膜免受氧化应激的损害，减缓认知退化。

维生素 C：不仅具有抗氧化作用，还能促进铁的吸收，支持神经递质的合成。

（2）食物来源

维生素 E：坚果（特别是杏仁）、葵花子油、菠菜、羽衣甘蓝和鳄梨都是维生素 E 的丰富来源。

维生素 C：富含维生素 C 的食物包括柑橘类水果（如橙子、柚子）、浆果、西蓝花和甜椒等。建议老年人每天摄取充足的维生素 C 以支持免疫和神经健康。

（3）科学数据支持：研究表明，每天摄入 200 ～ 400IU 的维生素E可以延缓阿尔茨海默病的进展。结合摄入维生素C,每天75～90mg,可以提高身体的抗氧化能力,减少自由基对大脑的破坏。

4. 微量元素的补充 微量元素如锌、铜和硒在大脑健康中发挥了支持性作用。这些微量元素通过调节神经传导和参与抗氧化反应,帮助保持大脑功能的稳定。

(1)锌:锌在维持免疫系统和神经功能上扮演着重要角色。缺锌与认知功能下降、抑郁症状加重有关。

食物来源:锌可以通过食用贝类、坚果、种子和全谷物获取。

(2)硒:硒是重要的抗氧化元素,能够减少神经系统的氧化应激,帮助维持认知能力。

食物来源:硒丰富的食物包括巴西坚果、鸡蛋和全谷物。

5. 水和电解质平衡 水和电解质的平衡对维持神经功能和整体健康至关重要。失智老年人常因忘记饮水而导致脱水,脱水会加剧认知退化。

(1)水的摄入:老年人每天至少应摄入1.5～2L水。家庭成员可以提醒失智老年人定时饮水,或提供富含水分的食物,如水果、汤和果冻。

(2)电解质的维持:钠和钾是重要的电解质,对于维持大脑的电信号传递至关重要。脱水会导致电解质不平衡,从而影响认知功能。因此,老年人应确保每日通过饮食获取足够的电解质。

第二节 失能老年人的家庭营养促进

失能老年人是指各种疾病,如脑卒中、帕金森病、骨折或其他慢性病,而导致行动能力显著受限,甚至完全丧失自理能力的老年人。这些失能状态常伴有营养失衡的风险,营养不良或体重过度下降会加重老年人的虚弱状况。因此,营养管理在失能且伴有营养失衡的老年人护理中扮演着非常重要的角色。

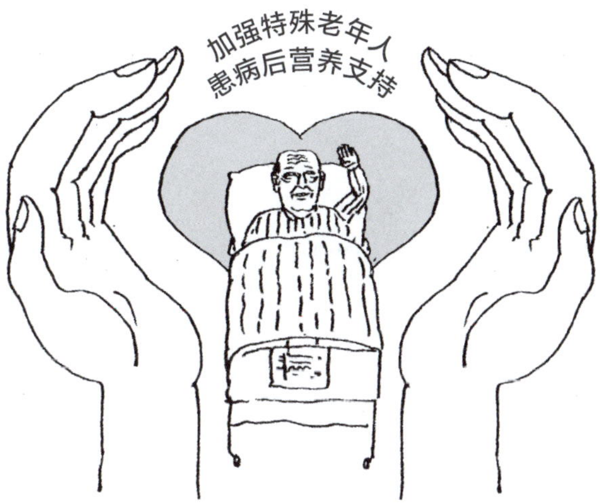

一、失能且伴有营养失衡的常见情况

失能老年人由于其失去自理能力，无法主动完成日常的饮食摄入，常面临以下营养失衡的情况（表13-2）。

表13-2 失能老年人伴随营养失衡的常见情况

失能老年人伴随营养失衡的常见情况	具体表现	影响	科学数据与补充说明
1. 无法自主进食	失能老年人由于行动受限，无法主动使用餐具，依赖他人喂食或需要通过管饲进行营养补充	营养摄入减少，无法满足每日所需的能量和营养素，容易导致营养不良，增加虚弱状态	80%的失能老年人需要他人喂食或使用辅助喂食工具 使用鼻饲管的老年人营养不良发生率高达70%
2. 消化功能退化	长期卧床或缺乏运动，导致胃肠蠕动减弱，食物消化吸收能力下降，进而引发便秘、腹胀等问题	影响身体对营养素的吸收，导致体重下降、能量不足，严重时还会引发腹痛或肠梗阻	70%的失能老年人存在消化功能下降问题 卧床老年人便秘发生率高达50%

续表

失能老年人伴随营养失衡的常见情况	具体表现	影响	科学数据与补充说明
3. 体重急剧下降	失能老年人因能量摄入不足，身体处于消耗状态，体重迅速下降，伴随肌肉萎缩，导致行动能力进一步丧失	体重下降超过10%被认为是营养不良的标志，体重下降伴随肌肉流失会增加跌倒和骨折风险，并加剧虚弱状况	体重每下降5%，死亡风险增加5% 失能老年人平均每月体重下降约3%
4. 并发症的风险增加：如便秘、压疮等	营养不良、蛋白质摄入不足导致免疫力下降、组织修复功能减弱，易发生便秘、压疮等并发症，特别是在长期卧床的失能老年人中表现明显	压疮的发生与蛋白质摄入不足直接相关，营养不良还会增加感染的风险，影响愈合	高蛋白饮食可将压疮发生率降低20% 失能老年人压疮发生率为25%～30%。
5. 液体摄入不足导致脱水	失能老年人通常由于吞咽困难、口渴感减弱或无法主动饮水，容易导致液体摄入不足，增加脱水的风险	脱水会导致低血压、尿路感染和电解质紊乱，严重时可能引发意识混乱，甚至导致急性肾衰竭	失能老年人中40%～60%存在长期饮水不足问题 脱水是失能老年人住院率高的常见原因之一
6. 蛋白质缺乏导致肌肉萎缩	长期营养摄入不足，尤其是蛋白质摄入不足，导致肌肉萎缩，体力下降，身体虚弱，行动能力进一步受限	肌肉萎缩和体力下降增加老年人跌倒和骨折风险，同时肌肉流失会影响身体康复和免疫功能，导致护理难度增加	蛋白质摄入不足可使肌肉萎缩速度加快20%～30% 每日每千克体重应摄入1.2～1.5g蛋白质

续表

失能老年人伴随营养失衡的常见情况	具体表现	影响	科学数据与补充说明
7. 免疫力下降导致感染风险增加	由于营养不良和蛋白质缺乏，失能老年人的免疫功能显著下降，增加感染的风险，特别是呼吸道感染和尿路感染等常见问题	免疫力下降使得老年人更容易感染疾病，延长住院时间，甚至导致并发症，增加死亡风险	60% 的失能老年人存在感染风险，免疫功能降低 30% 高蛋白质饮食和抗氧化剂的补充可以显著增强免疫力
8. 缺乏维生素和矿物质	由于摄入不足和吸收障碍，失能老年人容易缺乏维生素 D、维生素 B_{12}、钙、铁等重要的维生素和矿物质，影响骨骼和血液健康	缺乏维生素 D 会增加骨质疏松的风险，缺铁性贫血则会导致乏力、呼吸急促等症状，影响生活质量	30% 的失能老年人缺乏维生素 D 和维生素 B_{12} 50% 的失能老年人存在不同程度的钙缺乏

二、失能且伴有营养失衡老年人的营养促进方法

为了有效促进失能老年人的营养状况，需要针对其失能状态和营养失衡的具体情况采取综合的营养促进措施。

（一）饮食的能量与营养素供给

失能老年人因体能消耗增加和进食困难等原因，常导致能量和营养摄入不足，因此需要特别注重能量和营养素的供给。

1. 高能量、高蛋白饮食

（1）蛋白质供给：应保证每天摄入充足的蛋白质，建议每千克体重摄入 1.2 ～ 1.5g 蛋白质，以维持肌肉量，减少肌肉萎缩。食物来源包括鱼肉、鸡蛋、豆制品、奶制品等。

（2）能量供给：为保证足够的能量摄入，可以在食物中添加奶油、植物油等高能量食材，或选择高能量的全营养配方饮品。

2. 膳食纤维的补充 消化功能促进。失能老年人胃肠蠕动功能弱，易发生便秘，因此应增加膳食纤维的摄入，如全麦面包、燕麦、蔬菜水果等，以促进胃肠道健康。

3. 维生素与矿物质补充

（1）维生素D与钙：缺乏活动的失能老年人易患骨质疏松，因此补充维生素D和钙对于骨骼健康至关重要。可以通过强化奶制品、补充剂等获得。

（2）维生素C与锌：为促进伤口愈合（如压疮），应补充足够的维生素C和锌，食物来源包括柑橘类水果、红枣、坚果等。

（二）进食的方式与供给

针对失能老年人无法自行进食的情况，需要通过调整进食方式和食物供给形式来确保营养摄入。

1. 助餐服务 人工喂食。对于完全失去进食能力的老年人，由护理人员或家属进行人工喂食非常重要。喂食过程中需耐心引导，注意观察老年人是否能顺利吞咽，避免噎食。

2. 肠内营养支持

（1）肠内营养配方：对于无法通过正常进食获取足够营养的老年人，可考虑使用肠内营养支持，将营养液通过鼻饲管或胃管送入胃内。这种方法适合那些不能咀嚼、吞咽困难或无法自主进食的失能老年人。

（2）营养液选择：肠内营养液应根据老年人的具体需求进行个性化调整，例如高蛋白、高能量配方，或添加膳食纤维的配方，以帮助促进肠道蠕动。

3. 食物质地的调整

（1）软质与糊状食物：对于能够部分自主进食但存在咀嚼困难的老年人，应提供质地柔软的食物，如蒸蛋、豆腐、炖菜等，或者将食物搅成糊状以便吞咽。

(2)小份多餐:失能老年人的胃肠功能减弱,建议采取少量多餐的方式,将每日的膳食分为 5 ~ 6 次,以减少消化系统的负担,增加摄入量。

(三) 促进消化与吸收的措施

失能老年人胃肠功能减弱,容易出现消化不良、便秘等问题。因此,在营养管理中还应注重促进消化和吸收。

1. 增加膳食纤维 在饮食中增加膳食纤维的来源,如燕麦片、香蕉、苹果等,能够促进肠道蠕动,预防便秘。

2. 适当活动 尽管失能老年人行动能力受限,但仍应鼓励其进行适当的活动,如在护理人员帮助下进行肢体被动运动或床边体操,以促进胃肠蠕动和消化。

3. 肠道益生菌的补充 可考虑为失能老年人补充肠道益生菌(如酸奶、益生菌补充剂等),来维持肠道菌群的平衡,改善消化吸收功能。

(四) 体重与营养状况的监测

1. 体重监测 每周定期测量体重,以观察老年人的营养状态。如果体重持续下降,需及时调整饮食计划或增加营养支持。

2. 营养状况评估 定期检测血清白蛋白、前白蛋白等生化指标,评估蛋白质摄入是否充足。

观察皮肤、头发和指甲的变化,评估营养状况是否改善。比如,皮肤干燥、指甲脆弱可能提示营养不良。

三、失能老人的饮食安全与相关训练

对于失能老年人,特别是因脑卒中或神经系统疾病导致吞咽、咀嚼和整体进食能力受限的患者,在饮食过程中可能面临误吸、噎食和消化不良等风险。因此,为了保证他们的饮食安全和营养摄入,需设计全方位的训练和管理方案,以适应患病后的饮食流程并提升营养吸收效果。

以下内容涵盖了吞咽训练、咀嚼训练、手眼协调与抓握训练、坐姿与进食姿势训练以及饮食安全与营养吸收促进训练。

(一)吞咽功能训练

吞咽训练是确保失能老年人在饮食过程中顺利吞咽,防止食物进入气管造成误吸的重要环节。

1. 专业康复治疗

(1)个性化吞咽训练方案:康复治疗师会根据老年人的状况制订吞咽训练方案。例如,可以通过舌头顶住上腭的力量练习、重复"嘟嘴"动作等方式来增强吞咽相关肌肉的力量和灵活性。

(2)冰块冷刺激训练:冰块冷刺激可激发吞咽反射,将冰块轻触舌根或咽部,帮助老年人提升的吞咽反应,这种方法适合反应迟缓的老年人。

2. 家庭可操作的吞咽练习

(1)唾液吞咽练习:每天让老年人进行多次空吞咽练习,有助于保持吞咽反应的灵敏度,改善吞咽控制。

(2)气泡吹气练习:用吹气泡的方法来提高呼吸控制能力和吞咽反射的敏感性。老年人可以通过吹气泡器练习,增强吞咽时气道的闭合能力,减少误吸的可能。

(二)咀嚼能力的训练

咀嚼是食物进入体内并被消化吸收的第一个关键步骤,良好的咀嚼能力对于促进食物的初步消化非常重要。

1. 咀嚼肌肉的力量训练

(1)咀嚼训练器:可以使用专门的咀嚼训练器,这些训练器通常由柔软的材料制成,老年人可以每天反复咀嚼,以增强咀嚼肌的力量和耐力，改善食物的分解效果。

（2）硬度渐进的食物：在护理人员指导下，逐渐增加食物的硬度，例如从糊状食物逐渐过渡到软质食物，再到需要咀嚼的食物。这可以通过分阶段调整老年人饮食中的食物质地来进行，帮助他们恢复咀嚼能力。

2. 咀嚼节奏的控制

（1）分次少量咀嚼：教导老年人每次放入口中的食物量不宜过多，并且在咀嚼时保持适度节奏，确保食物充分被磨碎以便于吞咽和消化。

（2）用镜子练习：让老年人在镜子前观察自己的咀嚼动作，帮助他们更好地掌握咀嚼的节奏和方法，培养细嚼慢咽的习惯，减少吞咽时的压力。

（三）手眼协调与抓握训练

良好的手眼协调性对于老年人自主进食非常重要，而失能老年人往往手部功能减弱，需要通过训练恢复部分独立进食能力。

1. 抓握能力训练

（1）使用软握力球：让老年人每日进行软握力球的抓握练习，这有助于增强手部肌肉的力量，提高他们握持餐具的能力。

（2）辅助餐具使用训练：为失能老年人提供特制的餐具（如增粗手柄的勺子、叉子），让他们练习如何正确地握持和使用这些工具，增加独立进食的可能性。

2. 手眼协调性训练

（1）简单的手指游戏：如叠杯游戏、抓豆子等，可以帮助老年人提高手部动作的精准性和眼手协调性，增强进食时使用餐具的熟练度。

（2）使用垫高的餐具托盘：可以使用具有一定高度的餐具托盘，帮助老年人更轻松地看到食物并进行舀取，增加独立进食的机会。

（四）坐姿与进食姿势训练

良好的坐姿与进食姿势可以帮助老年人更顺畅地进食，防止反流和误吸，提高进餐的安全性。

1. 坐姿的稳定训练

（1）核心肌肉锻炼：通过简单的坐姿平衡训练，如让老年人在椅子上坐稳并尝试左右摇摆身体，增强核心肌肉的力量和身体的稳定性，帮助他们在进食时保持良好的坐姿。

（2）使用腰垫和扶手：在座椅上使用腰垫和扶手，确保老年人在进食时能够保持直立和稳定，避免因坐姿不稳而导致食物误吸。

2. 进食姿势的纠正

（1）上半身抬高与头部前倾：在喂食或自行进食时，保持老年人的上半身抬高 30° ～ 45°，并让头部略微前倾，这有助于帮助食物顺利通过食管，防止反流和误吸。

（2）用餐节奏的控制：进餐时避免快速进食，每次进食后观察老年人的反应，确认其吞咽正常后再继续喂食。

（李 峰）